JN028566

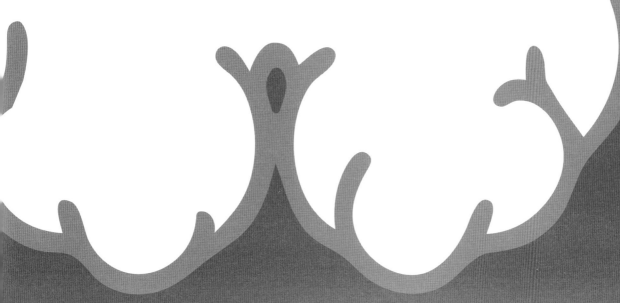

日本語版監修者まえがき

九州大学教授　黒木俊秀（医学博士）

本書の原書は、イギリスのDK社より刊行されている "How Things Work" シリーズ（邦題「イラスト授業シリーズ」）の１冊として脳（the brain）の科学を扱ったものである。現代の脳科学研究の進歩はめざましく、知覚や思考、記憶・学習などのメカニズムのみならず、私たちの心や魂が脳のどこにあるのかまで探ろうとしている。さらに、脳をモデルにした人工知能（AI）の技術開発も盛んであり、近い将来、脳科学は私たちの生活を大きく変える可能性がある。本書は、そのような最新知見を余すことなく伝えており、読者は、今日の脳科学がもはや医学や心理学の領域にとどまらず、産業や思想・文化の領域にまで広がる総合科学であることを知るだろう。しかしながら、脳は最大の謎の臓器であり、まだまだわからないことが多く、日々、研究データが更新されている。本書は、原書執筆当時に話題になった研究成果を多数紹介しているが、未だ確定した学説は少ない。そのため、読者の誤解を招かぬように訳注（※）を付したので、注意して読んでほしい。最後に、神経系の構造と機能の記載内容を校閲していただいた神野尚三氏に深謝申し上げる。

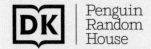

Penguin Random House

Original Title: How The Brain Works
Copyright © 2020 Dorling Kindersley Limited
A Penguin Random House Company

Japanese translation rights arranged with
Dorling Kindersley Limited,London
through Fortuna Co., Ltd. Tokyo.

For sale in Japanese territory only.

Printed and bound in China

For the curious
www.dk.com

本書の日本語版翻訳権は、株式会社創元社がこれを保有する。
本書の一部あるいは全部についていかなる形においても出版社の
許可なくこれを使用・転載することを禁止する。

〈イラスト授業シリーズ〉
ひと目でわかる　脳のしくみとはたらき図鑑

2022年6月30日第1版第1刷　発行

日本語版監修者　黒木俊秀／神野尚三
訳　者　　小野良平
発行者　　矢部敬一
発行所　　株式会社 創元社
　　　　　https://www.sogensha.co.jp/
　　　　　〈本社〉
　　　　　〒541-0047 大阪市中央区淡路町4-3-6
　　　　　Tel.06-6231-9010　Fax.06-6233-3111
　　　　　〈東京支店〉
　　　　　〒101-0051 東京都千代田区神田神保町1-2 田辺ビル
　　　　　Tel.03-6811-0662
　　　　　© 2022 Ryohei ONO
　　　　　ISBN978-4-422-41099-9 C0347

〔検印廃止〕
落丁・乱丁のときはお取り替えいたします。

JCOPY 〈出版者著作権管理機構 委託出版物〉
本書の無断複製は著作権法上での例外を除き禁じられています。複製される
場合は、そのつど事前に、出版者著作権管理機構（電話 03-5244-5088、FAX
03-5244-5089、e-mail: info@jcopy.or.jp）の許諾を得てください。

CONTENTS

第**7**章

脳に関係する疾患・症状

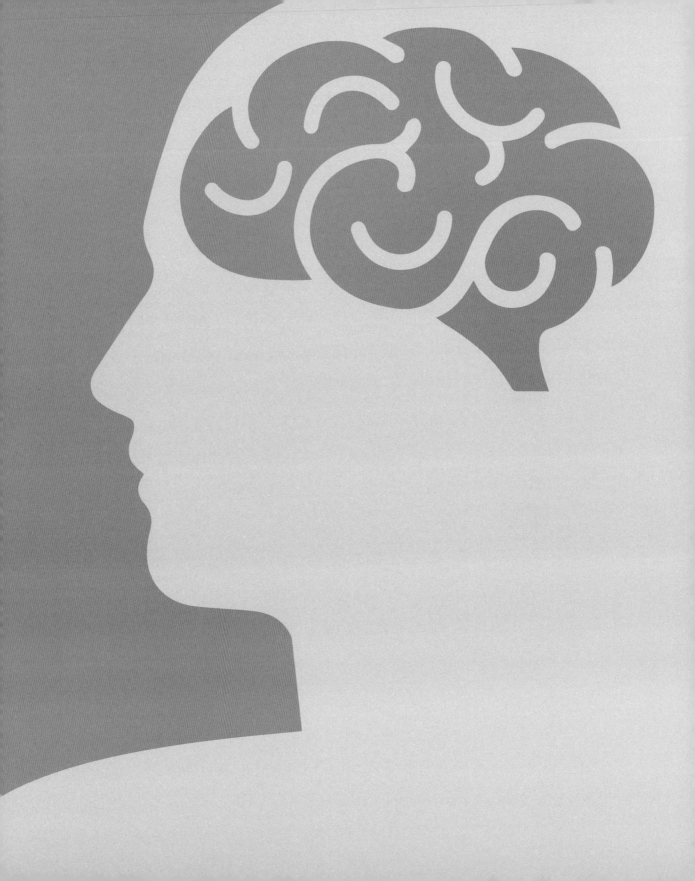

第1章

脳の
なりたちと
はたらき

脳のはたらき

脳は全身のコントロールを担う中枢である。生存に必要な基本機能の調整、運動の制御、感覚情報の処理だけでなく、生涯にわたる記憶の符号化（情報を取り入れて覚えること）や、意識、想像力、自己認識を生み出すはたらきをも司っている。

脳は痛みを感じる？

体中から送られてくる痛みの信号は脳で処理されて意識にのぼるが、脳組織には痛覚受容器がないため、それ自体では痛みを感じない。

脳のなりたち

人間の脳は、ごくおおざっぱに捉えると、ピンクがかった灰色の、安定した形を持つ物体に見える。主に脂質からなり（約60％）、密度は水よりも少しだけ高い。一方、脳の形状やはたらきを研究する神経科学者の目には、300以上の密接に関わり合う領域からなる器官として映る。ミクロな視点で見ると、脳は約1,600億の細胞からなり、その半分ほどがニューロン（神経細胞）、残りの半分は何らかの種類のグリア細胞（支持細胞）である（pp.20 –21）。

※ニューロンやグリア細胞の総数についてはさまざまな説がある。

重さ
成人の平均的な脳の重さは1.2〜1.4kgで、これは全体重の約2％にあたる。

脂質
脳の乾燥重量の60％は脂質であり、その脂質の大部分は、ニューロン同士をつなぐ神経線維を覆う髄鞘（被膜）である。

水分
脳の73％は水分である。一方、体全体に占める水分の割合は約60％。平均的な脳に含まれる水分量は約1リットルである。

体積
人間の脳の平均的な体積は1,130〜1,260㎤である。ただし、脳の体積は加齢とともに減少していく。

灰白質
灰白質は、脳組織の約40％を占める。これは、ぎっしりと詰まった神経細胞の細胞体である。

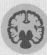
白質
脳組織の約60％は白質である。白質は、神経細胞から針金のように長く伸び、脂質の被膜で覆われた神経線維からなる。

左脳と右脳

左右の脳半球のはたらきは、どちらか片方が支配的であり、それが人格に大きな影響を与える、という主張を耳にすることは多い。たとえば、論理的な人は脳の左半球を使うのに対して、芸術家肌の（あまり論理的でない）人は右脳に頼っているのだ、などと言われる。しかし、こうした説明は脳のはたらきを単純化しすぎている。たしかに、左右の脳半球のはたらきは同じでない（たとえば、言語中枢はふつう左側にある）が、知的課題の多くは通常、脳の両側にある複数の領域を同時に利用して行われるのである。

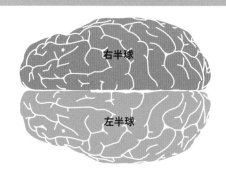
右半球
左半球

記憶

脳は世間一般に関するさまざまな知識や、人生の中での個人的経験を記憶する。記憶の役割は、過去に覚えた有用な情報を、将来の生存に役立てることである。

運動

筋肉の収縮には、脳や体中で神経信号を運んでいるものと同種の電気的インパルスがはたらいている。筋肉のあらゆる運動を引き起こすのは神経信号だが、脳が意識的にコントロールできるのは、そのうちの限られた部分だけである。

情動

多くの理論では、情動は判断の難しい状況や危険に直面した際に生存の可能性が高まるよう、あらかじめ定められた行動様式だとされている。また、人間の意識にまで漏れ出した動物の本能であるとする説もある。

脳には
どんなはたらきがある?

体と脳の関係は、古くから科学者や哲学者の議論の的となっている。古代エジプトでは、脳は単に熱を放散するだけの器官とされ、心臓こそが感情と思考の中枢だと考えられていた。現在でも、きわめて強い気持ちを表すのに「"心" からの」という言葉が使われるが、神経科学の示すところによれば、体のあらゆる活動を生み出しているのは脳である。

生命活動の
コントロール

呼吸、血液循環、消化、排泄など、体の基本的生命活動を司る系(システム)は、根本的には脳でコントロールされている。脳は体のおかれた状況に合わせて、そうしたはたらきの調節を図る。

コミュニケーション

言語中枢を備えていることは、人間の脳の特質の1つである。この領域は言葉の組み立てや、発話における筋肉の制御を担う。また脳には、他者の言っていることを理解するための予測システムがある。

思考

思考や想像は脳内で起こる。思考という認知的活動により、私たちは身の回りの物事の意味を判断できる。一方、想像は起こりうることや取りうる選択肢について、感覚情報に頼ることなく、心の中で検討するのに役立つ。

感覚による経験

体中から届く感覚情報は脳で処理されて、周囲の状況についての非常に詳細な見取り図となる。その際、脳は重要でないと見なした膨大な感覚情報を濾過している。

脳の表層のしわをすべて伸ばして広げると、
その面積は約 2,300 ㎠ になる。

ご注文はこちらから

創元社公式ホームページ

Sogensha,Inc.　since1892

体の中の脳

脳は人体の神経系の主要な構成要素である。神経系は全身からの感覚情報を利用して、体の活動を調整している。

ご意見・ご感想はこちらから

創元社webアンケート

Sogensha,Inc. since1892

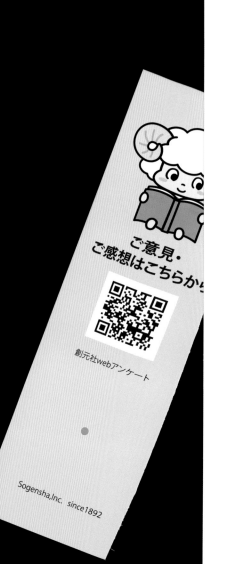

神経系

神経系は、中枢神経系（central nervous system: CNS）と末梢神経系（peripheral nervous system: PNS）の２つに大別できる。中枢神経系を構成するのは脳と脊髄であり、脊髄は頭（脳）から骨盤へと至る神経線維の太い束である。一方の末梢神経系は中枢神経からのびた神経網で、全身に張り巡らされている。末梢神経系は機能によってさらに２つに分けられる。随意運動（意図的な動作）を司る体性神経系と、不随意の（意識的に制御できない）機能を担う自律神経系（右ページ）である。

脊髄神経

末梢神経の大部分は脊髄で中枢神経系とつながっており、その接続部で前後に枝分かれしている。背中側から脊髄に接続する神経は感覚情報を脳へ送る。一方、腹側の神経は体への運動指令を伝える。

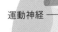

運動神経　　感覚神経

脊髄

脊髄神経　　椎骨

椎骨が脊髄を保護している

脊柱（背面図）

脳神経

末梢神経系のうち、脊髄ではなく脳に直接つながっている12対の神経を脳神経と言う。その多くは目、耳、鼻、舌と接続する神経であり、顔の筋肉の動き、咀嚼、嚥下に関与するものもある。また、脳神経の１つである迷走神経は、心臓、肺、消化器官に直接つながっている。

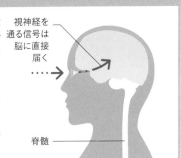

視神経を通る信号は脳に直接届く

脊髄

体中に広がる神経網

神経系は体のすみずみまで広がっている。このネットワークは非常に複雑であり、体中の神経をすべてつないで1本の線にすると、地球を２周半するほどの長さになる。

※４周という説もある。

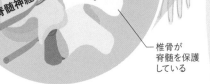

頭骨は脳を保護している

脳

脊髄

脊髄神経は末梢神経系の一部であり、脊髄で中枢神経系と接続している

脊髄は、複数の椎骨からなる脊柱の中を下行する

末梢神経は胴体から四肢を通り、手足まで広がっている

坐骨神経は全身の神経の中で最も太く長い

感覚神経と運動神経は多くの箇所で束になっており、末端で枝分かれしている

凡例

● 中枢神経系（CNS）

● 末梢神経系（PNS）

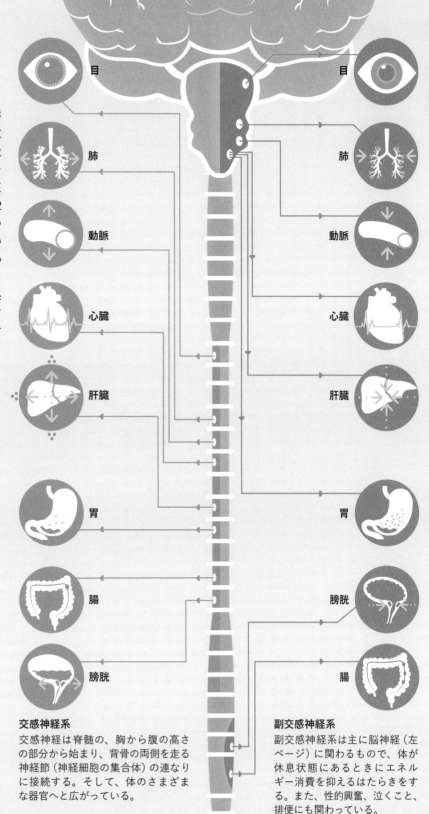

自律神経系

自律神経系（不随意神経系とも呼ばれる）は消化器系などの不随意筋を制御したり、心拍数や呼吸数、体温、代謝のプロセスなどを調整したりして、体内の状態を正常に保っている。自律神経系は2種類の神経系からなる。その1つである交感神経系は、概して体の活動レベルを高めるもので、いわゆる「闘争－逃走」反応に関わっている。もう一方の副交感神経系は、反対に、活動レベルを下げて体を「休息－消化」状態へと戻すはたらきをする。

目
肺
動脈
心臓
肝臓
胃
腸
膀胱

目
肺
動脈
心臓
肝臓
胃
膀胱
腸

**体性神経系の
全長は
およそ72km**

交感神経系
交感神経は脊髄の、胸から腹の高さの部分から始まり、背骨の両側を走る神経節（神経細胞の集合体）の連なりに接続する。そして、体のさまざまな器官へと広がっている。

副交感神経系
副交感神経系は主に脳神経（左ページ）に関わるもので、体が休息状態にあるときにエネルギー消費を抑えるはたらきをする。また、性的興奮、泣くこと、排便にも関わっている。

ヒトの脳・動物の脳

ヒトの脳は、私たち人類の持つ際立った特徴の1つである。ヒトと他の動物の脳を比べてみると、脳の大きさと知能との関係や、特定の動物の持つ脳の構造と、その生態との関係が見えてくる。

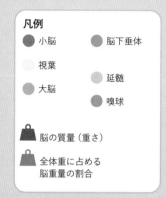

凡例

● 小脳　　● 脳下垂体

● 視葉

● 大脳　　● 延髄

　　　　　● 嗅球

⚖ 脳の質量(重さ)

⚖ 全体重に占める
　脳重量の割合

脳の大きさ

脳の大きさは、その総処理能力を示唆する。たとえばニューロンの数は、ミツバチのきわめて小さな脳で100万、ナイルワニで8,000万、人間の脳では800〜900億個ほどである。これらと知能との関係は明らかだ。ただし、比較的大型の動物の場合、認知能力との相関をもっと細かく示すには、脳と体の大きさの比率に目を向けることが重要になる。

大きさの測り方
脳の大きさ(質量)を比較する方法は2つある。脳の総重量を比べるか、全体重に占める割合を見るかだ。たとえばマッコウクジラの脳は7.8kgあり、すべての動物の中で最大だが、これは全体重45tからするとごくわずかである。

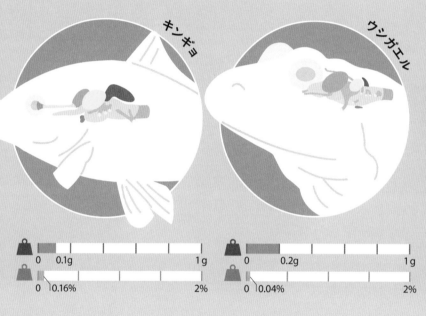

キンギョ

ウシガエル

キンギョ:
⚖ 0　0.1g　　　　　　　　1g
⚖ 0　0.16%　　　　　　　2%

ウシガエル:
⚖ 0　0.2g　　　　　　　　1g
⚖ 0　0.04%　　　　　　　2%

さまざまな脳の形

すべての動物の脳は頭部にあり、主要な感覚器に近接している。とはいえ、動物の脳を単に大きさや構造が未発達な、ヒトの脳のようなものだと想像するなら、それは誤りだ。あらゆる脊椎動物の脳は同じ道筋に沿って発達しているが、それぞれの知覚や行動の様式に合わせた多種多様な構造を有している。動物全体の95％を占める無脊椎動物の脳では、さらに多様性が見られる。

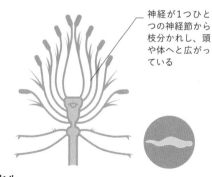

神経が1つひとつの神経節から枝分かれし、頭や体へと広がっている

ヒル
ヒルの神経系は1万の細胞からなり、神経節(細胞の集合体)が連なった形をしている。その脳は350のニューロンで構成される大きな神経節であり、体の先端部分に位置する。

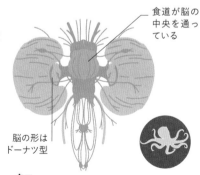

食道が脳の中央を通っている

脳の形はドーナツ型

タコ
タコの脳には5億のニューロンがある。頭部にあるのは全体の3分の1のみで、残りは足や皮膚に位置し、もっぱら感覚や運動の制御を担っている。

同じ要素・異なる比率

脳の構成要素は、哺乳類ならどの動物でも同じだが、発達の仕方に違いがあり、各部の比率が異なっている。たとえばラット（ネズミ）の場合、中枢神経系の体積に占める脊髄の割合は3分の1だ。これはラットが反射運動に頼って生きていることを示している。これに対して人間の中枢神経系では、脊髄の割合は10分の1にすぎないが、知覚や認知を担う大脳が全体の4分の3を占めるのである。

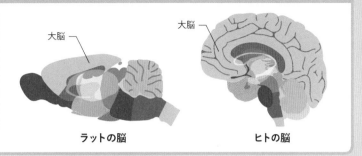

大脳

大脳

ラットの脳

ヒトの脳

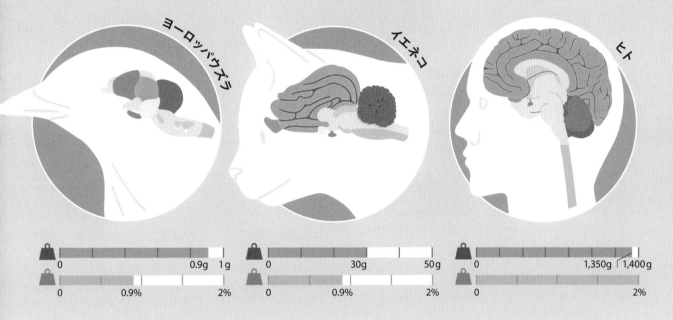

ヨーロッパケラ

イエネコ

ヒト

| 0 | | | | 0.9g | 1g |
| 0 | 0.9% | | | | 2% |

| 0 | | | 30g | 50g |
| 0 | 0.9% | | | 2% |

| 0 | | | | 1,350g | 1,400g |
| 0 | | | | | 2% |

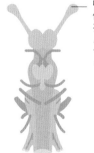

嗅球は鼻孔の後方に位置する。サメの鼻孔は人間の鼻の穴のように開いた部分で、水のにおいをかぐのに使われる

サメ

サメの脳は、大きな嗅球が両側から突き出ているため、Y字型をしている。サメは主に嗅覚を使って獲物を見つけ出す。

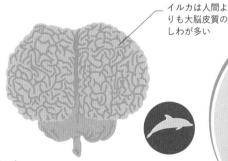

イルカは人間よりも大脳皮質のしわが多い

イルカ

イルカの脳では、視覚と聴覚の中枢が人間と比べて大きく、かつ近い位置にある。この特徴は、イルカがソナー（音波を利用した位置関係の把握）によって周囲の状況を頭に描くうえで役立つと考えられている。

脳はあらゆる動物にある？

海綿動物には神経細胞がまったくない。クラゲやサンゴには網状の神経系があるが、中心となって制御する部位はない。

脳を守るしくみ

生存に欠かせないさまざまな臓器は体の中心部に収まり、守られている。これに対して、脳は体の最上部である頭の中にあるため、これを保護する特別なしくみを備えている。

頭蓋とは

頭の骨は全体で頭骨（skull）と呼ばれるが、より正確には、頭蓋（cranium）と下顎骨（あごの骨）とに分けられる。これらは第一頸椎（一番上の頸椎）と、首の筋肉群で支えられている。頭蓋は脳をすっぽりと包む骨の容器となっている。頭蓋を構成する22の骨は、幼少期にしっかりと結合して1つにまとまり、堅固な構造物となる。ただし、頭蓋には神経や血管の通る、孔という64個ほどの穴と、副鼻腔という、空気で満たされた8つの空洞がある。副鼻腔があることで頭骨の重みが軽減されている。

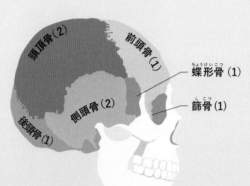

頭蓋を構成する骨
脳は8つの大きな骨で覆われており、そのうち頭頂骨と側頭骨は頭蓋の両側でそれぞれ対になっている。頭蓋を構成する残り14の骨は顔の骨格を形づくっている。

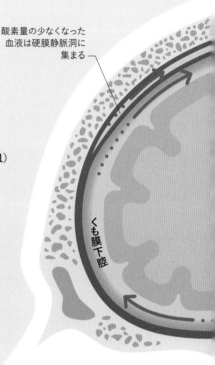

酸素量の少なくなった血液は硬膜静脈洞に集まる

くも膜下腔

2　流れの方向
脳脊髄液は脳室からくも膜下腔へと流れ込み、そこから脳の前面に沿って上方へと進む。

脳脊髄液は絶えず産生されており、6〜8時間ごとに全量が入れ替わる

脳脊髄液

脳は頭蓋に直接触れることはなく、脳脊髄液（cerebrospinal fluid: CSF）の中に浮かんでいる。脳脊髄液は頭蓋内を循環する透明な液体で、頭部に衝撃が加わったときに脳を守るクッションのはたらきをする。加えて、液体の中に浮いている状態にすることにより、脳がそれ自体の重みで変形するのを防ぐ効果もある。このようになっていなかったとしたら、脳の下部への血流が妨げられることになるだろう。また、脳脊髄液の量は、頭蓋内の圧力が最適に保たれるように細かく変化している。液の量が減ると圧力が下がり、血液が脳内を循環しやすくなるのである。

水頭症とは？

水頭症は、頭蓋内の脳脊髄液が異常に多くなる疾患である。脳が圧迫され、そのはたらきに悪影響が生じる。

髄膜と脳室
脳は髄膜と呼ばれる3層の膜（内側から、軟膜、くも膜、硬膜）に包まれている。脳脊髄液は脳室と呼ばれる脳内の空洞を満たすとともに、脳の外側のくも膜下腔（軟膜とくも膜の間）を循環している。

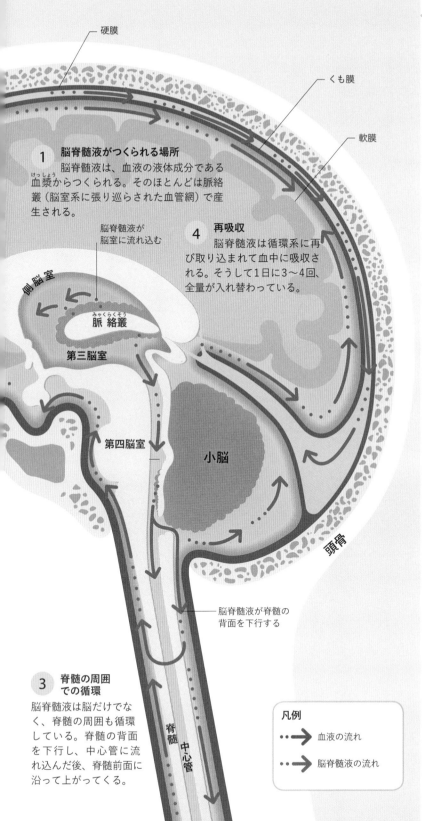

硬膜

くも膜

軟膜

1 脳脊髄液がつくられる場所
脳脊髄液は、血液の液体成分である血漿からつくられる。そのほとんどは脈絡叢（脳室系に張り巡らされた血管網）で産生される。

脳脊髄液が脳室に流れ込む

4 再吸収
脳脊髄液は循環系に再び取り込まれて血中に吸収される。そうして1日に3～4回、全量が入れ替わっている。

側脳室

脈絡叢

第三脳室

第四脳室

小脳

頭骨

脳脊髄液が脊髄の背面を下行する

3 脊髄の周囲での循環
脳脊髄液は脳だけでなく、脊髄の周囲も循環している。脊髄の背面を下行し、中心管に流れ込んだ後、脊髄前面に沿って上がってくる。

脊髄

中心管

凡例
···▶ 血液の流れ
···▶ 脳脊髄液の流れ

血液脳関門
通常、脳に体の他の部分から感染症の病原体が到達することはない。これは血液脳関門というしくみによるものである。一般に脳以外の部分にある毛細血管では、液体（とそこに含まれるウイルスや病原菌）は血管壁を構成する細胞の隙間から周囲の組織へと容易に漏れ出す。一方、脳では血管壁の細胞同士の連結がはるかに密であり、血管と神経細胞の間での物質のやり取りは、血管を取り巻くアストロサイトが担っている。

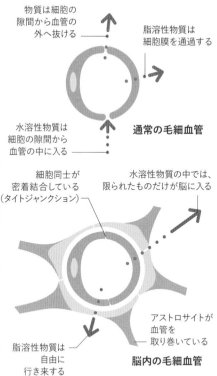

物質は細胞の隙間から血管の外へ抜ける

脂溶性物質は細胞膜を通過する

水溶性物質は細胞の隙間から血管の中に入る

通常の毛細血管

細胞同士が密着結合している（タイトジャンクション）

水溶性物質の中では、限られたものだけが脳に入る

アストロサイトが血管を取り巻いている

脂溶性物質は自由に行き来する

脳内の毛細血管

限られた物質だけが透過する
通常の毛細血管では、血管壁の内外を液体が容易に行き来する。一方、脳内の毛細血管では、血液脳関門を自由に通過できるのは、酸素、脂溶性ホルモン、非水溶性の物質などに限られる。水溶性物質は透過できず、脳脊髄液に到達しないようになっている。

脳への
エネルギー供給

脳は多量のエネルギーを必要とする器官である。他の
臓器と違い、脳のエネルギー源はグルコース（ブドゥ糖）
という、すばやく容易に代謝できる単糖に限られる。

脳への血液供給

心臓は全身に血液を送っているが、その労力の約6分の1を脳への血
液供給に費やしている。血液は2対の主要な動脈を通って脳に届く。
そのうちの1対である2本の頸動脈は、首の両側を通って脳の前部
（および目、顔、頭皮）に血液を送る。もう1対は脊柱を上行する椎骨
動脈で、脳の後部に血液を届ける。脳に供給されて酸素の少なくなっ
た血液は、脳静脈洞（脳を走る静脈が合流して太くなった部分）に集
まる。そして脳を出て、首の内頸静脈を通り、心臓へと下行する。

　このような血管系により毎分750mlの血液が脳へと送られる。脳
組織100gに対して50mlの血液が供給されている計算になる。この
血流量が約20mlを下回ると、脳組織は機能しなくなる。

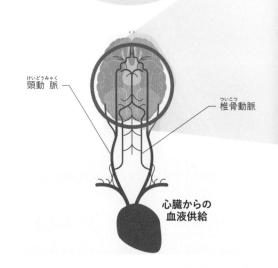

物事に集中すると
エネルギー消費が
増える？

脳は常にはたらき続けており、
全体としてのエネルギー消費量は
1日を通しておおむね
変わらない。

けいどうみゃく
頸動脈

ついこつ
椎骨動脈

心臓からの
血液供給

血液脳関門の通過

血液脳関門は、脳と脳血管の間での物質の行き来や代謝に
関わる障壁であり、感染症に対する防御を強めるはたらき
をしている。感染症は脳内で通常の免疫系によって阻むの
が難しく、脳の深刻な機能不全につながりかねない。血液
脳関門の通過経路には右の6つがあり、これ以外ではどん
な物質も脳内の血管壁を行き来できない。

細胞の障壁
血液脳関門は、実体としては脳内の毛細血管の壁を構成する細胞で
できている。体の他の場所では、この細胞同士の結びつきが緩く、
隙間があったり、しっかりと連結していなかったりするが、脳内では
細胞同士が密に結合している（これをタイトジャンクションという）。

● 傍細胞輸送
　塩やイオン（電荷を持っ
た原子や分子）などの水溶性物
質および水は、毛細血管壁を
構成する細胞間のわずかな隙
間を通過できる。

● 拡散
　血管壁の細胞は脂肪
質の膜で覆われているため、
酸素やアルコールなどの脂
溶性物質は細胞内に拡散し
て、その壁を透過する。

血管

水溶性物質

脂溶性物質

血液脳関門

タイトジャンクション
（密着結合）

分子が細胞を
通過する

脳

アストロサイトが血液中の物質を
ニューロンに受け渡す

アストロサイト

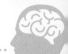

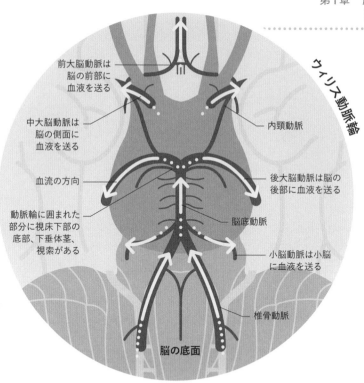

ウィリス動脈輪

前大脳動脈は脳の前部に血液を送る

中大脳動脈は脳の側面に血液を送る

血流の方向

動脈輪に囲まれた部分に視床下部の底部、下垂体茎、視索がある

内頸動脈

後大脳動脈は脳の後部に血液を送る

脳底動脈

小脳動脈は小脳に血液を送る

椎骨動脈

脳の底面

ウィリス動脈輪
頸動脈と椎骨動脈は脳の底部で交通動脈を介して連絡し、血管の輪をつくっている。これをウィリス動脈輪という。この特質により、1つの動脈がふさがれたとしても脳内の血流は保たれる。

脳が消費するエネルギー

全体重の2％の重さしかない人間の脳は、体全体の20％のエネルギーを消費する。多大なエネルギーを必要とする器官ではあるが、大きくて高性能な脳を持つことにはそれだけの見返りがあるということだ。

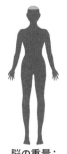
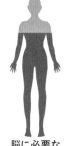

脳の重量：
2％

脳に必要な
エネルギー量：20％

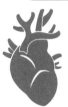

全身に供給されているのと
同じ量の血液が、
7分ごとに脳を流れている

膜輸送タンパク質
グルコースなど、細胞の活動に必須の分子は細胞膜のチャネルやゲートを通って血液脳関門を活発に行き来する。

受容体
ホルモンおよび類似の物質は受容体にキャッチされ、細胞膜の小胞に包まれて細胞を通過する。

トランスサイトーシス（経細胞輸送）
細胞膜のチャネルを通れないほど大きなタンパク質は、細胞膜に吸収され、小胞に包まれて細胞を通り抜ける。

能動排出
望ましくない物質は、血液脳関門を透過しても、排出輸送系と呼ばれる生化学的なポンプ機構によって除去される。

グルコース

タンパク質からなるゲート

ホルモンは受容体に結合し、小胞に包まれる

小胞が細胞膜に同化し、中身を放出する

小胞に包まれたタンパク質分子

老廃物が血管に送り込まれる

不要な老廃物

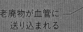

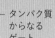
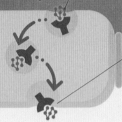
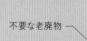

脳の細胞

脳を含む全身の神経系では、ニューロンと呼ばれる細胞がネットワークを形成している。ニューロンの役割は脳および全身に、電気パルスの形で神経信号を運ぶことである。

ニューロン

大半のニューロンは、その細胞体から多くの突起を近くの細胞へと枝のように伸ばす特有の形をしている。突起の太さは種類によるが、わずか数μmほどである※。これらの突起のうち、樹状突起は別の細胞からの信号を取り込む。一方、軸索と呼ばれる突起は、基本的に1つの細胞から1本出て、次の細胞へと信号を受け渡す。多くの場合、ニューロン同士は直接つながっておらず、接合部にシナプスと呼ばれるわずかな隙間がある。細胞体から送られてきた電気信号はここで止まり、細胞間の連絡は、神経伝達物質（p.24）という化学物質をシナプスで受け渡すことによって行われる。しかし、なかにはニューロン同士が実質的に直接つながっていて、信号のやり取りに神経伝達物質を必要としないものもある。

※1μmは100万分の1m

ニューロンの分類

ニューロンには、軸索と樹状突起の組み合わせによって、いくつかの種類がある。多く見られるのは双極性ニューロンと多極性ニューロンの2種で、それぞれ特定の役割に適している。この他に、単極性ニューロンがあるが、これは胚（胎芽）にしか見られない。

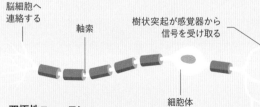

脳細胞へ連絡する

軸索

樹状突起が感覚器から信号を受け取る

細胞体

双極性ニューロン

双極性ニューロンには樹状突起と軸索が1本ずつある。体の主要な感覚器からの特殊化した情報を伝える。

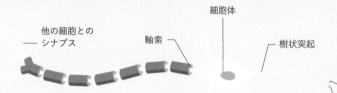

他の細胞とのシナプス

軸索

細胞体

樹状突起

多極性ニューロン

ほとんどの脳細胞は多極性である。複数の樹状突起があり、数百、数千という他の細胞と連絡している。

人間の脳には約860億のニューロンがある

灰白質と白質

脳は灰白質と白質に分けられる。灰白質は、ニューロンの細胞体からなり、脳の表面に多く見られる。白質を構成するのは、それらのニューロンの軸索が髄鞘（ミエリン鞘）と呼ばれる被膜に覆われ、集まって神経路となったものである。これらの神経路は脳から脊髄へと下行する。

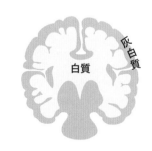

白質

灰白質

樹状突起はアンテナのようにはたらき、他の神経細胞からの信号を集める

軸索の長さは数cm以上になることもある

電気パルスがミエリン鞘で覆われた部分を跳び越して伝わることにより、神経信号は速く届く

樹状突起は軸索より短いことが多い

軸索

神経細胞は軸索を介して他の細胞に信号を送る

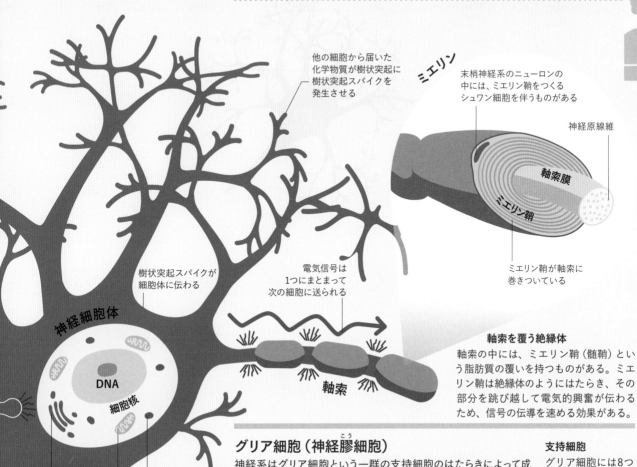

他の細胞から届いた化学物質が樹状突起に樹状突起スパイクを発生させる

樹状突起スパイクが細胞体に伝わる

電気信号は1つにまとまって次の細胞に送られる

神経細胞体

DNA

細胞核

ゴルジ体が化学物質を小胞で包む

リソソームが不要な物質を分解する

ミトコンドリアは糖などを処理してエネルギーをつくる

軸索

ミエリン

末梢神経系のニューロンの中には、ミエリン鞘をつくるシュワン細胞を伴うものがある

神経原線維

軸索膜

ミエリン鞘

ミエリン鞘が軸索に巻きついている

軸索を覆う絶縁体

軸索の中には、ミエリン鞘（髄鞘）という脂肪質の覆いを持つものがある。ミエリン鞘は絶縁体のようにはたらき、その部分を跳び越して電気的興奮が伝わるため、信号の伝導を速める効果がある。

グリア細胞（神経膠細胞）

神経系はグリア細胞という一群の支持細胞のはたらきによって成り立っている。たとえば、アストロサイト（星状膠細胞）は、血液と脳（ニューロン）との物質交換を担っている。オリゴデンドロサイト（希突起膠細胞）は脳細胞の軸索を覆うミエリン鞘を生成する（白質はミエリン鞘に覆われた神経線維からなる）。上衣細胞は脳脊髄液を生成し、ミクログリア（小膠細胞）は免疫細胞として、死んだ細胞を除去する。

支持細胞

グリア細胞には8つの主要なタイプがあるが、脳に多く見られるのは、そのうち以下の4つである（下記参照）。これらは神経系の全般的な健康を守っている。

血管を覆い脳との物質交換などを助ける

アストロサイト

ミエリン鞘をここで生成する

オリゴデンドロサイト

ニューロンの内部

ニューロンの内部には、体の他の細胞内に見られるものとおおむね同じ内容の構造物がある。これらは細胞小器官と呼ばれ、エネルギー放出、タンパク質の生成、遺伝物質の処理などを担っている。

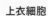

繊毛運動によって脳脊髄液の循環に関わる

上衣細胞

ニューロンの損傷をここで検知する

ミクログリア

神経信号

脳を含む神経系のはたらきは、細胞内および細胞間での信号伝達で成り立っている。細胞内では電荷のパルス（瞬間的変動）によって、細胞間では神経伝達物質という化学物質を介して、あるいは電荷を利用して信号が送られている。

活動電位

ニューロンは活動電位を発生させることによって信号を送る。活動電位とは、ナトリウムイオンやカリウムイオンが細胞を出入りすることで起こる電位の高まりである。これが軸索を伝わっていき、他の細胞の樹状突起の受容体を刺激する。細胞間の連結部はシナプスと呼ばれる。多くのニューロンは、軸索の先端から、受け手側の細胞の樹状突起との間にあるわずかな隙間に、神経伝達物質という化学物質を放出することで電位を伝える。化学物質を媒介とするこうした連結部を化学シナプスという。伝えられた信号は次のニューロンを発火させることもあれば、発火を抑制することもある。

神経はさまざまな情報をどうやって伝えているのか？

信号を受け取る細胞はさまざまな受容体を備えており、それらはそれぞれ異なる神経伝達物質に反応する。伝えられる「メッセージ」の内容は、受け渡される神経伝達物質の種類や量によって決まるのである。

神経信号の中には秒速100m以上の速さで伝わるものもある

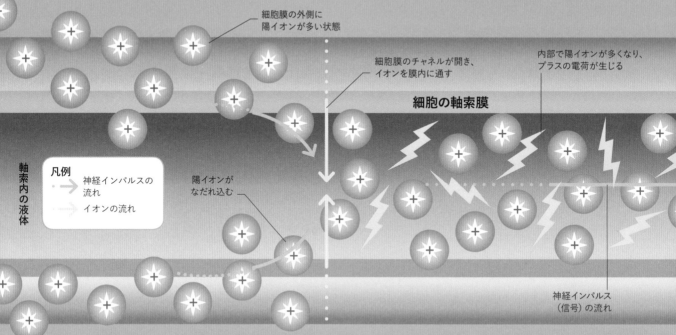

細胞膜の外側に陽イオンが多い状態

細胞膜のチャネルが開き、イオンを膜内に通す

内部で陽イオンが多くなり、プラスの電荷が生じる

細胞の軸索膜

軸索内の液体

凡例
→ 神経インパルスの流れ
⇢ イオンの流れ

陽イオンがなだれ込む

神経インパルス（信号）の流れ

① 静止電位（静止膜電位）
ニューロンが定常状態にあるときは、細胞膜の内側よりも外側に陽イオンが多い。これによって膜の内外に生じる分極（電位差）を静止電位と言う。電位差は-70mVほどであり、外側がプラスになっている。

② 脱分極
細胞体に化学的変化が生じると、陽イオンが細胞膜を通過して内部に流入する。これにより軸索内外の電位が逆転し、電位差は+30mVとなる。

シナプス

ニューロン同士の接合部の多くは直接つながっていない。シナプスと呼ばれるこの構造では、信号を送るニューロン（シナプス前細胞）の軸索と、受け手側ニューロン（シナプス後細胞）の樹状突起の間に、シナプス間隙（かんげき）と呼ばれる40nmほどの隙間がある※。符号化された信号は電気パルスによって運ばれ、軸索の先端（軸索終末）で化学的メッセージへと変換される。メッセージは神経伝達物質（p.24）と呼ばれるさまざまな種類の分子のいずれかとして送られ、シナプス間隙内で樹状突起に届く。一方、こうした化学シナプスの他に、電気シナプスでつながったニューロンもある。電気シナプスは実質的に直接つながっているため、電荷の伝達に神経伝達物質を必要としない。

※1nmは10億分の1m

1　化学物質を貯蔵する
神経伝達物質はニューロンの細胞体で産生される。そして軸索の終末部まで運ばれ、シナプス小胞という、膜の袋に包まれる。この時点では、軸索の電位は終末部も他の部分も変わらない。

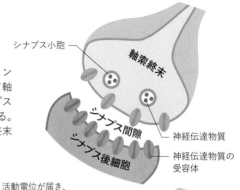

シナプス小胞
軸索終末
シナプス間隙
神経伝達物質
シナプス後細胞
神経伝達物質の受容体

2　信号が届く
活動電位が軸索を勢いよく伝わって終末部に届き、わずかの間、膜電位を脱分極させる。この電位によって軸索終末のカルシウムイオンチャネルが開き、プラスの電荷を持つカルシウムイオンが細胞内に一気に流れ込む。

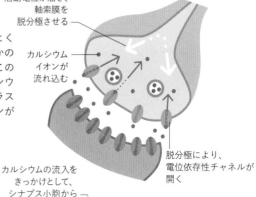

活動電位が届き、軸索膜を脱分極させる
カルシウムイオンが流れ込む
脱分極により、電位依存性チャネルが開く

3　メッセージを伝える
軸索終末にカルシウムイオンが入ることにより、シナプス小胞が細胞膜へと移動する複雑なプロセスが生じる。そして移動した小胞から、神経伝達物質がシナプス間隙へと放出される。その一部が間隙内で、樹状突起の受容体に取り込まれる。神経伝達物質の受容体への結合は、シナプス後細胞に興奮性、または抑制性のシナプス電位を生じる。

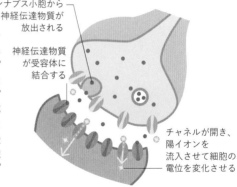

カルシウムの流入をきっかけとして、シナプス小胞から神経伝達物質が放出される
神経伝達物質が受容体に結合する
チャネルが開き、陽イオンを流入させて細胞の電位を変化させる

神経薬剤

ノビチョクやサリンのような神経薬剤の化学兵器はシナプスにおける神経伝達物質のはたらきを乱す。これらの薬剤が皮膚に触れたり、気化したものを吸い込んだりすると、アセチルコリンの分解が阻害され、心臓や肺などではたらく筋肉の麻痺につながる。アセチルコリンは筋肉のコントロールに関わる物質であり、シナプスで信号を伝えた後は速やかに除去される必要がある。

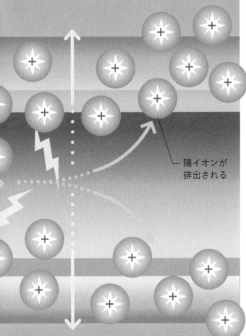

陽イオンが排出される

3　再分極
軸索の一部分に脱分極が起こると、隣り合う部分にも連鎖的に同じプロセスが生じる。その間に、先に脱分極した箇所では陽イオンが排出され、膜電位が静止電位に戻る。これを再分極という。

脳ではたらく化学物質

脳内の情報伝達は、神経細胞の細長い線維を高速で伝わる電気パルスによって成り立っているが、それらの細胞の活動、およびそれがもたらす精神や身体の状態は、神経伝達物質と呼ばれる化学物質に強く影響される。

テクノロジー依存症と薬物依存症は同じ？

両者は異なる。インターネットなどのテクノロジーに対する依存症（嗜癖）は、過食のようなものだ。ドーパミンの放出量は、ビデオゲームで遊んでいるときには75％増加しうるのに対して、コカイン使用時には350％も増えることがある。

神経伝達物質

神経伝達物質はシナプス（p.23参照）ではたらく※。このうち、興奮性の神経伝達物質は、受け手側の樹状突起にスパイク（電気信号）を発生させる。これに対して、抑制性の神経伝達物質は逆の作用を持つ。マイナスの電荷を強め、脱分極を防ぐことにより、神経インパルスの伝達を防ぐのである。また、神経修飾物質と呼ばれる神経伝達物質は、脳内の他のニューロンのはたらきを調節する。神経修飾物質は、他の伝達物質よりもシナプスに長くとどまるため、より長期的にニューロンに影響を与える。

※多くの神経伝達物質はシナプス外の受容体にも作用する。

神経伝達物質の種類

少なくとも100種類以上の神経伝達物質が存在する。そのうちのいくつかを以下に挙げる。シナプスが興奮性となるか抑制性となるかは、神経伝達物質が結合する受容体の種類によって決まる。

神経伝達物質の化学名	通常のシナプス後作用
アセチルコリン	主に興奮性
ガンマ−アミノ酪酸（GABA）	抑制性
グルタミン酸	興奮性
ドーパミン	興奮性および抑制性
ノルアドレナリン	主に興奮性
セロトニン	興奮性および抑制性
ヒスタミン	興奮性

薬物

心身の状態を変化させる薬物は、合法か非合法かにかかわらず、一般に神経伝達物質との相互作用においてはたらく。たとえば、カフェインはアデノシン受容体を遮断することで、覚醒を高める。アルコールはGABA受容体を活性化するとともにグルタミン酸を抑制することで、神経活動全般を阻害する。ニコチンはアセチルコリン受容体を活性化し、注意力の向上、心拍数や血圧の上昇など、いくつかの作用をもたらす。アルコールもニコチンも脳内のドーパミン増加に関わっており、そのことがこれらの物質の嗜癖性の高さの原因だと考えられている。

薬物の種類	作用
作動薬（アゴニスト）	脳内で特定の神経伝達物質に関わる受容体を活性化し、その作用を強める物質
拮抗薬（アンタゴニスト）	作動薬と反対に、何らかの神経伝達物質に関わる受容体のはたらきを阻害する物質
再取り込み阻害薬	神経伝達物質がそれを放出したニューロンに再吸収されるのを防ぐことにより、作動薬のようにはたらく物質

クロゴケグモの毒は神経伝達物質アセチルコリンの放出を増やし、筋肉のけいれんを引き起こす

アルコールの作用は長く続く

大量のアルコールを長期間飲み続けると、気分、覚醒度、行動、神経心理学的なはたらきに変化が起こる。アルコールの鎮静作用は、GABA を活性化させるとともにグルタミン酸を抑制し、脳の活動を低下させることによる。また、ドーパミンの放出により脳の報酬系中枢を作動させ、時には依存症（嗜癖）を引き起こす。

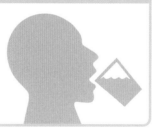

凡例
- ドーパミン
- コカイン

ドーパミンとコカイン
コカインは、脳内のシナプスで神経伝達物質ドーパミンに影響を与えることによって作用する。

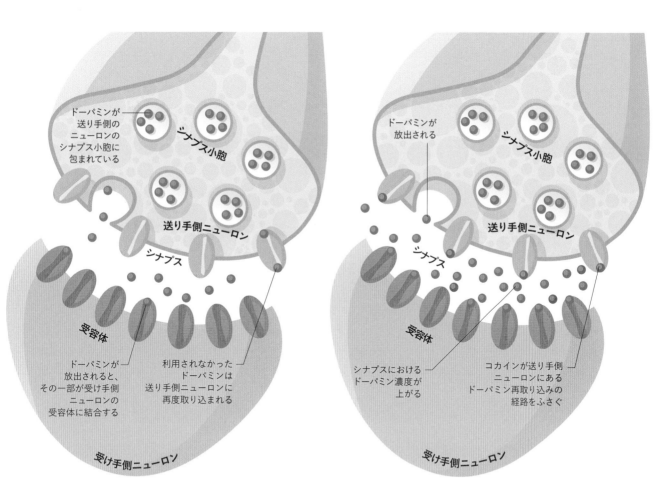

ドーパミンが送り手側のニューロンのシナプス小胞に包まれている

シナプス小胞

送り手側ニューロン

シナプス

受容体

ドーパミンが放出されると、その一部が受け手側ニューロンの受容体に結合する

利用されなかったドーパミンは送り手側ニューロンに再度取り込まれる

受け手側ニューロン

ドーパミンが放出される

シナプス小胞

送り手側ニューロン

シナプス

受容体

シナプスにおけるドーパミン濃度が上がる

コカインが送り手側ニューロンにあるドーパミン再取り込みの経路をふさぐ

受け手側ニューロン

ドーパミンの通常のはたらき方
ドーパミンは快感に関わる神経伝達物質である。報酬（気持ちよさ）の感覚をもたらす特定の行動を繰り返したいという衝動をつくりだし、時には依存症につながることもある。放出されたドーパミン分子は、一部が受け手側ニューロンの受容体に結合するが、利用されなかったものは送り手側のニューロンに回収され、シナプス小胞に包まれて再利用される。

コカインを使用した場合
コカイン分子はドーパミンの再取り込みを妨げる。コカイン使用時も、ドーパミンは通常どおりシナプスへと放出され、受け手側ニューロンの受容体に結合するが、利用されなかったドーパミンを再度取り込むポンプはコカインにふさがれている。そのため、ドーパミンは通常時よりも高い濃度で蓄積していくことになり、受け手側ニューロンに対する作用が強まる。

脳内の
ネットワーク

人間の脳内における神経細胞の結びつき方は、脳が感覚情報を処理したり、認知的課題をこなしたり、記憶を蓄えたりするはたらきに影響を与えると考えられている。

脳内の配線づくり

脳による記憶・学習のあり方に関して最も有力な理論は「同時に発火する細胞は、互いに結びつく」という一文に要約できる。この説によれば、繰り返し情報伝達が行われた細胞群はその結びつきを強める。そして、運動、思考、あるいは記憶 (pp.136–37) など、特定の認知的処理に関わる細胞のネットワークが脳内に生じる。

軸索

シナプス間隙

カルシウムイオンが
流入することで
ニューロン間の
信号伝達が
誘発される

軸索から
神経伝達物質
グルタミン酸が
放出される

カルシウムイオンが
チャネルを通過できない

グルタミン酸が
受容体に結合する
ことにより、
結果的にチャネルが
開放される

樹状突起

マグネシウムイオンが
チャネルをふさいでいる

凡例
- ⚪ マグネシウム
イオン
- ⚫ カルシウムイオン
- ⚪ グルタミン酸
(神経伝達物質)
- ▌▌ チャネル
- ▌ グルタミン酸
受容体

シナプス荷重と信号伝達

ほとんど利用されないシナプスでは樹状突起のチャネルがマグネシウムイオンにふさがれている。しかし、ニューロン同士の結びつきが強まるにつれて、ふさがれていたチャネルが開放され、受容体の数も増えていく。こうしたシナプス間の結びつきの強さをシナプス荷重と言う。

1 チャネルがふさがれている

結びつきの弱いシナプスでは、樹状突起にカルシウムイオンが流入するチャネルを、マグネシウムイオンがふさいでいる。このチャネルは、軸索から送られたグルタミン酸が受容体に結合することで開かれる。

神経可塑性（かそせい）

脳内のネットワークは不変ではない。心身のはたらきに応じて変化し、適応していくと考えられている。そのため、使われなくなった技能や記憶に関わる回路は、脳が他の物事に注意を集中し、別の細胞群で新たなネットワークを形成する中で衰えていく。神経科学の理論によれば、脳には可塑性がある。つまり、脳細胞やその結びつきは、必要に応じて繰り返し改変できるのである。神経可塑性があることで、脳は損傷によって能力を失ったとしても、それを取り戻すことができる。

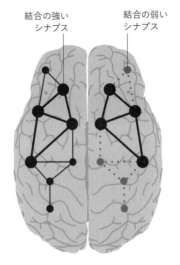

結合の強い
シナプス

結合の弱い
シナプス

脳内の情報伝達経路

脳のデフォルトモードネットワークとは？

何かに注意を集中するなどの活動をしているときには不活発だが、特定の精神活動に取り組んでおらず、眠ってもいないときに活発にはたらく領域群をデフォルトモードネットワークと言う。

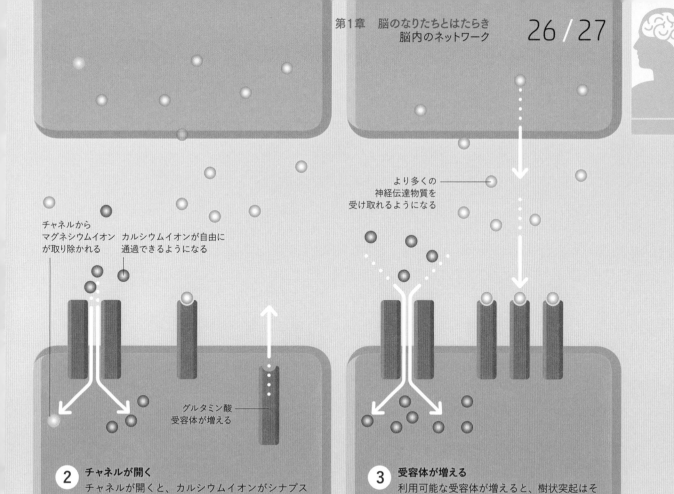

チャネルから
マグネシウムイオン
が取り除かれる

カルシウムイオンが自由に
通過できるようになる

より多くの
神経伝達物質を
受け取れるようになる

グルタミン酸
受容体が増える

2　チャネルが開く
チャネルが開くと、カルシウムイオンがシナプス間隙から樹状突起へと流入できるようになる。すると、樹状突起の表面に現れるグルタミン酸受容体の数が増える。

3　受容体が増える
利用可能な受容体が増えると、樹状突起はそれまでよりも多くの神経伝達物質をキャッチできるようになる。そのため、この軸索から送られてくる信号に対する感度が大幅に高まる。

スモールワールドネットワーク

脳細胞の結びつき方は規則的なパターンに沿ったものでも、でたらめなものでもない。その多くは、スモールワールドネットワークの形をとっており、ほとんどの細胞が、すぐ隣ではなく、少し隔たった近隣の細胞と結びついている。このようにネットワークを形成すると、各細胞がつながり合うのに必要なステップ（中継点となる細胞）の数が、平均として最少になる。

人間の脳では、860億個のニューロンが100兆の結びつきをつくっていると推計される

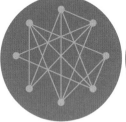

ランダム
ランダムネットワークでは、離れた細胞同士のつながりはつくりやすいが、近距離での結びつきが乏しくなる。

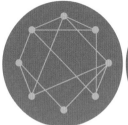

スモールワールド
スモールワールドネットワークでは、遠近どちらの距離でもつながりをつくりやすい。他の2つのネットワーク形式に比べて、すべての細胞の結びつきが密になる。

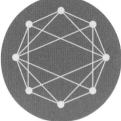

格子状
格子状ネットワークでは、すべての細胞が隣り合う細胞と結びつく。つながり合える範囲が限られ、長距離の結びつきはつくりにくい。

脳の基本構造

脳はほぼニューロン、グリア（p.21）、血管だけで構成され
ており、多くの柔らかい組織が複雑に組み合わさっ
てできている。それらは、表層の大脳皮質と、
その他の特殊化した部位とに大別される。

脳の大まかな区分

脳は大きさや機能の異なる3つの部
分、すなわち前脳、中脳、菱脳（後脳）
に分けられる。この区分は初期の発生
の仕方に基づくものであり、また機能
の違いをも反映している。人間の脳で
は前脳が最も優位であり、その重量は
脳全体の90％近くを占める。前脳は
感覚認識や高次の実行機能などのはた
らきに関わっている。その下に位置す
る中脳と菱脳は、睡眠や警戒など、生
存を左右する基本的な身体的機能への
関わりが深い。

脊髄神経

脊髄神経は、脊髄から枝分かれし
た31対の神経で、感覚器や筋肉や
腺と、脳との間で交わされる信号
を運ぶ。1つひとつの椎骨の上部ま
たは下部から出ており、その椎骨
の場所に対応する名称で呼ばれる。

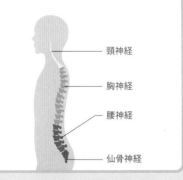

- 頸神経
- 胸神経
- 腰神経
- 仙骨神経

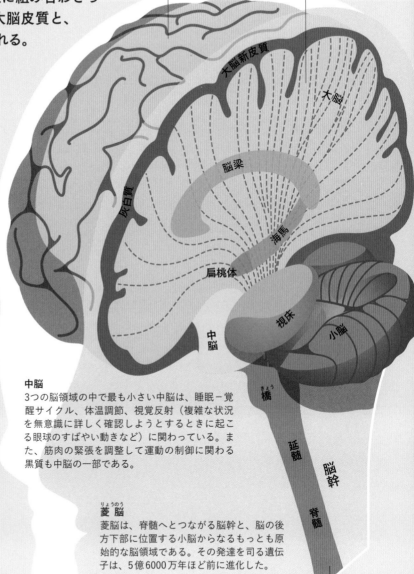

灰白質と呼ばれる前脳の表層部
は、ミエリン鞘で覆われていな
いニューロンの細胞体からなる

脂肪質のミエリン鞘で
覆われた、ニューロン
の神経路（白質）

大脳新皮質

大脳

脳梁

灰白質

海馬

扁桃体

視床

小脳

中脳

橋 (きょう)

延髄

脳幹

脊髄

中脳

3つの脳領域の中で最も小さい中脳は、睡眠－覚
醒サイクル、体温調節、視覚反射（複雑な状況
を無意識に詳しく確認しようとするときに起こ
る眼球のすばやい動きなど）に関わっている。ま
た、筋肉の緊張を調整して運動の制御に関わる
黒質も中脳の一部である。

菱脳 (りょうのう)

菱脳は、脊髄へとつながる脳幹と、脳の後
方下部に位置する小脳からなるもっとも原
始的な脳領域である。その発達を司る遺伝
子は、5億6000万年ほど前に進化した。

脊髄は3つの
脳領域すべてに
直接つながっている

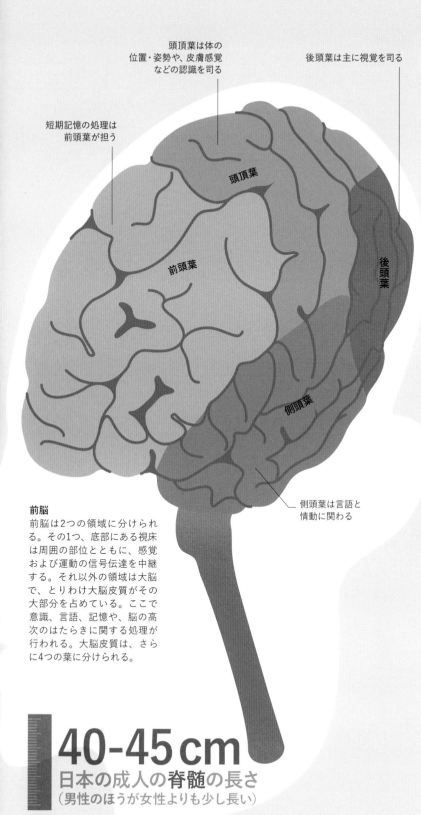

短期記憶の処理は
前頭葉が担う

頭頂葉は体の
位置・姿勢や、皮膚感覚
などの認識を司る

後頭葉は主に視覚を司る

頭頂葉

前頭葉

後頭葉

側頭葉

側頭葉は言語と
情動に関わる

前脳
前脳は2つの領域に分けられる。その1つ、底部にある視床は周囲の部位とともに、感覚および運動の信号伝達を中継する。それ以外の領域は大脳で、とりわけ大脳皮質がその大部分を占めている。ここで意識、言語、記憶や、脳の高次のはたらきに関する処理が行われる。大脳皮質は、さらに4つの葉に分けられる。

40-45cm
日本の成人の**脊髄**の長さ
（男性のほうが女性よりも少し長い）

左右の大脳半球

大脳は半球状の2つの部分からなり、大脳縦裂という深い溝を中心にして左右に分かれている。この2つの半球は、脳梁を通じてしっかりと連絡し合っている。左右対称の形だが、すべての機能を両半球で担っているわけではない（p.10）。たとえば、言語や発話の中枢は左側にあることが多い。

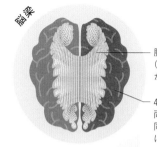

脳梁

脳梁は白質
（神経路）
からなる

4対の葉は
両半球上で
同じ位置関係
にある

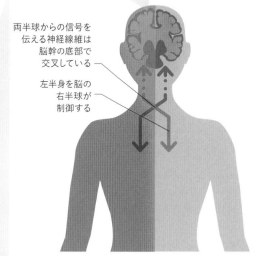

両半球からの信号を
伝える神経線維は
脳幹の底部で
交叉している

左半身を脳の
右半球が
制御する

左右の交叉支配
脳と体のつながりは対側性の関係にある。つまり、脳の左半球が右半身の感覚と運動を担い、右半球が左半身を司る。

大脳皮質

大脳皮質は脳の外側に見える薄い表層である。感覚情報や言語の処理をはじめ、いくつもの重要な機能を担っている。また、私たちがこの世界を意識的に体験するのも大脳皮質のはたらきによるものだ。

機能に基づく脳地図

大脳皮質は多くのニューロンが集まった複数の層からなり、表層にはそれらの細胞体が位置している。神経科学では、各部の細胞群が担っていると考えられる機能ごとに、大脳皮質を複数の領域に分けて捉える。こうした脳部位と機能との対応関係を推定するには、脳の損傷箇所とそれによって失われた機能の対応を見る、細胞間の結びつき方を確認する、生きた脳活動をスキャンする、といった方法がある。

骨相学とは何か
こっそうがく

骨相学は 19 世紀に流行した疑似科学で、頭骨の形状が脳の構造、特定の能力、パーソナリティ（人格）と関係しているとする説。

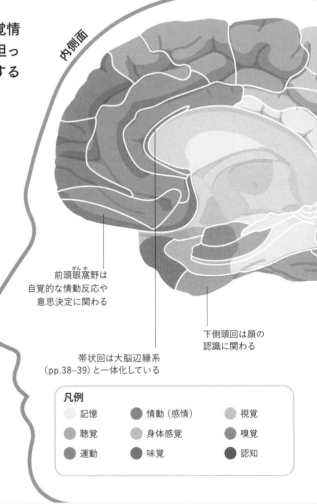

内側面

前頭眼窩野は
がんか
自覚的な情動反応や
意思決定に関わる

帯状回は大脳辺縁系
（pp.38–39）と一体化している

下側頭回は顔の
認識に関わる

凡例

○ 記憶	● 情動（感情）	○ 視覚
● 聴覚	○ 身体感覚	● 嗅覚
● 運動	● 味覚	● 認知

皮質のしわ（溝と回）
こう かい

大脳皮質の大きさはあらゆる哺乳動物の特徴だが、人間の脳が他と違うのは、そこに多くの深いしわがあることだ。たくさんのしわによって表面積が増えるため、大脳皮質の領域を大きくすることができる。しわのくぼんだ部分は溝（脳溝）、盛り上がった部分は回（脳回）と呼ばれる。人間の脳の溝と回のでき方には共通のパターンがあり、神経科学ではそれに基づいて大脳皮質の各領域を名付けている。

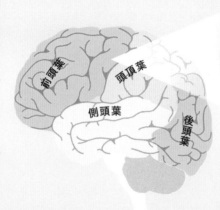

前頭葉

頭頂葉

側頭葉

後頭葉

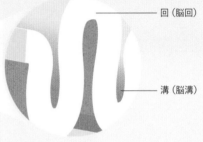

回（脳回）

溝（脳溝）

各葉の境界
大脳皮質の各葉は、深い溝を境界として分けられている。前頭葉と頭頂葉の間には中心溝があり、この2つの葉と側頭葉の境目は外側溝である。

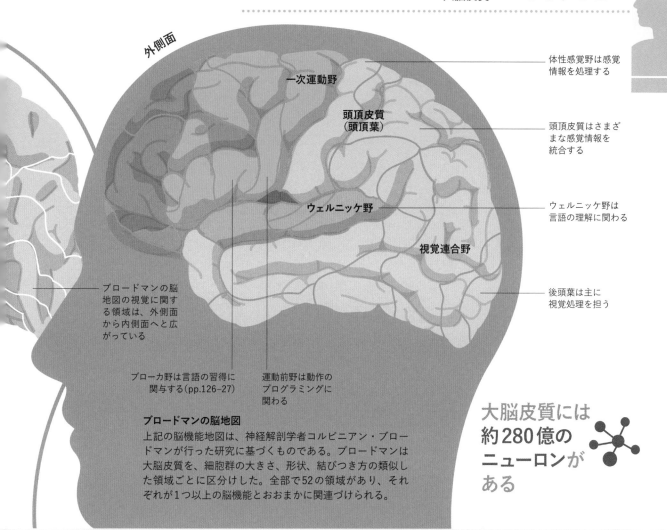

外側面

一次運動野

頭頂皮質
（頭頂葉）

ウェルニッケ野

視覚連合野

体性感覚野は感覚
情報を処理する

頭頂皮質はさまざ
まな感覚情報を
統合する

ウェルニッケ野は
言語の理解に関わる

後頭葉は主に
視覚処理を担う

ブロードマンの脳
地図の視覚に関す
る領域は、外側面
から内側面へと広
がっている

ブローカ野は言語の習得に
関与する（pp.126–27）

運動前野は動作の
プログラミングに
関わる

ブロードマンの脳地図

上記の脳機能地図は、神経解剖学者コルビニアン・ブロー
ドマンが行った研究に基づくものである。ブロードマンは
大脳皮質を、細胞群の大きさ、形状、結びつき方の類似し
た領域ごとに区分けした。全部で52の領域があり、それ
ぞれが1つ以上の脳機能とおおまかに関連づけられる。

大脳皮質には
約280億の
ニューロンが
ある

新皮質の層構造

人間の大脳新皮質の細胞群は6層構
造になっており、全体で2.5mmの厚
さがある。各層を構成するのはそれ
ぞれ異なる種類の皮質ニューロンで
あり、他の皮質領域や、皮質以外の
脳部位と信号をやり取りしている。
このように常に情報を中継し合うこ
とによって、すべての脳部位が他の
領域の状況を把握できる。人間の脳
の中でも、新皮質よりも原始的な海
馬体などの部位には、4層しかない
ものもある。

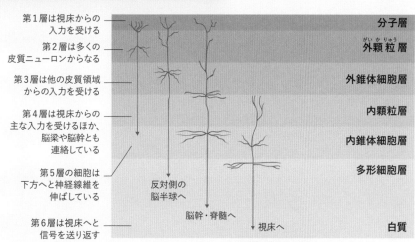

第1層は視床からの
入力を受ける

第2層は多くの
皮質ニューロンからなる

第3層は他の皮質領域
からの入力を受ける

第4層は視床からの
主な入力を受けるほか、
脳梁や脳幹とも
連絡している

第5層の細胞は
下方へと神経線維を
伸ばしている

第6層は視床へと
信号を送り返す

分子層

外顆粒層

外錐体細胞層

内顆粒層

内錐体細胞層

多形細胞層

白質

反対側の
脳半球へ

脳幹・脊髄へ

視床へ

大脳新皮質の各層

脳の神経核

脳解剖学において、神経核とは、他と区別できる一群の機能を持ち、白質の神経路を介して互いに連絡し合う神経細胞の集合体である。

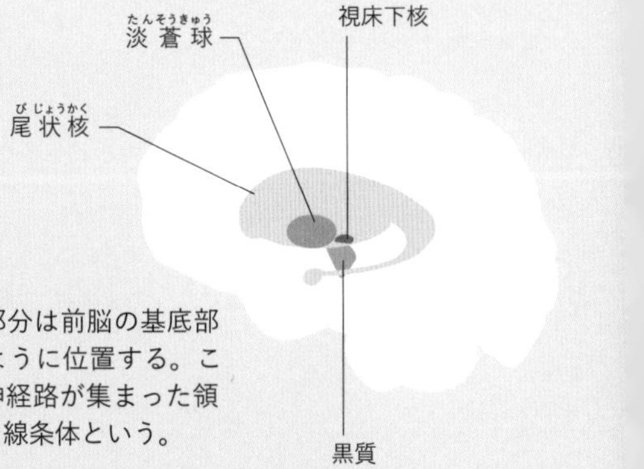

大脳基底核とその他の神経核

大脳基底核は前脳に位置する重要な神経核群である。視床や脳幹と密接に連絡しており、学習、運動制御、情動反応に関わっている。あらゆる脳神経は神経核を介して脳とつながっている（多くは、感覚入力と運動出力で1つずつ、計2つの核と連絡している）。大脳基底核以外の重要な神経核が位置する部位として、視床下部 (p.34)、海馬 (pp.38–39)、橋、延髄 (p.36) がある。

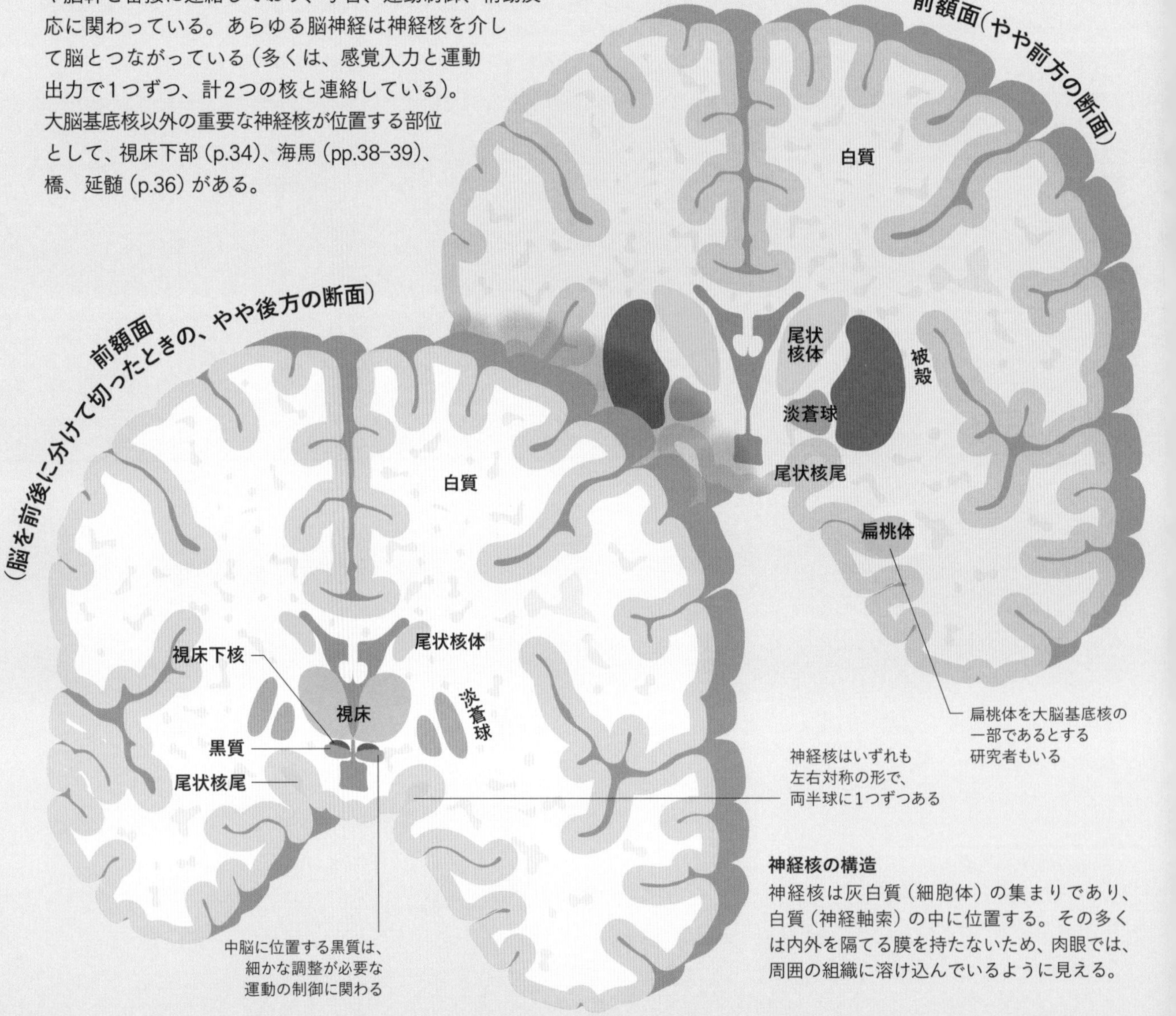

脳中心部の核群

大脳基底核の大部分は前脳の基底部に、視床を囲むように位置する。このうち、白質の神経路が集まった領域内にある核群を線条体という。

淡蒼球（たんそうきゅう）
視床下核
尾状核（びじょうかく）
黒質

前額面（やや前方の断面）

白質
尾状核体
被殻
淡蒼球
尾状核尾
扁桃体

扁桃体を大脳基底核の一部であるとする研究者もいる

前額面（脳を前後に分けて切ったときの、やや後方の断面）

白質
尾状核体
淡蒼球
視床下核
視床
黒質
尾状核尾

神経核はいずれも左右対称の形で、両半球に1つずつある

中脳に位置する黒質は、細かな調整が必要な運動の制御に関わる

神経核の構造

神経核は灰白質（細胞体）の集まりであり、白質（神経軸索）の中に位置する。その多くは内外を隔てる膜を持たないため、肉眼では、周囲の組織に溶け込んでいるように見える。

脳幹には どんな神経核がある?

12対の脳神経のうちの10種に対応する神経核が脳幹に位置する。それらは、舌、喉頭、顔の筋肉などの運動機能・感覚機能を担う。

脳には多くの 神経核があり、 その多くは左右で 対になっている

大脳基底核の構成部位	
核の名称	**はたらき**
尾状核	運動処理の中枢の1つ。運動パターンの手続き学習や、反射運動の意識的抑制に関与する。
被殻	運動制御の中枢の1つ。乗り物の運転、タイピング、楽器の演奏など、後天的に学習される複雑な手続きに関わる。
淡蒼球	随意運動制御の中枢の1つ。意識下で運動の調整を行っている。この部位を損傷すると、振戦（意図せず生じる震え）が起こることがある。
視床下核	厳密な機能は明らかになっていないが、特定の動作を選択し、それを妨げる動きを抑制することに関与すると考えられている。
黒質	報酬と運動に関わる。パーキンソン病（p.201）の症状はこの部位でドーパミン作動性ニューロンが細胞死することに伴って起こる。
扁桃体	扁桃体は大脳基底核と大脳辺縁系の活動の統合に関わっている可能性がある。そのため、大脳基底核の一部であると考える研究者もいる。

行動選択

大脳基底核は、大脳皮質や前脳の他の部位から送られてくる、相反する命令をノイズとして除外するうえで重要な役割を果たしている。このプロセスは行動選択と呼ばれ、大脳基底核を経由するいくつかの経路を通して、まったく意識にのぼることなく処理されている。一般に、これらの経路では、視床から発信部位へと信号を送り返すことによって、特定の行動を遮断したり、抑制したりしている。逆に、こうした抑制がはたらかなければ、行動はそのまま実行される。

大脳皮質−基底核ループ

大脳基底核は、大脳皮質をはじめとする前脳のさまざまな領域から信号を受けており、入力元によってはたらく経路が異なる。主要な経路は3つあり、いずれも行動の選択と抑制、どちらのはたらきもすることがある。運動ループは主要な運動制御の中枢と連絡している。前頭前野ループは実行機能を担う脳領域からの入力を扱う。辺縁系ループは情動刺激によってはたらく。

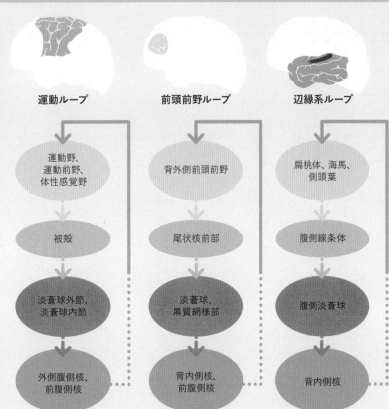

視床下部、視床、脳下垂体

視床とその周辺部位は、脳の中心部に位置する。前脳と脳幹の中継点としてはたらき、体の他の部分との連絡も担っている。

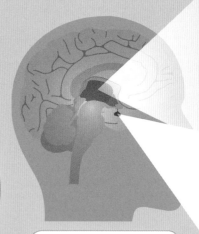

視床下部

視床下部は視床の前方下側に位置する小さな部位で、脳と内分泌系（ホルモン分泌システム）の主要な接点となっている。血流に直接ホルモンを放出するか、脳下垂体を刺激してホルモン放出を促すことにより、その連絡を仲介しており、食事や性行為などの重要な行動、成長、ホメオスタシス（安定した体の状態を保とうとするはたらき。恒常性）に関わっている。こうした役割を果たすため、視床下部はさまざまな刺激に敏感に反応してはたらく。

脳下垂体はどの腺をコントロールしている？

脳下垂体は、甲状腺、副腎、卵巣、精巣を制御しており、腺の主と呼ばれる。しかし実のところ、そのはたらきは視床下部からの命令に従っている。

凡例
- 🔵 視床
- 🔵 視床下部
- ⚫ 脳下垂体

視床上部

視床上部は、視床の上側後方にある小さな部位で、前脳と中脳とをつなぐさまざまな神経路を含んでいる。また、視床上部の一部である松果体では、睡眠－覚醒サイクルや体内時計の中核を担うホルモンであるメラトニンが分泌される。

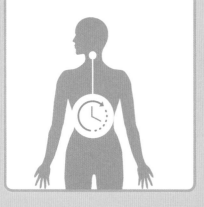

視床下部のはたらき	
刺激（きっかけ）	**反応**
日長（明暗の光）	視覚系から日の長さに関する信号を受け取り、生体リズムの維持を助ける。
水分	血液中の水分が減少すると、バソプレシンを放出する。このホルモンは抗利尿ホルモン（antidiuretic hormone: ADH）とも呼ばれ、尿の量を減少させる。
食事	満腹になると、脂肪細胞から分泌されるレプチンが視床下部にはたらきかけ、食欲を抑制する。
空腹	胃が空になると、胃から分泌されるグレリンが視床下部にはたらきかけ、食欲を増進させる。
病原体の侵入	体温を上げ、免疫系のはたらきを高めて病原体をすばやく撃退させる。
ストレス	コルチゾールの産生を促進する。このホルモンは体の運動機能を一時的に高めるはたらきを持つ。
身体活動	甲状腺ホルモンの産生を促して代謝を高めたり、ソマトスタチンを放出して代謝を抑制したりする。
性行為	オキシトシンの分泌を促進する。このホルモンは他者との親密な関係を築く助けとなる。また、出産の際にも放出される。

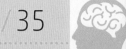

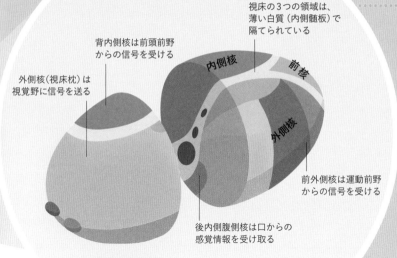

外側核（視床枕）は
視覚野に信号を送る

背内側核は前頭前野
からの信号を受ける

内側核

前核

視床の3つの領域は、
薄い白質（内側髄板）で
隔てられている

外側核

前外側核は運動前野
からの信号を受ける

後内側腹側核は口からの
感覚情報を受け取る

さまざまな視床核
視床は内側核、外側核、前核の3つの領域に大別される。
各領域はさらにいくつかの部位（核）に分けられ、
それぞれが特定の機能群と対応している。

視床

ギリシア語の「内部の部屋」という言葉を語源に持つ視床（thalamus）は、大脳皮質と中脳の間、脳の中央部に位置する灰白質のかたまりで、親指ほどの大きさがある。複数の神経が束になった神経路を通して脳の上方・下方のどちらとも信号を送受信しており、その多くがフィードバックループ（p.91）の中で行われる。嗅覚を除くすべての感覚系からの信号は視床を経由して大脳皮質へ伝えられ、処理される。

※最近の研究では、嗅覚認知にも視床が関わっていることが示されている。

視床下部の重さはたった4g、サイズは小指の末節（先端部）よりわずかに大きい程度

脳下垂体

重さ約0.5 gのごく小さな部位である脳下垂体は、視床下部の命令を受け、体に欠くことのできないさまざまなホルモンを産生している。ホルモンは毛細血管網から血流に放出されて運ばれる。こうした下垂体ホルモンには多くの種類があり、成長、排尿、月経周期、出産、皮膚の日焼けなどを制御している。脳下垂体の大きさはエンドウ豆ほどだが、前葉、後葉という2つの主要な領域と、小さな中葉とに分けられる。各葉が特定のホルモン群の分泌を担っている。

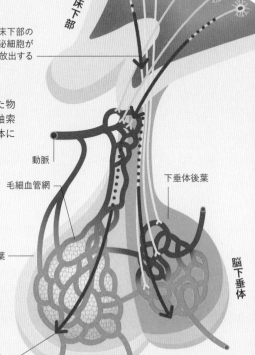

視床下部

視床下部の
神経分泌細胞が
ホルモンを放出する

1 刺激
視床下部で産生された物質（視床下部ホルモン）が軸索や毛細血管を通って脳下垂体に送られる。

2 分泌
視床下部ホルモンにより、脳下垂体が刺激され、下垂体ホルモンを分泌する。

3 放出
下垂体ホルモンは網目状に張り巡らされた毛細血管を介して血流に放出される。

動脈

毛細血管網

下垂体後葉

下垂体前葉

脳下垂体

ホルモンが血流へ
放出される

視床は脳幹と
前脳をつないでいる。
感覚情報などを中継し、
それらの前処理を行う

視床

中脳は覚醒レベルや
体温の制御に関わる

中脳

小脳の大きさは どのくらい?

小脳は脳細胞の大部分が
集まっている部位だが、その
大きさは脳全体の
10%ほどしかない。

橋は呼吸、聴覚、
眼球運動を担う脳神経の
主要な伝達経路である

脳幹

橋（きょう）

脳と脊髄をつなぐ

脳幹は茎のような形をしており、前脳の底
部にある視床と、体の他の部分への連絡路
である脊髄とをつないでいる。心拍数の調
節、睡眠－覚醒サイクル、食事など、多く
の基本的なはたらきに関わっている。

脳幹

脳幹は中脳、橋、延髄の3つの部位からなり、それぞれが人体にとって基
本的ないくつかの機能の要（かなめ）としてはたらいている。中脳は脳幹網様体の
始まる部位である。脳幹網様体は、脳幹を網目状に走る神経線維とその間
に散在する神経核（pp.32–33）からなる部位で、
警戒や覚醒の水準に関与しており、意識状
態のあり方にきわめて深い関わりを持つ。
橋にも複数の神経核があり、それらは顔
面、目、耳に関わる脳神経と信号をやり
取りする。延髄は、下部にいくほど細く
なり、脊髄の上端へとつながる部位であ
る。血圧の調節、頬の紅潮、嘔吐など、多
くの自律的な身体機能を担っている。

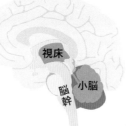

視床

脳幹

小脳

12対ある
脳神経のうちの
10対が脳幹から
出ている

延髄

脳神経の始点と
終点の多くは
脳幹内の脳神経核
である

延髄は呼吸の速さや
嚥（えんげ）下などの重要な
反射機能に関わる

脊髄は末梢神経系に
つながる神経軸索の
束などからなる

脳幹と小脳

**脳幹と小脳は脳の下部を占める。脳幹は脊髄に直接つながる
部位であり、小脳はそのすぐ後ろに位置する。**

脊髄

小さな脳

小脳 (cerebellum) は「小さな脳」を意味する言葉である。菱脳のうち、多くのしわがある領域で、脳幹の後ろに位置する。上にある大脳が左右2つの半球に分けられるように、小脳は前葉・後葉の2つに大別される。また、水平方向に区切られたいくつかの領域が、それぞれ異なる機能を担っている。

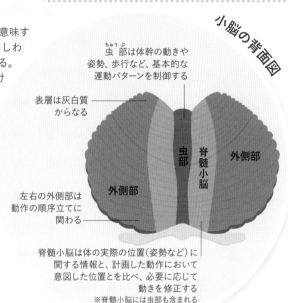

小脳の背面図

虫部は体幹の動きや姿勢、歩行など、基本的な運動パターンを制御する

表層は灰白質からなる

虫部

脊髄小脳

外側部

外側部

左右の外側部は動作の順序立てに関わる

脊髄小脳は体の実際の位置（姿勢など）に関する情報と、計画した動作において意図した位置とを比べ、必要に応じて動きを修正する
※脊髄小脳には虫部も含まれる

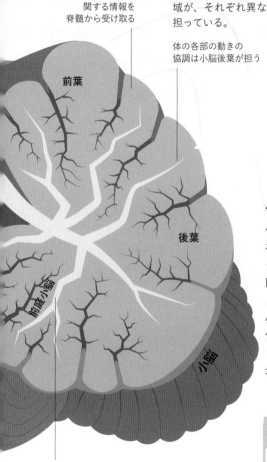

小脳前葉は体の姿勢に関する情報を脊髄から受け取る

体の各部の動きの協調は小脳後葉が担う

前葉

後葉

前庭小脳

小脳

前庭小脳は内耳からの情報を受け、頭の位置や傾きの調整、眼球運動、体の平衡の維持に関与する

小脳

小脳は対象への注意の維持や言語の処理にも関わっていると考えられるが、最も深く関与している役割は、体の動き（運動）の制御である。具体的には、運動の遂行についてのおおまかな命令を、各部の筋肉が協調する滑らかな動きへと、誤りを常に修正しながら変換することである。出力は視床を経由して送られる。微細なレベルで見ると、小脳の細胞は層構造になっている。これらの層は、歩行、話すこと、体の平衡の維持など、学習したあらゆる運動パターンについての確立した神経経路の情報を蓄積するのに利用されている。小脳を損傷した場合、麻痺は起こらないが、動作が遅く、ぎこちないものになる。

小脳に関する知見は、第一次世界大戦に参加して脳を損傷した兵士を研究することによって深まった

小脳とニューラルネットワーク

人工知能 (AI) には、小脳の構造にヒントを得たしくみを利用したものがある。こうしたAIは、機械学習によって自らプログラムを組む。これを実現するのはニューラルネットワークと呼ばれる処理モデルで、入力信号が複数の層からなるネットワークを経由し、試行錯誤を経て適切な出力に至る。この機構は、小脳が学習した運動パターンを蓄積する方法を模している。

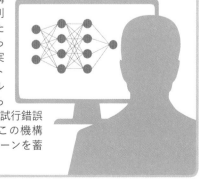

大脳辺縁系

大脳新皮質の内側、脳幹の上に位置する大脳辺縁系は、情動、記憶、および本能的な衝動に関わる器官の集まりである。

海馬という名称はＳ字の形がタツノオトシゴに似ていることから付けられた

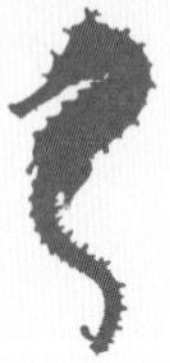

※実は、海馬の形状はタツノオトシゴにはあまり似ておらず、これは俗説である。ただ、いずれもギリシャ神話の想像上の動物（海馬）に由来するという。

位置と機能

大脳辺縁系は脳の中央に位置し、大脳皮質の内側面の領域を占める器官の集まりである。その主要な器官群は集合的に、大脳新皮質と下位の脳部位との信号のやり取りを仲介する。神経軸索が大脳辺縁系のすべての部位をつなぎ、それらと他の脳領域とを連絡している。大脳辺縁系は敵意、恐れ、食欲などの本能的な衝動と、学習、記憶、高次の精神活動とを結びつけている。

構成部位

大脳辺縁系の構成要素としては、一般に右記の部位が挙げられる。これらは大脳の内側から始まり、下方の脳幹へと続いている。

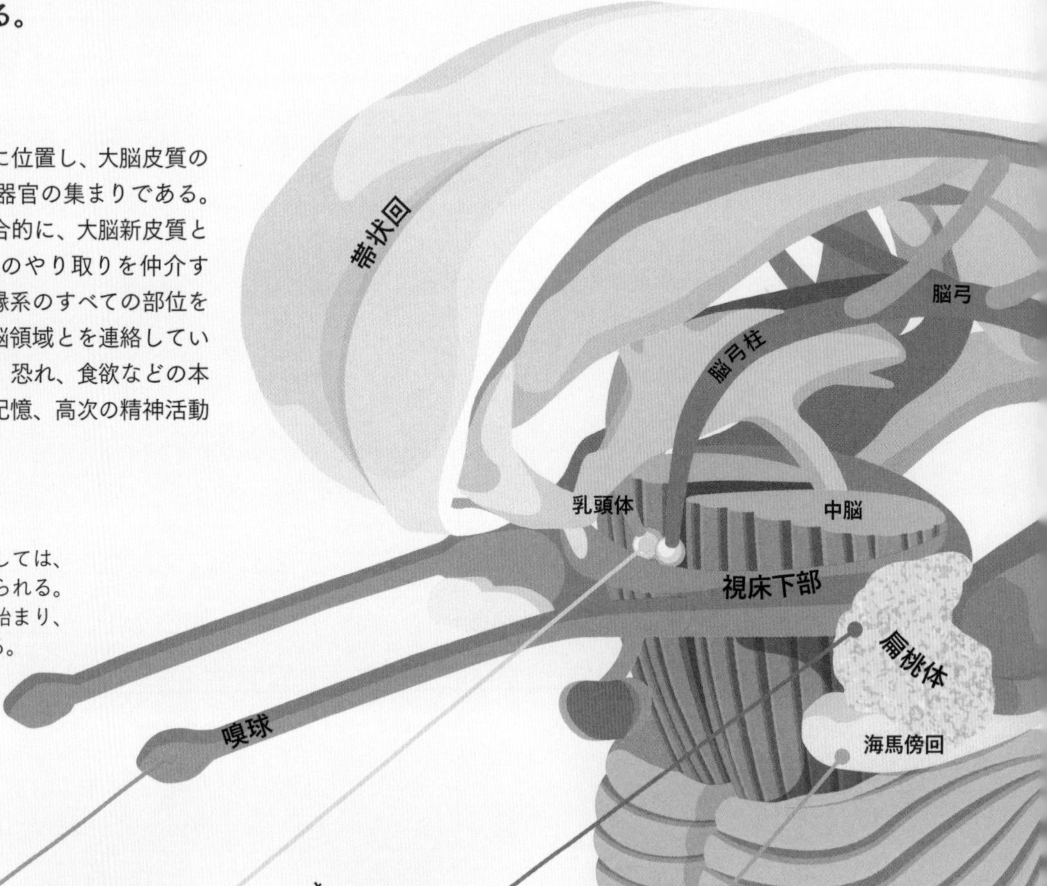

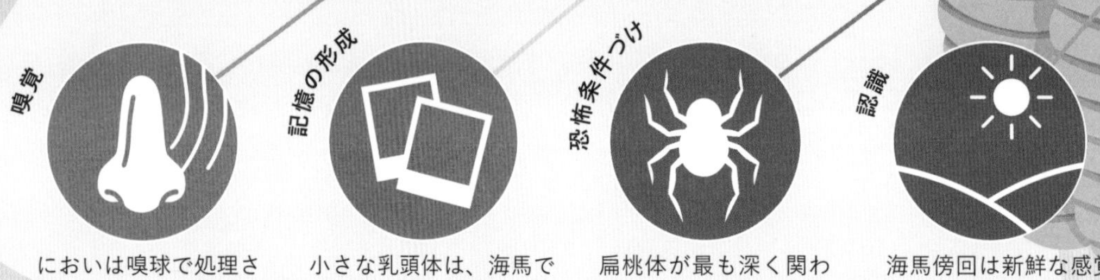

帯状回

脳弓柱

脳弓

乳頭体

中脳

視床下部

扁桃体

嗅球

海馬傍回

嗅覚

においは嗅球で処理されて、その先の領域へと伝わる。視床を経由せずに大脳辺縁系で処理される唯一の感覚情報である。

記憶の形成

小さな乳頭体は、海馬で記憶が形成される際の中継点としてはたらく。損傷すると、方向感覚、とりわけ場所に関する感覚の障害につながる。

恐怖条件づけ

扁桃体が最も深く関わるのは恐怖条件づけ（特定のものを恐れるようになること）である。また、記憶や情動反応にも関与している。

認識

海馬傍回は新鮮な感覚情報に関する記憶の形成と検索に関わっており、物事の認識や想起を助ける。

「辺縁」とはどういう意味か？

大脳辺縁系の「辺縁」（limbic）という言葉はラテン語で「境界」を意味する "limbus" からきており、大脳新皮質と下位の脳との、いわば移り変わりの領域としての役割を表している。

帯状回は強烈な情動に関連する記憶の形成を助ける

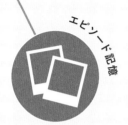

エピソード記憶

海馬は大脳からの入力を処理する。エピソード記憶（自分の体験に関する記憶）や、空間認識の形成に関わっている。

海馬

報酬と罰による学習

大脳辺縁系は激しい怒りや満足と密接に関わっている。どちらの感情もこの領域、とりわけ視床下部の報酬と罰の中枢への刺激によって起こる。報酬と罰は、経験する物事に対する基本的反応を形成することから、学習にはきわめて重要な要素と言える。このような評価のしくみがなければ、脳はそれまでに経験した感覚情報をまったく無視して、新たな刺激だけに注意を向けるだろう。

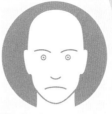

快感
快感はドーパミンの放出と関わりがある。脳は快感を生み出す行動を繰り返し行おうとする。

嫌悪
嫌悪はまず味覚と、次いで嗅覚や触覚、聴覚等と結びついている。この情動は、汚染された食物に対する動物の反応から進化したと考えられている。

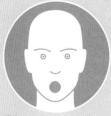

恐れ
恐れは扁桃体を経由する特定の刺激と結びついている。この情動により、激しい怒りや闘争反応が抑えられることもある。

クリューバー・ビューシー症候群

クリューバー・ビューシー症候群は、大脳辺縁系の損傷などによって起こり、恐怖情動や衝動制御がはたらかなくなることに伴う一群の症状となって現れる。この名称は1930年代に、生きたサルのさまざまな脳部位を切除して影響を調べる実験を行った研究者ハインリヒ・クリューバーとポール・ビューシーにちなむもので、ヒトの神経疾患としては1975年に初めて報告された。

　ヒトの場合、ヘルペス脳炎やアルツハイマー病、脳の損傷によって起こることがある。側頭葉を部分的に切除する手術を受けた患者で報告されたのが最初である。治療では、薬物療法や日常生活の支援などが行われる。

症状	内容
健忘	海馬の損傷により、長期記憶が形成できなくなる。
意欲低下	行動に対する報酬（快感）をほとんど感じなくなり、動機づけ（意欲）を失う。
口唇傾向	何でも口に入れて確かめたい衝動を覚える。
異食	土などの食べられないものを衝動的に食べてしまう。
性欲亢進	性衝動が高まり、多くの場合、倒錯的な対象に性欲を抱く。
失認	よく知っている物や人を認識できなくなる。

脳のイメージング（画像診断）

現代の医学や神経科学では、頭骨を透かして生きた脳の内部を観察する技術が利用されている。しかし、柔らかく、入り組んだ構造を持つ脳の画像化は容易ではなく、それを可能にする新たな技術開発が現在も進められている。

MRI装置

磁気共鳴画像（magnetic resonance imaging: MRI）装置は、脳神経組織の概観を得るのに適しており、腫瘍の有無を調べる際に最もよく利用される。MRIは他のスキャン法と違い、脳を高エネルギー放射線にさらさないため、長期にわたり繰り返し利用しても安全である。MRIを応用したfMRIおよびDTIという2つの画像法も脳活動の観察に役立つ（p.43）。ただし、MRIは研究や診断に非常に優れた技術ではあるものの、高価である。また、液体ヘリウム冷却システムと超伝導電磁石を用いることから、1つの装置で6家庭分もの電力を消費する。

MRIのしくみ

MRIは水素原子核（プロトン）が、磁場に合わせて回転の軸方向を変える性質を利用する。水素は、脳の大部分を占める水や脂肪に含まれている。スキャンには20〜60分かかり、そこで得られたデータを処理して詳細な画像が生成される。

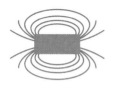

MRI装置は地磁気の数万倍の強さの磁場をつくり出せる

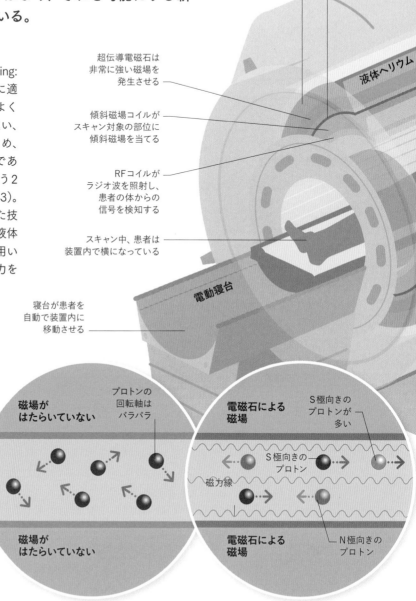

断熱層により液体ヘリウムの温度は低く保たれている

液体ヘリウムが電磁石の温度を約-270℃に下げる

液体ヘリウム

超伝導電磁石は非常に強い磁場を発生させる

傾斜磁場コイルがスキャン対象の部位に傾斜磁場を当てる

RFコイルがラジオ波を照射し、患者の体からの信号を検知する

スキャン中、患者は装置内で横になっている

電動寝台

寝台が患者を自動で装置内に移動させる

磁場がはたらいていない

プロトンの回転軸はバラバラ

磁場がはたらいていない

電磁石による磁場

S極向きのプロトンが多い

S極向きのプロトン

磁力線

電磁石による磁場

N極向きのプロトン

1 プロトンがバラバラに回転
MRI装置の磁場がはたらいていないとき、脳内の水素原子核（プロトン）は、軸方向がまちまちな状態で回転運動をしている（プロトンは回転により磁気を帯びる）。

2 回転軸が磁場によってそろう
MRI装置がつくり出す強力な磁場（静磁場）のはたらきにより、すべてのプロトンの回転軸がそろう。約半数がN極に、残りがS極に向く。しかしその数は同じではなく、静磁場と同じ極を向いた磁石が生体内に形成される。

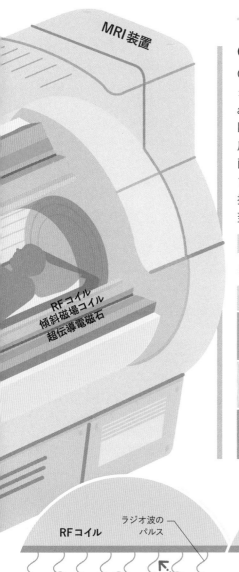

MRI装置

RFコイル
傾斜磁場コイル
超伝導電磁石

CTスキャン

CT（computer tomography: コンピューター断層撮影）は、CAT（computerized axial tomography: コンピューター体軸断層撮影）とも呼ばれる。さまざまな角度から脳にX線を当てて透過撮影した画像から、コンピューター処理により、1枚の断面図を生成する。MRIよりも撮影時間が短く、脳出血や脳卒中、頭蓋骨骨折の緊急検査に最適である。

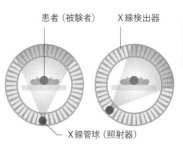

患者（被験者）　X線検出器

X線管球（照射器）

X線を回転照射

患者の周りを回転する管球から脳にX線を照射し、複数の角度から透過撮影を行う。

その他のスキャン技術	
脳の何らかの特質を画像で示すには、それに応じた技術が必要とされる。こうした技術はMRIやCTの利用が危険であるか、適さない場合にも使われる。	

種類	しくみと用途
PET (positron emission tomography: 陽電子放出断層撮影)	脳内の血流を画像化し、代謝の活発な領域を際立たせるのに用いられる。血液に注入した放射性指示薬の分布を確認することにより、そうした領域を特定する。
DOI (diffuse optical imaging: 拡散光イメージング)	近赤外線を脳に照射し、その透過の仕方から画像を生成する新しいスキャン技術の総称。血流や脳活動を観察できる。
頭部超音波検査 (cranial ultrasound)	脳内に超音波を送り、その反射の仕方から画像を生成する技術。安全性が高く、おもに乳幼児に用いられる。画像が精細でないため、成人にはあまり使われない。

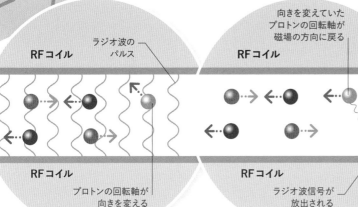

RFコイル
ラジオ波のパルス

RFコイル

向きを変えていたプロトンの回転軸が磁場の方向に戻る

RFコイル

信号データをコンピューターで処理

組織の断面図が生成される

コンピューター

モニター

RFコイル
プロトンの回転軸が向きを変える

RFコイル
ラジオ波信号が放出される

信号をRFコイル（受信用コイル）で検知し、コンピューターに送る

3　ラジオ波のパルスを照射

磁場が保たれた状態で、MRIのRFコイルから脳にRF（radiofrequency: ラジオ周波数電波）パルスと呼ばれる電磁波を照射する。加えられたエネルギーにより、プロトンの回転軸が静磁場の方向とは垂直に向きを変える。

4　プロトンがラジオ波信号を放出

パルスの照射を止めると、向きを変えていたプロトンの回転軸が静磁場に合った方向へと戻っていく。このとき、これらのプロトンはエネルギーをラジオ波信号として放出し、受信器がそれを検知する。

5　コンピューターが画像を生成

受信したすべての信号をコンピューター処理して脳の2次元の断面図を生成する。異なる生体組織のプロトンは異なる信号を発するため、組織ごとの違いが分かる詳細な画像が得られる。

脳活動の計測

近年、生きた脳から直接情報を集められるようになったことで、脳のはたらきに対する私たちの理解にも、脳医学のあり方にも、根本的な転換が起こっている。

脳波計（EEG）

脳活動の最も簡易的な計測機は、脳波計（electroencephalograph: EEG）である。頭蓋骨（頭皮）全体を覆うように電極を当て、大脳皮質のニューロン活動が生み出す電場を測定する。脳波の違いは、通常の脳波計では波形として示され、定量的脳波検査（quantitative EEG: QEEG）では活動状況に応じて脳領域を色分けした図で表される。脳波計測により、てんかんなどの発作性障害のエビデンス（科学的な裏づけ）や、脳の損傷、炎症、腫瘍の兆候が明らかになることがある。また、痛みを伴わないこうした計測法は、昏睡患者の脳活動の評価にも利用される。

脳波の種類

大脳皮質にある近隣の細胞群は同期して活動電位を発し、その電場の活動水準を波のようなリズムで変化させる。こうした脳波のうち、いくつかの特徴的な（ギリシア語のアルファベットで呼ばれる）パターンは、脳の特定の状態と密接な関連を持つことが分かってきている。

なぜ脳から電磁場が生じるのか？

ニューロンは電気パルスによって信号を伝達している。無数の細胞のこうした活動が集合的に、安定した電磁場を形成するのである。

周波数の高い脳波は、間隔の詰まった波形を描く

周波数の低い脳波は、間隔の広い波形を描く

ガンマ波

31HZ以上

振幅 / 時間

学習時や、複雑な問題を解決しているときに見られる脳波。複数のニューロン群がネットワークにまとまるときに発生する可能性がある。

ベータ波

14〜30HZ

振幅 / 時間

両半球の前部から発せられる。体を動かす活動や、何かに集中したり不安を感じたりする精神状態のときに見られる脳波。

デルタ波

0.5〜3HZ

振幅 / 時間

一般的にはより深い睡眠中に見られるもので、通常は覚醒時には出現しない。

アルファ波

8〜13HZ

振幅 / 時間

一般に目をつぶって安静にした覚醒状態で脳の後部からほぼ左右対称に発する。目を開けたり、音を聴いたりすると、抑制される。

シータ波

4〜7HZ

振幅 / 時間

一般に幼い子どもに見られるが、成人でも安静時や、想像力をはたらかせたり、瞑想したりしているときに現れる。

脳波キャップをかぶると電極が頭蓋骨（頭皮）に密着する

脳の信号はワイヤーで増幅器へ送られる

脳磁図（MEG）

脳は電気的活動とともに、かすかな磁場を発生させる。この磁場は脳磁図（magnetoencephalography: MEG）で測定し、大脳皮質の活動をリアルタイムで描出するのに利用できる。MEGは、脳の発する磁力の弱さが制約となるものの、他の計測システムと比べて、1000分の数秒というわずかな間に起こる脳活動の変化を捉えることに優れている。

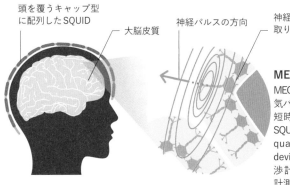

頭を覆うキャップ型に配列したSQUID

大脳皮質

神経パルスの方向

神経パルスを取り巻く磁場

MEGのしくみ
MEGは、ニューロンの電気パルスが起こす、ごく短時間の微弱な磁場を、SQUID (superconducting quantum interference devices: 超伝導量子干渉計）という高感度の計測器で検知する。

機能的MRIと拡散テンソル画像法

MRI（pp.40-41）を応用した技術により、脳活動の情報をリアルタイムで得ることもできる。機能的MRI（fMRI）は脳内の血流を検出し、ニューロンに酸素が多く供給されている箇所、つまり活動が盛んであると考えられる領域を示す。被験者に体や頭を使う作業を指示し、その実施中にfMRIで測定することにより、脳や脊髄の解剖学的構造と活動水準との対応を示す地図が得られる。拡散テンソル画像法（diffusion tensor imaging: DTI）もMRIを用いた技術だが、検出するのは脳組織内の水分の自然な動き（拡散）である。DTIは脳内の白質（神経線維）のつながり方を描出するのに利用される。

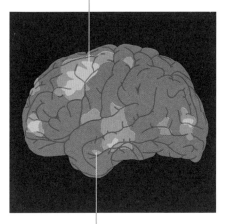

活発になっている部位

不活発になっている部位

fMRI画像の見方
fMRIでは、まず脳活動のベースラインを定める。スキャンを行うとベースラインに対して活動水準が上下している領域が示されるため、被験者が特定の作業をしているときにどの部位が活発または不活発になるかが分かる。

ニューロフィードバック

ニューロフィードバックはEEGを用いて患者の精神状態と脳活動との間にフィードバックループ（改善の循環）をつくり出す認知的治療法である。この手法は、不安をはじめとする望ましくない心のはたらきのコントロールを身につけるのに役立つ。

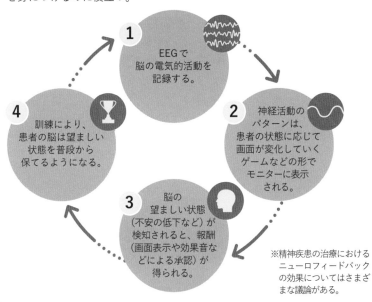

1　EEGで脳の電気的活動を記録する。

2　神経活動のパターンは、患者の状態に応じて画面が変化していくゲームなどの形でモニターに表示される。

3　脳の望ましい状態（不安の低下など）が検知されると、報酬（画面表示や効果音などによる承認）が得られる。

4　訓練により、患者の脳は望ましい状態を普段から保てるようになる。

※精神疾患の治療におけるニューロフィードバックの効果についてはさまざまな議論がある。

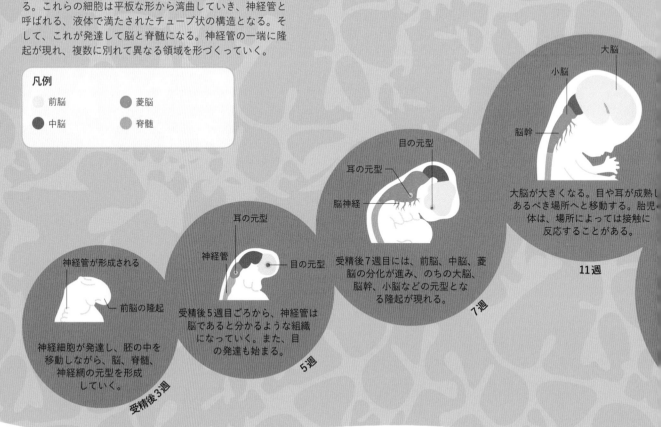

脳の発達

最初のいくつかの神経細胞は受精後わずか数日で形成される。これらの細胞は平板な形から湾曲していき、神経管と呼ばれる、液体で満たされたチューブ状の構造となる。そして、これが発達して脳と脊髄になる。神経管の一端に隆起が現れ、複数に別れて異なる領域を形づくっていく。

凡例

- 前脳
- 中脳
- 菱脳
- 脊髄

神経管が形成される

前脳の隆起

神経細胞が発達し、胚の中を移動しながら、脳、脊髄、神経網の元型を形成していく。

受精後3週

耳の元型

神経管

目の元型

受精後5週目ごろから、神経管は脳であると分かるような組織になっていく。また、目の発達も始まる。

5週

目の元型

耳の元型

脳神経

受精後7週目には、前脳、中脳、菱脳の分化が進み、のちの大脳、脳幹、小脳などの元型となる隆起が現れる。

7週

大脳

小脳

脳幹

大脳が大きくなる。目や耳が成熟しあるべき場所へと移動する。胎児体は、場所によっては接触に反応することがある。

11週

胎児の脳・乳幼児の脳

人間の脳は受精後に発達し始め、最初の数年で急速な変化を遂げる。しかし、完全に成熟するまでには20年以上の歳月を必要とする。

生まれる以前の脳

脳は胎内で著しい発達の道のりをたどる。受精後3週目ではわずか数個の神経細胞の状態だが、やがてさまざまな特殊化した領域を持ち、出生後に学習を始められる器官へと育っていく。このプロセスは遺伝によって制御されるが、環境からも影響を受けることがある。栄養不足になったり、妊娠中に母親が深刻なストレスを受けたりすることで、発達のあり方が左右されうるのである。

顔の認識

赤ん坊は顔に似た形を見ることを好み、顔というものについて急速に学習を深めていく。顔の特定は、大脳皮質の顔認識領域 (p.68) という部分が専門的に担うようになる。この領域は、チェスのチャンピオンが盤上の駒の配置を認識するのにも使われている。このことは、その人の生活において最も重要なパターンがここで解釈されることを示唆している。

顔に似ている

顔に似ていない

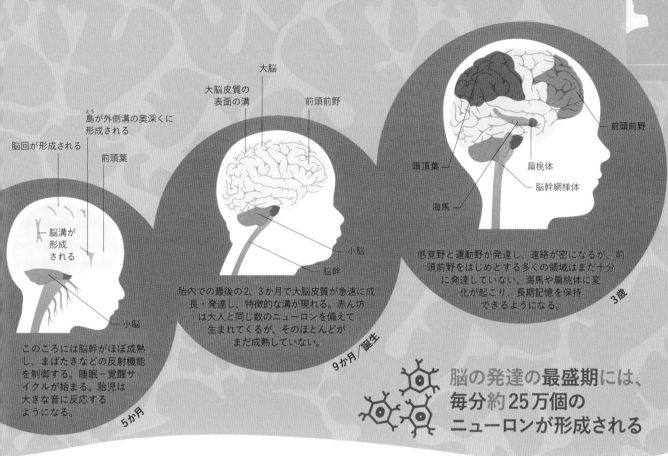

脳回が形成される

島が外側溝の奥深くに
形成される

前頭葉

脳溝が
形成
される

小脳

このころには脳幹がほぼ成熟
し、まばたきなどの反射機能
を制御する。睡眠－覚醒サ
イクルが始まる。胎児は
大きな音に反応する
ようになる。

5か月

大脳皮質の
表面の溝

大脳

前頭前野

小脳

脳幹

胎内での最後の2、3か月で大脳皮質が急速に成
長・発達し、特徴的な溝が現れる。赤ん坊
は大人と同じ数のニューロンを備えて
生まれてくるが、そのほとんどが
まだ成熟していない。

9か月／誕生

頭頂葉

海馬

扁桃体

脳幹網様体

前頭前野

感覚野と運動野が発達し、連絡が密になるが、前
頭前野をはじめとする多くの領域はまだ十分
に発達していない。海馬や扁桃体に変
化が起こり、長期記憶を保持
できるようになる。

3歳

脳の発達の**最盛期**には、
毎分約25万個の
ニューロンが形成される

乳幼児の脳の発達

生まれてきた赤ん坊の脳はまるでスポンジのようだ。身の回りの世
界から情報を取り入れ、その意味を読み取ろうと、驚くほど活発に
はたらく。脳は最初の数年で急速に成長・発達し、体積は生まれて
からの1年間で2倍になる。シナプスが容易に次々と発達して新た
なつながりを形成していく。このようにシナプスが変化していく性
質を神経可塑性という。

脳内の結びつきの
形成期

脳の可塑性の最盛期
は領域ごとに異な
る。感覚野のシナプ
スが急速に形成され
る時期は生後4～8
か月だが、前頭前野
が可塑性のピークに
達するのは、約15
か月目以降である。

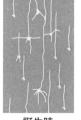

誕生時

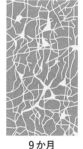

9か月

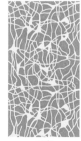

2歳

なぜ私たちの
脳にはしわが多いのか？

人間の知能が向上するにつれ、大脳
皮質も大きくなった。しかし、赤ん坊
の頭が大きくなりすぎると、産道を通
れなくなる。しわを増やすことによ
り、限られた体積の中に多くの組織
を詰め込めるのである。

子どもの脳・若者の脳

10代の若者（ティーンエイジャー）の脳には、大規模な再編が起こる。使われない回路が取り除かれる一方で、とくに重要な連絡路は、絶縁性のあるミエリン鞘によって保護され、その伝導効率を高めていく。

若者らしい行動の理由

10代の若者たちは、衝動的、反抗的、自己中心的、そして感情的であると言われることが多い。こうした傾向の大部分は、青年期の脳に起こる変化からくるものだ。人間の脳の変化・発達には定まったパターンがあり、その中で10代の若者は成熟した領域と未発達の部分が混在する脳を抱えて成長することになる。最後に成熟する前頭皮質（前頭前野）は、脳全体の統制と衝動制御を担う。大人はこの領域のはたらきにより情動や欲望を自制しているが、若者はえてしてそれがうまくできずに苦しむ。

※脳の成長と行動との関係は個人差が大きい。

危険を顧みない
10代の若者の脳では、快楽を求める回路は発達しているが、衝動制御のシステムが成熟していないため、危険を冒しがちになることがある。

—— 前頭前野

睡眠サイクル

私たちの脳は、10代ではまだ発達途上にあり、十分な睡眠を必要とする。しかしこの時期には、メラトニン（夜に分泌され、眠気を引き起こすホルモン）が通常よりも遅い時間に放出されるようになるため、概日リズムが変化する。10代の若者の多くが子どもや大人と比べて遅くまで眠るなら、ともすると通学で朝起きることに苦労するのはこのためである。

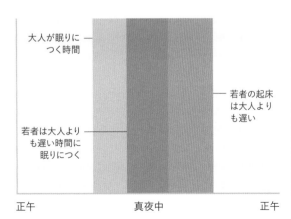

大人が眠りに — つく時間

若者は大人より — も遅い時間に眠りにつく

—— 若者の起床は大人よりも遅い

正午　　　　真夜中　　　　正午

凡例
- 大人の睡眠時間
- 10代の若者の睡眠時間

無理な早起きと不調
10代の若者を通学のために早起きさせるのは、慢性的な時差ぼけを生み出すようなものだ。調査によれば、学校の始業を1時間遅らせることで学生の出席率や成績が改善したうえ、けんかが減り、さらには自動車事故の件数も少なくなった。

シナプス刈り込み

シナプス刈り込みは、使われていない神経連絡が消失していくプロセスである。幼児期に始まり、10代を通して続く。皮質領域のシナプス刈り込みは後部から前部へと進む。刈り込みにより各領域の信号伝達が効率化されるため、それが終わっていない領域は完全に成熟したとは見なせない。

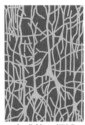

未成熟の領域

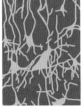

成熟した領域

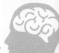

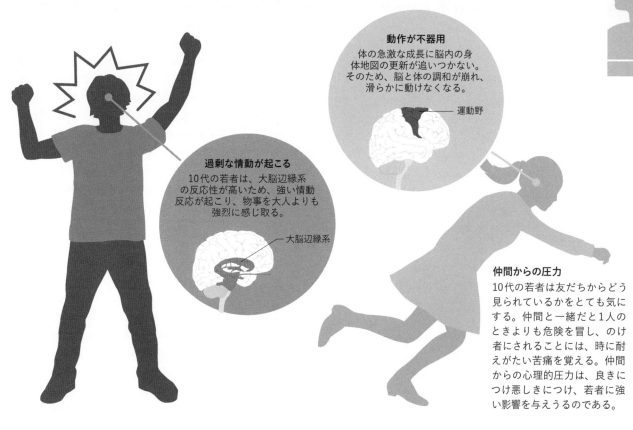

動作が不器用
体の急激な成長に脳内の身体地図の更新が追いつかない。そのため、脳と体の調和が崩れ、滑らかに動けなくなる。

運動野

過剰な情動が起こる
10代の若者は、大脳辺縁系の反応性が高いため、強い情動反応が起こり、物事を大人よりも強烈に感じ取る。

大脳辺縁系

仲間からの圧力
10代の若者は友だちからどう見られているかをとても気にする。仲間と一緒だと1人のときよりも危険を冒し、のけ者にされることには、時に耐えがたい苦痛を覚える。仲間からの心理的圧力は、良きにつけ悪しきにつけ、若者に強い影響を与えうるのである。

精神疾患のリスク

青年期に最も大きく変化するいくつかの脳領域については、精神疾患との関連が指摘されている。そうした変化のために、若者の脳では小さな問題が機能障害に発展する危険性が高まることもある。このことは、統合失調症から不安症まで、さまざまな精神疾患が青年期に多く見られる理由と言えるかもしれない。

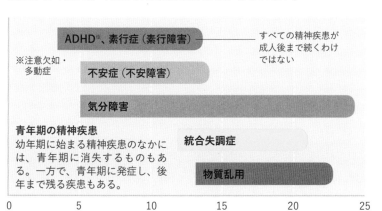

ADHD※、素行症（素行障害）
すべての精神疾患が成人後まで続くわけではない

※注意欠如・多動症

不安症（不安障害）

気分障害

青年期の精神疾患
幼年期に始まる精神疾患のなかには、青年期に消失するものもある。一方で、青年期に発症し、後年まで残る疾患もある。

統合失調症

物質乱用

| 0 | 5 | 10 | 15 | 20 | 25 |

年齢

**脳の物理的な大きさは
11〜14歳の間に
最大に達する**

若者の自意識と脳

前頭前野には、精神状態の理解に関連する領域がある。ばつの悪い状況を思い浮かべるとき、10代の若者では、この領域が大人よりも活発になる。

大人の脳

人間の脳は成人初期を通して、使われない連絡路を刈り込みながら、変化・成熟を続ける。これによって効率が高まる反面、柔軟性は低下する。

子どもを育てる親の脳

出産後の母親は、脳や体にオキシトシンなどのホルモンが溢れるほど分泌されて、自然と赤ん坊の世話に夢中になる。小さな我が子を見ると、脳の報酬系の回路が刺激されるとともに、扁桃体の活動が増し、周囲の危険に対する意識が高まる。男性の脳にも子育てが影響することはあるが、自分の子どもと長い時間を過ごした場合に限られる。男性が乳幼児の主たる養育者になると、その脳には母親と同じような変化が起こる。それは恋に落ちるときの変化とよく似ている。

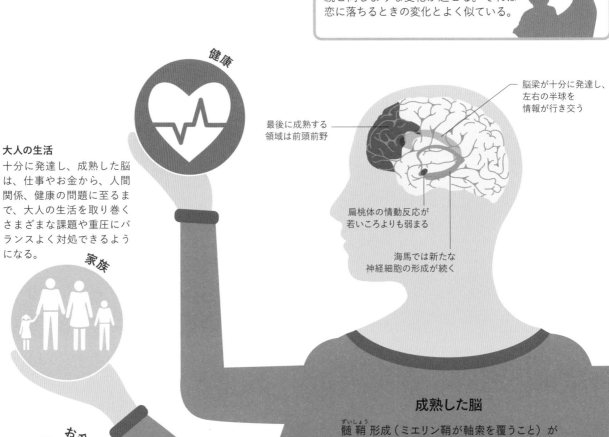

脳梁が十分に発達し、左右の半球を情報が行き交う

最後に成熟する領域は前頭前野

扁桃体の情動反応が若いころよりも弱まる

海馬では新たな神経細胞の形成が続く

健康

家族

お金

大人の生活
十分に発達し、成熟した脳は、仕事やお金から、人間関係、健康の問題に至るまで、大人の生活を取り巻くさまざまな課題や重圧にバランスよく対処できるようになる。

成熟した脳

髄鞘(ずいしょう)形成(ミエリン鞘が軸索を覆うこと)が十分に進むと、情報が神経をスムーズに流れるようになるが、このプロセスは20代後半まで終わらない。最後に成熟するのが前頭葉で、この領域は判断や抑制を担っている。子どもや10代の若者に比べて、大人は情動の統制や衝動制御に長けている。経験をもとに、自分の行動の結果や、その行動によって周りの人がどう感じるかを予測する力が強いのである。

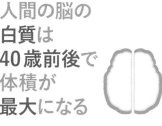

人間の脳の
白質は
40歳前後で
体積が
最大になる

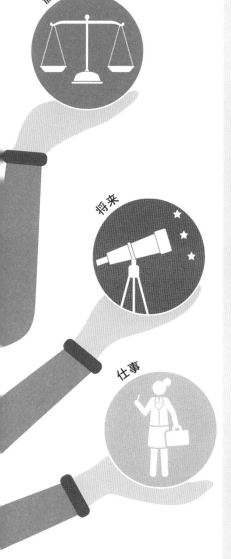

倫理

将来

仕事

ニューロン新生

ニューロン新生とは、神経幹細胞から新たなニューロンが発生する現象である（幹細胞は他種の細胞になることのできる細胞）。さまざまな哺乳動物において、ニューロン新生は海馬で生涯にわたって起こり、新たなニューロンが恒常的につくられ続ける。このことは人間にも当てはまると考えられているが、すべてのエビデンス（研究データ）がこの説に合致しているわけではない。また、ニューロン新生は学習や記憶にも関わっている可能性がある。

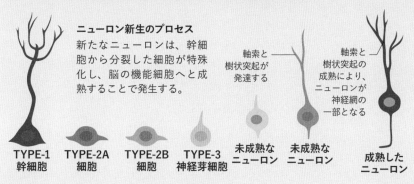

ニューロン新生のプロセス
新たなニューロンは、幹細胞から分裂した細胞が特殊化し、脳の機能細胞へと成熟することで発生する。

軸索と
樹状突起が
発達する

軸索と
樹状突起の
成熟により、
ニューロンが
神経網の
一部となる

| TYPE-1 | TYPE-2A | TYPE-2B | TYPE-3 | 未成熟な | 未成熟な | 成熟した |
| 幹細胞 | 細胞 | 細胞 | 神経芽細胞 | ニューロン | ニューロン | ニューロン |

ニューロン新生による記憶の阻害

新たな神経細胞は情報を蓄えるのに役立つため、ニューロン新生の促進により、成人後も効果的に新しいことを学習していける可能性がある。一方で、ニューロン新生は忘れることにも関わっている。新しく生まれた神経細胞が他の細胞と結びつくことで、すでにある記憶の回路との競合が起こり、そのはたらきが阻害される。つまり、ニューロン新生には、新たに学習する力と既存の記憶を保持することとの釣り合いがとれた、最適な水準があるということである。

※学習と記憶のメカニズムは、まだ十分に解明されておらず、あくまで仮説にすぎない。

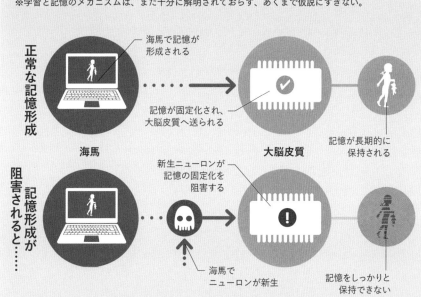

正常な記憶形成

海馬で記憶が
形成される

記憶が固定化され、
大脳皮質へ送られる

記憶が長期的に
保持される

海馬

大脳皮質

記憶形成が阻害されると……

新生ニューロンが
記憶の固定化を
阻害する

海馬で
ニューロンが新生

記憶をしっかりと
保持できない

加齢に伴う
脳の変化

加齢に伴い、脳は萎縮する。また、ニューロン間の信号伝達も遅くなることがある。そうした変化の中で、ある種の能力は低下していく。

脳の萎縮

年をとるにつれ、脳全体の体積は5〜10％減る。その原因の一端は、老化により脳への血流が少なくなることにある。また、ニューロンの軸索を保護するミエリン鞘という脂肪質の膜も、加齢とともに衰える。このため、神経回路の情報伝達効率が下がり、物事を思い出したり体の平衡を維持したりすることに困難が生じる場合がある。

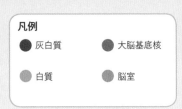

凡例
- ● 灰白質
- ● 大脳基底核
- ● 白質
- ● 脳室

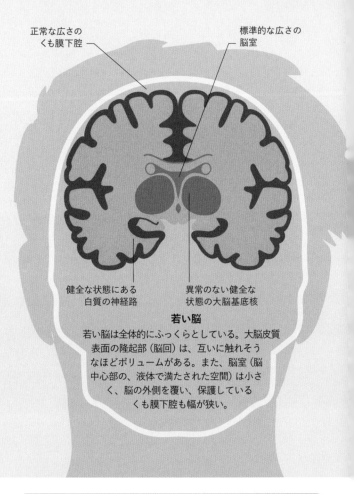

正常な広さの
くも膜下腔

標準的な広さの
脳室

健全な状態にある
白質の神経路

異常のない健全な
状態の大脳基底核

若い脳
若い脳は全体的にふっくらとしている。大脳皮質表面の隆起部（脳回）は、互いに触れそうなほどボリュームがある。また、脳室（脳中心部の、液体で満たされた空間）は小さく、脳の外側を覆い、保護しているくも膜下腔も幅が狭い。

加齢と幸福感

加齢というと悪いことのように感じられるかもしれないが、研究によれば、高齢になるにつれて幸福や喜びを感じることが増え、ストレスや心配は減っていく。高齢者の脳は物事の良い面に注意を向けるのがうまいようだ。ある実験では、高齢者は悲しい画像よりも幸福を表す画像を覚えており、怒りや不満の表情よりも幸せな表情に目を向ける時間が長い傾向が見られた。

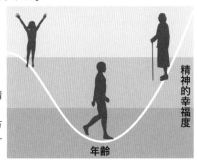

上り坂と下り坂
ある研究によれば、精神的幸福度は中年よりも若い人や高齢者の方が高く、50歳以降、一貫して向上する。

精神的幸福度

年齢

アルツハイマー病

アルツハイマー病は最もよく見られる型の認知症（p.200）であり、脳内に異常なタンパク質が蓄積されていくこととの関連が指摘されている。それらは凝集されて斑点や、もつれた線維の塊となり、その影響を受けた脳細胞が死滅し、記憶の消失などの症状を引き起こす。そうしたタンパク質の蓄積が、アルツハイマー病の原因なのか、単に症状の1つなのかは分かっておらず、これまでのところ、それを分解する薬の投与による改善例はない。

※異常なタンパク質の蓄積を防ぐ治療薬の臨床研究が進められている。

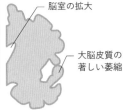

脳室の拡大

大脳皮質の
著しい萎縮

健常者の脳　　アルツハイマー病
患者の脳

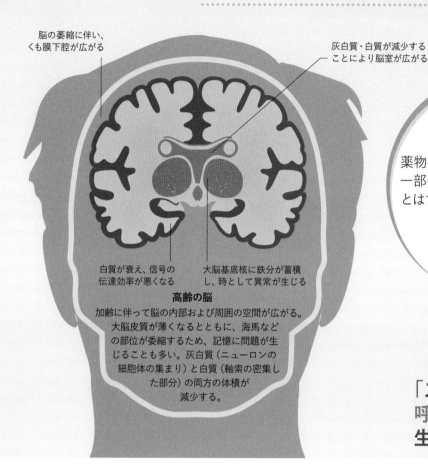

脳の萎縮に伴い、くも膜下腔が広がる

灰白質・白質が減少することにより脳室が広がる

白質が衰え、信号の伝達効率が悪くなる

大脳基底核に鉄分が蓄積し、時として異常が生じる

高齢の脳
加齢に伴って脳の内部および周囲の空間が広がる。大脳皮質が薄くなるとともに、海馬などの部位が委縮するため、記憶に問題が生じることも多い。灰白質（ニューロンの細胞体の集まり）と白質（軸索の密集した部分）の両方の体積が減少する。

アルツハイマー病は治療できる？

薬物療法により、進行を遅らせ、一部の症状をコントロールすることはできるが、アルツハイマー病を根治する方法はまだ見つかっていない。

「スーパーエイジャー」と呼ばれる高齢者の脳は生涯若々しいままである

能力はゆっくりと低下する？

高齢になると、注意力が下がり、脳が変化しにくくなる。これにより、新しいことを学ぶのが難しくなるが、不可能になるわけではない。実のところ、生涯新たな学習を続ければ、脳の健康は向上し、シナプスが強化されて認知能力の低下を遅らせられる可能性もある。また、加齢には利点もある。一般に、年齢を重ねた人は大局を把握したり、人生経験を活かして問題を解決したりする能力に優れているのである。

年齢による能力の変化
50年にわたって成人の追跡研究を行った「シアトル縦断研究」によれば、語彙力や一般的知識などの能力は、生涯の大部分を通じて向上し続ける。

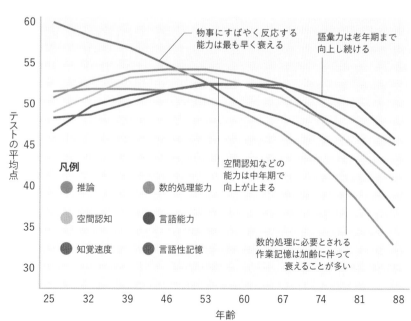

物事にすばやく反応する能力は最も早く衰える

語彙力は老年期まで向上し続ける

空間認知などの能力は中年期で向上が止まる

数的処理に必要とされる作業記憶は加齢に伴って衰えることが多い

凡例

● 推論　　● 数的処理能力

● 空間認知　● 言語能力

● 知覚速度　● 言語性記憶

テストの平均点

年齢

年をとると、思考のスピードがこころもち遅くなり、作業記憶（p.135）の衰えを多くの人が感じる。人によってはそうした能力が著しく低下したり、認知症（p.200）になったりすることもあるが、そのような事態は決して避けられないわけではない。それどころか、認知的能力の中には、人生全般に関する見識をはじめとして、加齢に伴って向上しうるものもある。

私たちの認知機能の基本的水準は親から受け継いだものだが、そうした遺伝的プログラムは、食事、健康、教育、ストレスレベル、人間関係など、環境や経験からも影響を受けながらはたらく。また、身体的、社会的、知的な成長を促すような活動も大きな意味を持つ。

能力の低下を防ぐ

脳の健康を守るためにできることはいろいろとある。野菜や果物、いわゆる「体に良い」油脂、さまざまな栄養素を豊富にとれる食事（pp.54–55）は、脳も体も健康に保つという専門家もいる。また、適度に、かつ定期的に体を動かすことも役に立つ。ジョギングなどの有酸素運動には、加齢に伴って記憶力や思考のスピードが衰えるのを遅らせる効果がある。

酒やたばこなど、有害物質を含むものを避けることも脳の健康を守る手段となる。喫煙は大脳皮質にダメージを与える可能性が指摘されている。飲酒するなら、健康に悪影響を与えない範囲にとどめ、週に2日以上はアルコールを摂取しない日を設けるとよいだろう。

そして、脳に刺激を与え続けること。学習を伴い、頭を使う活動は、家の修繕であれ、料理やクロスワードパズルであれ、認知的能力のトレーニングになりうる。新しい言語を学ぶのもよいだろう。2種類以上の言語を話す人は、母語だけを話す人よりも認知的能力が高いためだ。

まとめると、私たちは以下のような方法で認知機能の老化を遅らせることができる。

- 酸素と栄養素を脳にしっかりと与え続ける。
- アルコールやニコチンなどの有害物質を避ける。
- 運動を日常生活に組み込み、体を動かす。
- 新たな技能の学習を通して、頭をはたらかせる。

※ここに記載された事項は、一般的な健康保持には有益かもしれないが、加齢による認知機能の低下を遅らせるという確かな根拠はない。加齢の影響は個人差が大きい。

加齢による脳の変化を遅らせるには

年齢を重ねていくと、思考や短期記憶は若いころほど有効にはたらかなくなるかもしれない。それでも、私たちは死ぬまで学び続けるし、いくつになっても脳がよくはたらくよう、積極的に対策することができる。

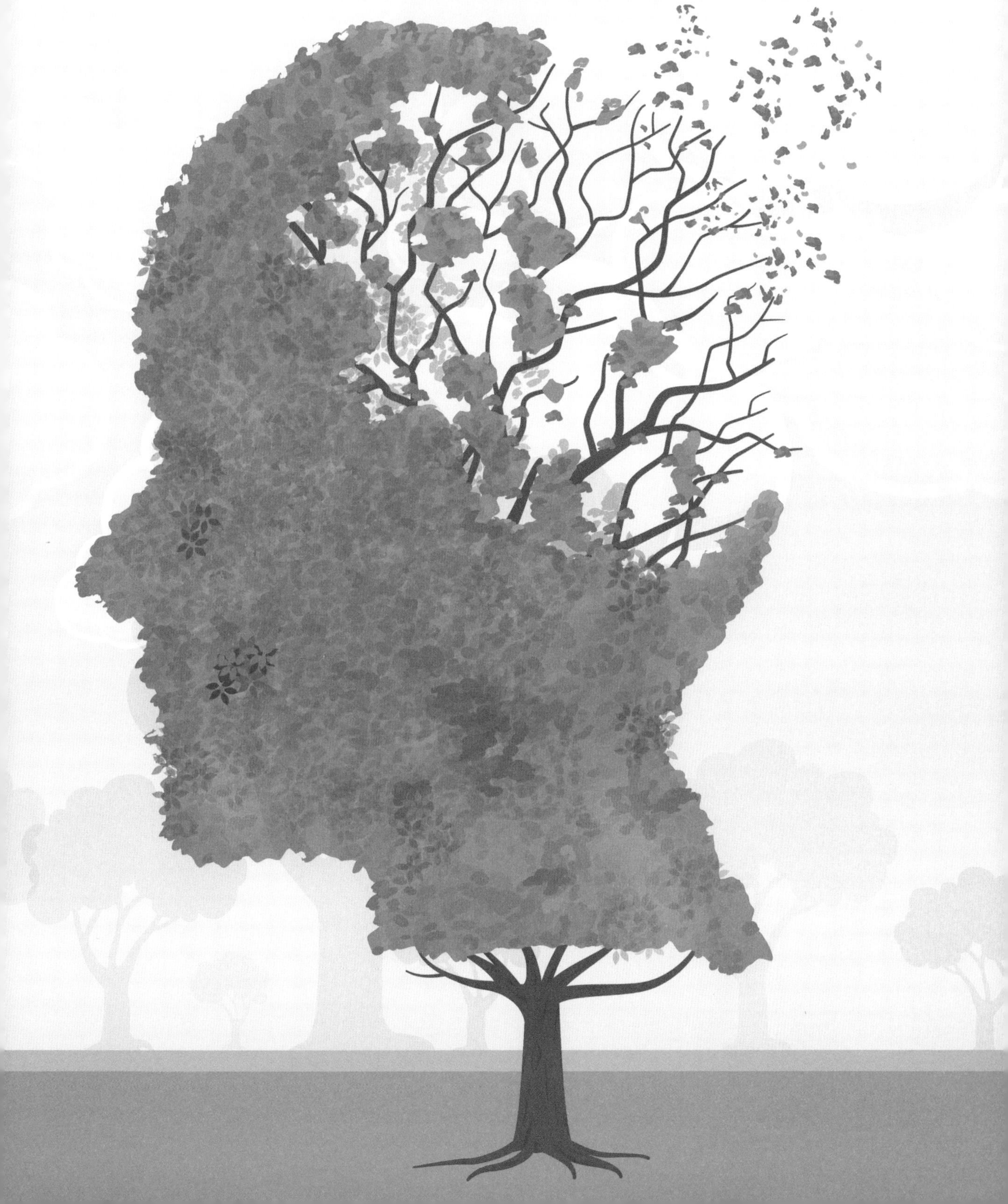

脳に良い食品

脳は他の臓器と同様に、健康を維持し、有効にはたらくエネルギーを得るために、水分と栄養素の継続的な供給を必要としている。

※昔から脳の健康を保つ食品の研究は盛んであるが、まだ十分な根拠に乏しく、俗説も少なくない。いずれにせよ、バランスの良い食生活によって全身の健康状態が保たれると、確かに脳の健康にもプラスに働くだろう。

脳を養う食事

健康的な食事は脳にも体にも良い。全粒粉パン、玄米、豆類、ジャガイモ、サツマイモなどに含まれている複合糖質は、安定したエネルギー源となる。脳細胞を健全に保つのに欠かせない健康的な油脂は、脂肪の多い魚、アボカドやアマニ（亜麻の種子）などの植物性食品、植物油から摂取できる。タンパク質の豊富な食品からはアミノ酸、果物や野菜からは水分、ビタミン、食物繊維をとることができる。

水分補給

神経細胞が有効にはたらくためには、十分な水分補給が必要である。研究によれば、脱水状態になると、集中力や知的な課題を遂行する能力が阻害されたり、記憶力に悪影響が出たりする可能性がある。私たちは食べ物からも水分を摂取しているが、健康的な水分レベルを維持するために、それに加えて毎日コップ何杯かの水を飲むことが役立つ。

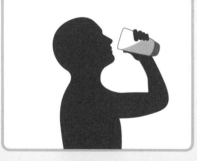

脳の栄養になる食品
新鮮な果物や野菜、豆類、全粒穀物、オリーブ油などの健康的な油脂、サーモンをはじめとする脂肪の多い魚には、いずれも脳に欠かせない栄養素が含まれている。

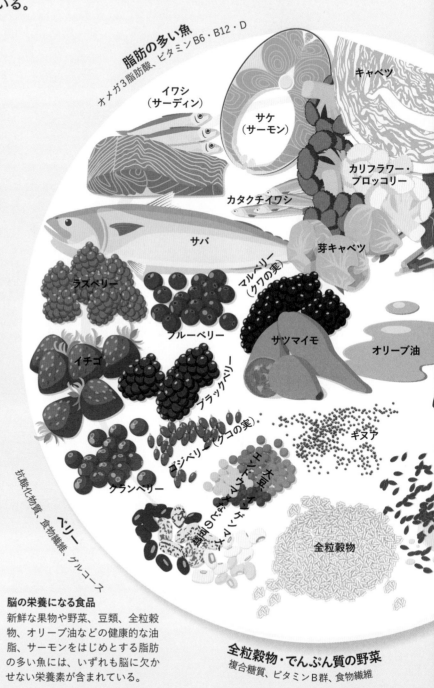

脂肪の多い魚
オメガ3脂肪酸、ビタミンB6・B12・D

イワシ（サーディン）
サケ（サーモン）
キャベツ
カリフラワー・ブロッコリー
カタクチイワシ
芽キャベツ
サバ
マルベリー（クワの実）
ラズベリー
ブルーベリー
サツマイモ
オリーブ油
イチゴ
ブラックベリー
ゴジベリー（クコの実）
クランベリー
キヌア
全粒穀物

抗酸化物質、食物繊維、グルコース
ベリー

全粒穀物・でんぷん質の野菜
複合糖質、ビタミンB群、食物繊維

脳はエネルギーの安定的な供給を必要とする

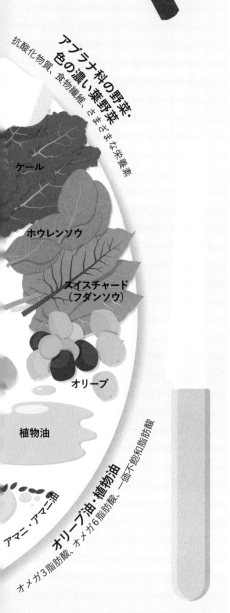

アブラナ科の野菜・色の濃い葉野菜
抗酸化物質、食物繊維、さまざまな栄養素

ケール

ホウレンソウ

スイスチャード（フダンソウ）

オリーブ

植物油

アマニ・アマニ油

オリーブ油・植物油　一価不飽和脂肪酸
オメガ3脂肪酸、オメガ6脂肪酸　一価不飽和脂肪酸

必須栄養素

食物から得られるいくつかの栄養素は、それぞれ特定の脳機能を維持・改善する効果があることが分かっている。ビタミン・ミネラル、オメガ3脂肪酸、オメガ6脂肪酸、抗酸化物質、水などがこれにあたる。これらの必須栄養素は、脳細胞を健全に保つ助けとなり、細胞間の速く有効な信号伝達を可能にする。また、フリーラジカル（細胞やタンパク質、DNAの損傷を引き起こす原子）や炎症によるダメージを抑え、細胞同士が新たなつながりをつくるのを助ける。さらに、神経伝達物質の生成やはたらきをも促進しうる。そのため、こうした栄養素を含む食品を日常的に摂取することにより、記憶力、認知機能、集中力、気分が改善される可能性がある。

栄養素	効果	含まれる食品
オメガ3脂肪酸、オメガ6脂肪酸	脳内の血流や細胞膜を正常に保つ助けとなる。記憶力の維持・改善に役立つ。うつ病、気分障害、脳卒中、認知症のリスクを下げる。	脂肪の多い魚（サケ、イワシ、ニシン、サバなど） アマニ油、ナタネ油 クルミ、パインナッツ（松の実）、ブラジルナッツ
ビタミンB群	ビタミンB6・B12、葉酸は神経系のはたらきを、コリンは神経伝達物質の生成を助ける。	卵 全粒穀物（オートミール、玄米、全粒粉パン） アブラナ科の野菜（キャベツ、ブロッコリー、カリフラワー、ケール） インゲンマメ、大豆
アミノ酸	神経伝達物質の生成を助け、記憶力・集中力の維持・改善に役立つ。	有機畜産の肉 放し飼いで育てられた家禽 魚 卵 乳製品 ナッツ、種
一価不飽和脂肪酸	血管の健全性を維持し、記憶などのはたらきを助ける。	オリーブ油 ピーナッツ、アーモンド、カシューナッツ、ヘーゼルナッツ、ピーカンナッツ、ピスタチオ、アボカド
抗酸化物質	フリーラジカルによる炎症のダメージから脳細胞を守る。高齢者の認知機能や記憶力を改善する。	ダークチョコレート（カカオ分70%以上のもの） ベリー ザクロ（果実・ジュース） コーヒー お茶（とくに緑茶） アブラナ科の野菜 色の濃い葉野菜 大豆・大豆製品 ナッツ・種 ナッツバター（ピーナッツバター、タヒニなど）
水	適度な水分を保つことで、脳内の化学的なはたらきを良好にする。	水道水（とくに「硬水」） 果物、野菜

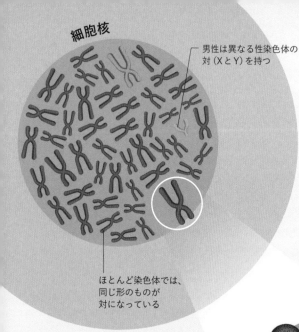

細胞核

男性は異なる性染色体の
対（XとY）を持つ

ほとんど染色体では、
同じ形のものが
対になっている

染色体

ヒトには約2万個の遺伝子
があり、それらが23対の
染色体に分かれている。1
つひとつの細胞の核内に、
22対の常染色体（同形の染
色体が対になったもの）
と、1対の性染色体（X染
色体とY染色体、女性では
XX、男性ではXYの対）が
ある。

**遺伝子は常に
活動している？**

DNAを内包するすべての細胞に
はひとそろいの完全な遺伝子が
備わっているが、多くの遺伝子は
通常、体の一部分（脳など）
あるいは人生の一時期
（乳児期など）においてしか
活性化しない。

DNAと遺伝子

DNA分子は、糖とリン酸からなる2本の
支柱の間に、遺伝情報の「文字」にあた
る塩基の対が結合し、らせん状に細長く
連なった構造をしている。細胞分裂の
際、DNAは2つに分かれ、それぞれ新し
い細胞に収まる。対になった染色体の片
方は母親から、もう片方は父親からのも
のであり、私たちは遺伝子を両親から半
分ずつ受け継いでいる。

遺伝子とは何か？

遺伝子とは、デオキシリボ核酸（DNA）
という細長い分子の構成単位であり、
DNAには体の発達と機能を決定づけ
る遺伝情報が記されている。私たち
は、両親の遺伝子が組み合わさったも
のを受け継いでいる。目の色などの身
体的特徴を決めたり、体内の化学反応
などのプロセスを制御したりするタン
パク質は、遺伝子の情報をもとに生成
される。そうした遺伝的特徴の発現の
有無や強さは、遺伝子のはたらきに
よって決まるのである。

対になれる塩基の種類は決まって
おり、相補的な（化学的に親和性の
ある）塩基同士が結びつく

らせん状にねじれたDNAの鎖は、
それ自体がきつく巻きついて
小さくまとまっている

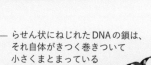

遺伝と脳の関係

遺伝子は脳を含む全身の発達や機能のあり方を決
定づける。環境との関わりの中ではたらき、受精
から老年に至るまで、人生を通して私たちを形づ
くっていく。

両端の2本の鎖は
糖とリン酸の
分子からなる

特定の配列で並んだ、
アデニン（A）、チミン（T）、
グアニン（G）、シトシン（C）の
4種の塩基により遺伝情報が
符号化されている

アデニン（赤）は
常にチミン（黄）と
結合する

突然変異

通常の細胞分裂では、2本鎖のDNAが1本ずつに分かれ、それぞれの塩基配列に対して相補的な塩基が結合することにより、同じDNAが2つ形成される。ところが、複製中に塩基配列が変わってしまうことがある。すると、その遺伝子の生成するタンパク質が変わったり、まったくはたらかないタンパク質が生成されたりする可能性がある。こうした突然変異は、生きていく中で生じることも、両親から受け継がれることもある。

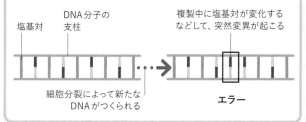

塩基対

DNA分子の
支柱

複製中に塩基対が変化する
などして、突然変異が起こる

細胞分裂によって新たな
DNAがつくられる

エラー

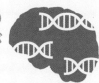

私たちの**遺伝子**全体の
3分の1以上が
主に**脳**ではたらく

グアニン（青）は常に
シトシン（緑）と結合する

遺伝子の欠陥が脳に与える影響

遺伝子は行動を直接支配するわけではないが、神経細胞の数と性質を左右し、それらの細胞が集合的に私たちの認知機能をつくり出す。たとえば、ある種の遺伝子は神経伝達物質（p.24）の発現に影響を与え、それが記憶、気分、行動、認知的能力などの機能を制御する。遺伝子に欠陥があると、脳が健全にはたらくために必要なタンパク質がつくられなかったり、アルツハイマー病などの疾患のリスクが高まったりすることがある。そうした欠陥の中には、親から子へと遺伝しうるものがある。以下に2通りの遺伝パターンを示す。

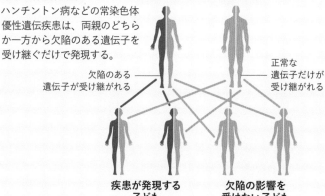

常染色体優性遺伝

ハンチントン病などの常染色体優性遺伝疾患は、両親のどちらか一方から欠陥のある遺伝子を受け継ぐだけで発現する。

原因となる
遺伝子を持つ親

原因遺伝子を
持たない親

欠陥のある
遺伝子が受け継がれる

正常な
遺伝子だけが
受け継がれる

疾患が発現する
子ども

欠陥の影響を
受けない子ども

常染色体劣性遺伝

テイ・サックス病などの常染色体劣性遺伝疾患が発現するのは、両親が2人とも原因遺伝子を受け渡した子どもだけである。保因者（発現していない遺伝的欠陥を持つ親）自身はその病気にならないが、それでも遺伝の異常を子に伝える。

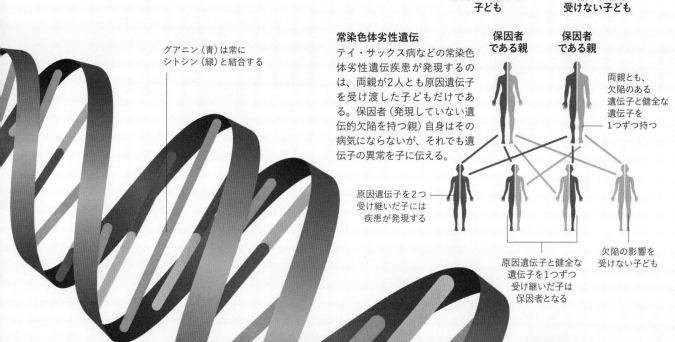

保因者
である親

保因者
である親

両親とも、
欠陥のある
遺伝子と健全な
遺伝子を
1つずつ持つ

原因遺伝子を2つ
受け継いだ子には
疾患が発現する

原因遺伝子と健全な
遺伝子を1つずつ
受け継いだ子は
保因者となる

欠陥の影響を
受けない子ども

男女の脳の物理的な違い

男女の違いは、受精時に性染色体の組み合わせ（女性はXX、男性はXY）によって生まれる。妊娠中に母親から分泌されるテストステロンが、子宮内で男の胎児を「雄性化」することにより、脳と体の両方で構造的な男女差が生じていく。成長し体が発達するにつれ、そうした違いが脳のさまざまな部位に現れる（右記）。認知機能や能力の男女差は子どものころから見られる。成人では、女性よりも男性の方が平均で8〜13%脳が大きい。また、成人の脳の体積や皮質の厚さの個人差も、男性の方が大きい傾向がある。

胎児の性別が確定するのはいつ？

染色体性別（遺伝的性別）は受精の時点で決まる。身体的な性分化が起こるのは、受精後7〜12週目。

♂ 男性の方が大きい

視床
大脳皮質と、より深部の脳とを結ぶ「中継基地」としてはたらく視床は、女性よりも男性の方が大きい。左右の視床間に連絡がある人は女性の方が多いが、それがどのような意味を持つかは分かっていない。

♀ 女性の方が大きい

脳梁
左右の脳半球をつなぐ脳梁は、女性の方が大きいことが分かっている。このことは、女性の認知的能力の高さと関連があると言われている。男性と違い、女性の脳では両半球が協同して物事を処理していることがその理由かもしれない。

♂ 男性の方が大きい

海馬
男性は、新たな視空間情報の獲得や符号化（覚えること）を司る海馬前部が女性よりも大きい。一方、既存の視空間情報の検索を担う海馬後部は女性の方が大きい。

男性の脳・女性の脳

男女の脳には物理的にはっきりと異なる点があることが、研究により示されている。しかし、そうした差異が私たちの物事に対する姿勢、活動、環境への反応の仕方にどう影響しているかは、必ずしも明白ではない。男女の違いは、脳の構造や大きさだけでなく、生活の中での脳の使い方にも起因している可能性がある。

ヒトの胎児はみな、最初は**女性の脳**を持っている——**男性**になるには、そのための**ホルモン**が必要である

視床下部
視床下部のうち、男性に特徴的に見られる性行動やストレスへの反応を司るいくつかの部位は、女性や同性愛の男性よりも、異性愛の男性の方が大きい。

男性の方が大きい

扁桃体
扁桃体は情動を伴う記憶の形成、情動反応、意思決定などに関わる。この部位は、男性の方がわずかに大きい程度だが、関連する機能（ポジティブまたはネガティブな情動を引き起こす刺激への反応の仕方など）の男女差は小さくない。

男性の方が大きい

男女差のある脳部位
成人男女の脳について、数値で測れる物理的な違いが認められている部位はいくつかある。主なものを上に示した。こうした違いが認知機能や心理に与えうる影響は今のところ確定されておらず、研究が進められている。

※脳の性差をめぐる研究も昔から盛んであるが、ここに示されているほど単純な相違が男女間の脳にあるわけではなく、性差を否定する研究も多い。たとえば、脳の体積の違いは男女間の体格の相違を考慮する必要がある。性ホルモンが脳の成長に与える影響もまだよくわかってはいない。まして、ノンバイナリーの脳に構造的特徴があると断定することは、性的少数者に対する差別を助長しかねないだろう。脳の性差に関するデータを社会的価値観やイデオロギーと安易に結びつけて恣意的に解釈するならば、それは科学とはいいがたい。

ノンバイナリー（男女に分けられない性）の脳

同性愛やトランスジェンダーの人の脳には、構造的特徴があることが分かっている。たとえば、同性愛と異性愛の男性の視床下部（上記）を比較すると、いくつかの部位に違いが見られる。また、自分の性に違和感を持たない男性よりも、トランスジェンダーの女性の方が被殻（運動の調節や学習に関わる）の灰白質が多い。

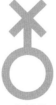

ノンバイナリーの
シンボルマーク

機能的な違い
男女の脳は、その構造だけでなく、はたらき方にも違いがある。男性は女性よりも脳が「側性化」している（左右の半球間の機能的な違いが大きい）ようだ。また、認知的能力の個人差も男性の方が大きい。こうした違いは、1つには「コネクトーム」——脳の各部位をつなぐ神経網（下記）——の構造からきている。また、生涯にわたる、ホルモンのはたらきや、外部からの影響もある。とくに、社会的な環境や経験は、私たちの神経回路の形成に絶えず強い影響を与え、性別にマッチした役割を果たすよう促す。

左右の半球をまたいだ連絡が少ない

右半球・左半球それぞれの中で密に連絡している

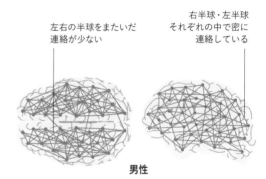

男性

左右の半球間の連絡が活発

右半球・左半球それぞれの中での連絡は多くない

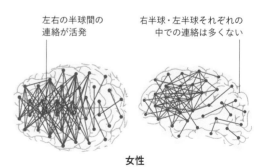

女性

コネクトーム
900人を超える被験者の脳を画像診断したある研究では、男性の脳がそれぞれの半球内で活発に連絡しているのに対して、女性の脳は左右の半球をまたいだ連絡が密であることが分かった。また、男性の方が空間情報処理に優れ、女性は言葉や顔に対する注意力や記憶のテストでの得点が高かった。

音楽家の脳

楽器の演奏には複数の脳部位が関与する。プロの音楽家とアマチュアの脳を比較した研究では、プロの方が、運動、聴覚、視空間に関する推論に関わっている脳部位の灰白質が大きかった。この発見は、脳が環境（ここでは、時間をかけて繰り返し楽器を練習すること）に順応して構造を変化させていくことを示している。

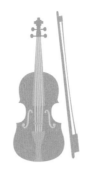

※音楽家の脳における遺伝と環境の相互作用も多様である。

生まれ（遺伝）

染色体

私たちは両親から染色体を受け継いでおり、DNAはそこに含まれている（pp.56–57）。受精時に胚（胎児）の染色体性別（遺伝的性別）を決めるのは、染色体である（性染色体の組み合わせがXXなら女性、XYなら男性になる）。染色体の異常も、他の要素の問題と同様に、疾患や発達上の障害を引き起こすことがある。

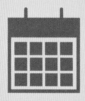

DNA

うつ病になりやすい傾向など、ある種の心理特性には特定の遺伝子との関連があると考えられている。ただし、そこには通常、数十あるいは数百もの遺伝子の集合的なはたらきが関わっている。そうした遺伝子を多く受け継いでいるほど、その特性が発現しやすくなるのである。

成人の脳の海馬では推定 700 個の新たなニューロンが毎日生まれている

遺伝か環境か

人は両親からDNAという「ひな形」を受け継いで生まれてくる（pp.56–57）。これは認知的能力や行動など、脳活動のあり方に影響を与える「生まれ」（遺伝）の要素である。一方で、ニューロンのネットワーク（pp.26–27）は身体的・社会的経験に対して生涯を通じて順応・変化しうる。こちらは「育ち」（環境）の要素だ。環境からの影響は、強く持続的なものであれば、脳の構造を変えるとともに、遺伝子のはたらきをも左右することがある——こうしたプロセスはエピジェネティックな変化と呼ばれる（右ページ参照）。

エピジェネティックな変化はいつ起こる？

エピジェネティックな変化は環境的要因によって、胎内での発達中から老年に至るまで、生涯のどの段階でも起こりうる。

生まれと育ち

脳のあり方を左右する 2 大要素である生まれ（遺伝）と育ち（環境）は、相反する力と見なされることもある。しかしこの 2 つは人の生涯を通じて互いに影響を与え合い、変化していく関係にある。

※脳の発達における遺伝と環境の関係も複雑であり、とくに子どもの養育環境の影響についてはさまざまな議論がある。貧困のような社会の構造的問題を脳の発達や機能獲得と安易に結びつける論旨は適切とは思われない。

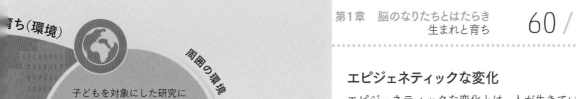

育ち（環境）

周囲の環境

子どもを対象にした研究によれば、恵まれない環境や貧困の中で育つと、記憶、言語処理、意思決定、自制に関わる脳部位の発達が妨げられることがある。それでも、子どもが興味をもって取り組めることのある、安全で幸せな家庭があれば、そうした悪影響は緩和されると考えられる。

ストレスレベル

長期にわたって精神的ストレスを受けた子どもの脳では、扁桃体、海馬、前頭葉の発達が妨げられ、記憶、情動、学習に障害が生じることがある。そうしたストレスはニューロンのネットワークの成長を司る遺伝子のはたらきを抑制する。一方で、適度で「ポジティブな」ストレス（楽しさ）は学習の助けとなりうる。

食品

オメガ3脂肪酸、ビタミンB群、抗酸化物質などに富んだ健康的な食品（pp.54–55）は、血管を健康に保ち、脳への血流を改善させる。また、そうした栄養素には高齢者の認知機能を維持し、記憶力を向上させる効果があると考えられている。

※ pp.54～55の注釈を参照のこと。

人との結びつき

人は孤独になると神経伝達物質の生成に変化が起こり、他者との関わり合いから喜びを感じにくくなるとともに、相手の態度を敵対的なものだと誤解しやすくなることが分かっている。反対に、親密な人間関係を保つことは、記憶力や認知的能力の維持向上に役立ちうる。

エピジェネティックな変化

エピジェネティックな変化とは、人が生きている間に起こる、遺伝子の利用（発現）のあり方の変化である。これは遺伝子の配列ではなく、はたらき方を変えるもので、子孫に遺伝しうるが、数世代しか存続しない場合もある。脳で起きると、学習、記憶、報酬追及、ストレスへの反応などの機能に影響を与えることがある。主に2種類のメカニズムがあり、1つはDNAにメチル基が付加されるDNAメチル化、もう1つはヒストンというタンパク質へのDNAの巻き付き（結合）の強さが変わるヒストン修飾である。

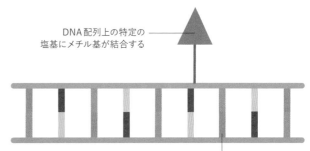

DNA配列上の特定の塩基にメチル基が結合する

DNAメチル化
DNAメチル化では、遺伝子のDNA配列上にある塩基の1つにメチル基が結合する。これにより、その遺伝子のはたらきが止められたり、抑制されたりする。

大部分の塩基対には影響がない

双子の研究

双子の研究は、知能指数（IQ）などの特性に、遺伝と環境がそれぞれどの程度影響しているかを明らかにするものである。多くの双子は同じ家庭で育つが、一卵性双生児がほぼ100％共通の遺伝子を持つのに対して、二卵性双生児ではそれが約50％にとどまる。そのため、ある特性が二卵性よりも一卵性の双子にはっきりと現れたり、出生時に離ればなれになった一卵性双生児にも共通して見られたりすれば、それは環境よりも遺伝の影響が強いと考える根拠となる。

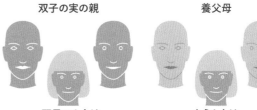

双子の実の親　　　　養父母

双子の1人は
実の親のもとで育つ

もう1人は
養子に出される

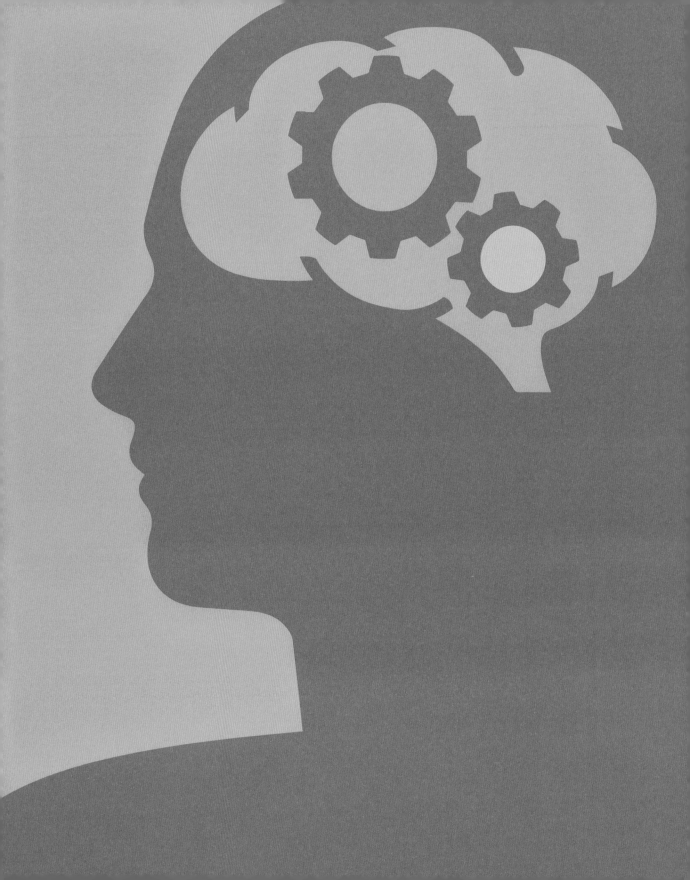

第2章

脳の機能と
さまざまな感覚

感覚によって世界を捉える

私たちが生きていくためには、環境の中の物理的・化学的・生物学的な現象（見えるもの、音、におい、味、接触）が生み出す刺激に反応し、それとやり取りする能力が必要である。そうした信号は体に備わった感覚器によって捉えられ、脳に送られて解読される。

さまざまな感覚

1つひとつの感覚には、それぞれ特有の受容器群がある。その多くは体の特定の部分に集中しているが、例外として、皮膚感覚の受容器は全身の皮膚や体内に分布している。各感覚の受容器やニューロンの多くは、その感覚だけのためにはたらくが、一部には複数の感覚に関与しているものもある。脳は絶えず膨大な感覚情報の入力を受けているが、意識に到達するのはそのごく一部である。それでも、そうした「気づかれない情報」が私たちの行動を導くこともあり、とくに固有感覚（深部感覚）でそれが顕著である。固有感覚は空間内での体の位置などの情報を伝える。

私たちの嗅覚の感度は空腹のときに高まる

皮膚感覚

皮膚感覚は胎児期に最も早くから発達する感覚であると考えられている。皮膚感覚ニューロンは圧、温度、振動、痛み、軽い接触に反応する。ヒトは皮膚感覚があることで、周囲の環境や他者と直接触れ合うことができる。

聴覚

耳で集められた空気中の音波は、頭骨内へと伝導されて、蝸牛で電気信号に変換される。聴覚は出生の時点で最も発達している感覚だが、完全に成熟するまでには生まれてから1年間かかる。

視覚野

視覚

眼球の裏側にある受容器が光を電気信号に変換する。信号は脳の後部に送られて、色、細部、動きなどの情報となる。私たちは目に映ったものをわずか0.5秒で知覚している。

共感覚

ある刺激が同時に2つ以上の感覚で捉えられる現象を、共感覚という。最も一般的なのは、特定の数字や言葉にふれたときに、それと対応する色が見えるというものだ。そうした色の結びつき方は共感覚者（共感覚を持つ人）ごとに異なる。また、共感覚はほぼあらゆる感覚の組み合わせで起こりうる。3つ以上の感覚が結びついた共感覚はあまり見られない。

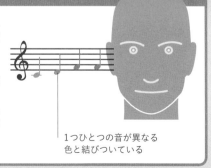

1つひとつの音が異なる
色と結びついている

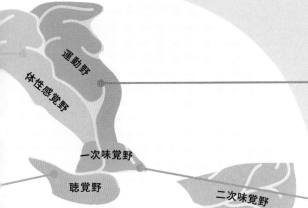

運動野

体性感覚野

一次味覚野

聴覚野

二次味覚野

嗅覚野

固有感覚

脳は絶えず関節や筋肉からの情報を処理して、空間内で体が占める位置を把握している。これにより、私たちは意識的に努力しなくても、階段を上るなどの動作を行ったり、まっすぐな姿勢を保ったりすることができる。

味覚

味覚は、栄養があって安全に食べられる物を判断するうえで欠かせない感覚である。味覚受容器がキャッチするのは、甘味、塩味、苦味、酸味、旨味(だしなどの味わい)の、たった5つの基本味である。私たちは嗅覚を補助として、細かな味の違いを捉えている。

嗅覚

ヒトは400種の嗅覚受容器(嗅細胞)しか持たないが、最大で1兆もの異なるにおいを検知できる可能性がある。嗅覚は、何かが燃えているときなど、危険な事態や物質への警戒心をかき立てることから、生存に重要な役割を果たしている。また、味を判断するうえでも欠かせない機能である。

大脳皮質の感覚領域
さまざまな感覚受容器からの情報は、大脳皮質上の対応する領域へと入力される。それらの領域は感覚ごとに分かれているが、別の感覚からの入力に反応することも多い。たとえば視覚ニューロンは、刺激を捉えにくい薄暗い状況においても、音が伴っていると反応しやすくなる。

**感覚は
全部で何種類?**

体に備わった受容器の種類からすると、ここに挙げた6つを含め、20種類もの感覚があるかもしれないと、研究者たちは考えている。

視覚

目は五感の中でおそらく最も重要な感覚を担う器官である。周囲の物体から反射された光を取り込み、視神経を通してその情報を脳に送る。

目の構造

眼球は直径が約2.5cmで、その裏側を網膜に覆われている。網膜を構成する光感受性の細胞群はニューロンを介して視神経へと連絡している。眼球の内部はゼリー状の物質で満たされており、前部には光を通す穴（瞳孔）、その後ろには透明なレンズ（水晶体）がある。瞳孔を取り巻くのは、色素を持った虹彩という膜で、その中に分布する虹彩筋が目に入る光の量を調節する。それらの外側を覆うのは角膜という透明の膜で、その周辺部は眼球の最外層をなす白色の強膜へとつながっている。

くしゃみをするとき目を閉じてしまうのはなぜ？

鼻への刺激に脳幹の制御中枢が反応すると、いろいろな筋肉が収縮する。このとき、まぶたの筋肉も縮むため、一瞬目が閉じてしまう。

眼球は強膜に包まれている

交差した光線が網膜に上下逆さまの像を結ぶ

光線は空気中から角膜に入るときに屈折し始める

水晶体はゼリー状の物質で満たされた透明の袋のような組織。厚さを変えることでピントを調節する

光

角膜

瞳孔

虹彩

水晶体

網膜

虹彩は環状の膜

強膜

脈絡膜

角膜は目の前部を覆う透明な膜

脈絡膜は血管を多く含む層で、網膜の外側を覆う

物が見えるまで

目には、見ている物についての非常に細密な情報を脳に送る能力が備わっている。ただし、脳は上下逆さまの像を受け取るため、それを反転して理解しなければならない。

1 光が目に入る

光は角膜から目に入り、瞳孔を通過する。瞳孔は、虹彩という色素を持った環状の膜で囲まれており、そこに含まれる虹彩筋が瞳孔を縮めたり広げたりして、入ってくる光の量を調節する。

2 水晶体でピント調節

入ってきた光線は虹彩の後ろにある水晶体（レンズ）で屈折率を調節され、網膜で像を結ぶ。水晶体は、連結する周囲の筋肉のはたらきで厚さが変化する。遠くの物を見るときは薄く引き伸ばされ、近くの物を見るときには厚くなる。

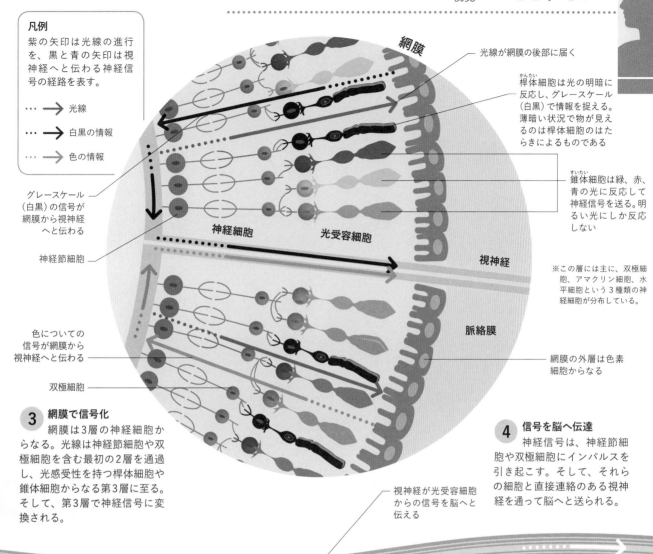

凡例
紫の矢印は光線の進行を、黒と青の矢印は視神経へと伝わる神経信号の経路を表す。

···➔　光線

···➔　白黒の情報

···➔　色の情報

グレースケール（白黒）の信号が網膜から視神経へと伝わる

神経節細胞

色についての信号が網膜から視神経へと伝わる

双極細胞

網膜

神経細胞　　光受容細胞

光線が網膜の後部に届く

桿体細胞は光の明暗に反応し、グレースケール（白黒）で情報を捉える。薄暗い状況で物が見えるのは桿体細胞のはたらきによるものである

錐体細胞は緑、赤、青の光に反応して神経信号を送る。明るい光にしか反応しない

視神経

※この層には主に、双極細胞、アマクリン細胞、水平細胞という3種類の神経細胞が分布している。

脈絡膜

網膜の外層は色素細胞からなる

3　網膜で信号化
網膜は3層の神経細胞からなる。光線は神経節細胞や双極細胞を含む最初の2層を通過し、光感受性を持つ桿体細胞や錐体細胞からなる第3層に至る。そして、第3層で神経信号に変換される。

視神経が光受容細胞からの信号を脳へと伝える

4　信号を脳へ伝達
神経信号は、神経節細胞や双極細胞にインパルスを引き起こす。そして、それらの細胞と直接連絡のある視神経を通って脳へと送られる。

視神経

眼球の大きさは一生を通じて変化しない

盲点

網膜の神経線維は眼球の後部を貫いて視神経を形成し、脳へと連絡している。この部分は光受容細胞がないため、光に反応しない「盲点」となっている。しかし、脳は両目のそれぞれが捉えた情報で盲点を補って全体像を把握するため、私たちはこれに気がつかない。

※脳による盲点の補完は片目で物を見るときにも起こる。

桿体細胞と錐体細胞が分布する

神経線維が目から脳へと出て行く箇所が盲点

ヒトの目

視覚野のしくみと
はたらき

目からの神経信号は脳の最後部まで送られて、ようやくその解読を担う視覚野と呼ばれる領域に届く。

複数の視覚領域の分業

視覚野は脳の両半球にあり、はたらきの異なる8つの主要な領域に分けられる（右ページの表参照）。網膜（pp.66–67）からの信号は、視床の外側膝状体を経由して一次視覚野（V1）に至る。目から届いた生（なま）の情報は、ここからさまざまな視覚領域を通過しながら、形、色、奥行き、動きなどの詳細な情報を付与されていき、統合された像となる。そのいくつかの領域では、よく知っているものを即座に認識するための情報が付加される。また、空間定位（空間内での位置関係の把握）や、視覚−運動技能の助けとなる情報を与える領域もある。

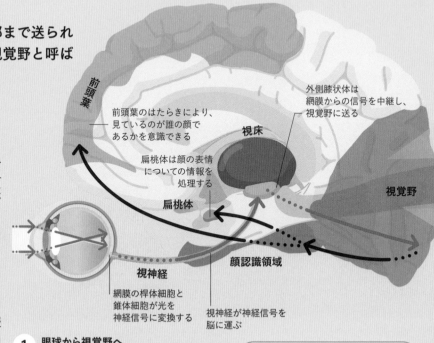

3 顔の認識
形成される像に顔らしき特徴があれば、顔認識領域と扁桃体に送られ、すでに知っている顔の特徴に一致する部分がないか、細かく調べられる。

前頭葉

外側膝状体は網膜からの信号を中継し、視覚野に送る

前頭葉のはたらきにより、見ているのが誰の顔であるかを意識できる

視床

扁桃体は顔の表情についての情報を処理する

視覚野

扁桃体

顔認識領域

視神経

網膜の桿体細胞と錐体細胞が光を神経信号に変換する

視神経が神経信号を脳に運ぶ

1 眼球から視覚野へ
眼球からの情報は視神経を通って視交叉（しこう）（下記）に至り、一部はそこから左右反対側の脳領域へと向かう。信号はその後、外側膝状体を経由し、視覚野に到達して処理される。

凡例
・→ 目から視覚野への経路
・→ 顔認識の経路

立体視

私たちに備わった3次元で物を見る能力（立体視）は、両目が前方を向いており、同調して動くことから生じている。左右の目の間に少し間隔があるため、それぞれが捉える像は異なっていながら、いくらか重なり合う部分を持つ。脳は処理速度を上げたり、不足した情報を補ったりするために過去の経験を活かしつつ、両目からの空間情報を処理して全体像をつくり上げる。

視交叉

左右の視神経が交わる部分を視交叉と言う。ここで、両目の網膜から伸びた視神経のそれぞれ左半分が合流して左側の視覚野へ、右半分の視神経も同様に右側の視覚野へと向かう。

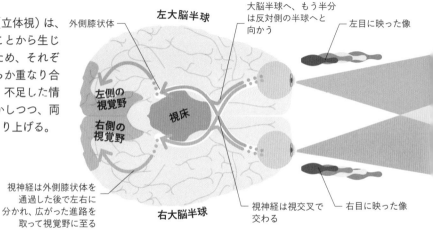

左大脳半球

信号の半分は同側の大脳半球へ、もう半分は反対側の半球へと向かう

外側膝状体

左目に映った像

左側の視覚野

右側の視覚野

視床

視神経は外側膝状体を通過した後で左右に分かれ、広がった進路を取って視覚野に至る

視神経は視交叉で交わる

右大脳半球

右目に映った像

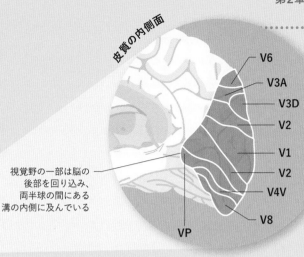

皮質の内側面

視覚野の一部は脳の
後部を回り込み、
両半球の間にある
溝の内側に及んでいる

VP

V6
V3A
V3D
V2
V1
V2
V4V
V8

一次視覚野（V1）の厚さは2〜3mm 反対側の視野を逆さまに映す

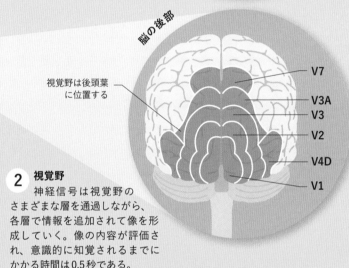

脳の後部

視覚野は後頭葉
に位置する

V7
V3A
V3
V2
V4D
V1

2 視覚野
神経信号は視覚野の
さまざまな層を通過しながら、
各層で情報を追加されて像を形
成していく。像の内容が評価さ
れ、意識的に知覚されるまでに
かかる時間は0.5秒である。

視覚野の各領域	
領域	はたらき
V1	視覚刺激に反応する。
V2	情報を受け渡す。複雑な形に反応する。
V3A, V3D, VP	角度や対称性を検知する。動きと方向の情報を統合する。
V4D, V4V	色、傾き、形、動きに反応する。
V5	動きに反応する。
V6	視野の周縁部における動きを検知する。
V7	対称性の知覚に関与する。
V8	おそらく色の情報処理に関与している。

左目の視野

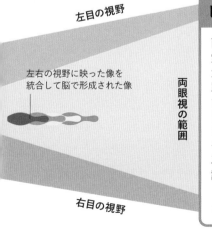

左右の視野に映った像を
統合して脳で形成された像

両眼視の範囲

右目の視野

ヒトの視野・ウサギの視野

両眼視できる範囲を広く持つ
霊長類などの動物は、鳥類の
大部分や草食動物と比べて、
距離感の把握に優れている。
ただし、後方には振り向かな
ければ見えない死角がある。
これに対して、目が顔の側面
や上部にある動物の場合は、2
次元で捉える視野が広く、意
識をより広範囲に向けられる。

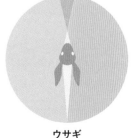

ウサギ

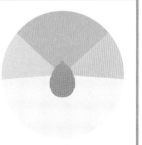

ヒト

● 左目の視野　● 右目の視野　● 両眼視の範囲　● 死角

2種類の視覚路

見ることは意識的活動であり、また無意識のはたらきでもある。両者は脳内の異なる経路で処理されている。意識的な経路は対象物の認識に役立ち、無意識の経路は動作を導く。

生まれたばかりの**赤ん坊が見ることのできる色は黒、白、赤**のみ

一次視覚野 (V1)

目からの情報は、まず一次視覚野 (V1) に届く。この部位のニューロンは対象物の動きの方向や傾きといった基本的な視覚信号に反応したり、パターン認識をしたりする。

二次視覚野 (V2)

二次視覚野 (V2) は V1 から受け取った情報をさらに詳細に解析する。この部位には、複雑な形状の外縁や線を明確化するニューロンや、対象物の色の読み取りを細密化するニューロンがある。

三次視覚野 (V3)

三次視覚野 (V3) は対象物の形状の角度、位置、奥行き、傾きの分析に関与し、方向や速さの処理にも関わっている。また、一部の細胞は色にも反応する。

視覚野の経路

意識と無意識の経路

視覚野の複数の層 (pp.68–69) を通って処理される視覚情報の経路は、途中で上方の背側視覚路と、下方の腹側視覚路の2つに分かれる。分岐が起こる箇所は必ずしも明確ではないが、背側視覚路は自分がどこにいるか、周囲の物に対してどのように動くか、といった空間認識を担い、腹側視覚路は見たものの認識・分類・特定に関わる。背側視覚路は重大な事態、とくに危険回避（飛んでくる物をよけるなど）のためにすばやい行動が必要な状況において判断の要（かなめ）となる。このようなとき、腹側視覚路は重要な情報源ではないため、副次的に扱われる。

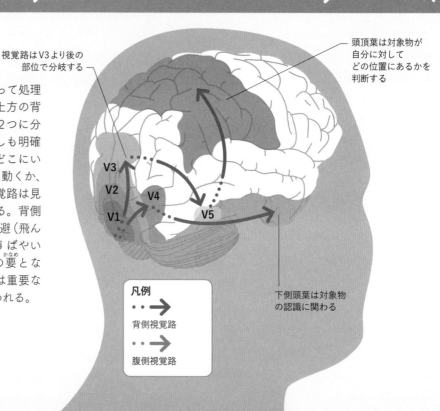

視覚路は V3 より後の部位で分岐する

頭頂葉は対象物が自分に対してどの位置にあるかを判断する

下側頭葉は対象物の認識に関わる

V3
V2
V1
V4
V5

凡例

背側視覚路

腹側視覚路

五次視覚野 （V5/MT野）

V5 (middle temporal area: MT野) は対象の全体的な動きの方向を判断するが、その構成要素の解析はしない。たとえば、一羽一羽の鳥の動きよりも、群れが全体として飛んでいく方向を扱う。また、自分自身の体の動きの分析も行う。

頭頂葉

頭頂葉は対象物の奥行や、自分との位置関係を判断する。これにより私たちは、高速で飛んできた物をよけるなど、とっさの行動をとることができる。

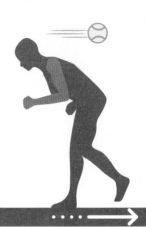

"WHERE（どこ）"経路／背側視覚路

無意識の視覚
背側視覚路では、対象物の位置、タイミング、動きなどを計測するいくつかの脳領域を経由して視覚情報が頭頂葉に至り、対処方法が決定される。そこに意識的な思考はまったく介在しない。

意識的な視覚
腹側視覚路では、対象物に色や形などの情報が付加される。情報は側頭葉に送られ、見たものが何であるかを認識するために、過去の視覚的記憶と照合される。ここで、視覚的な刺激が知覚として意識にのぼる。

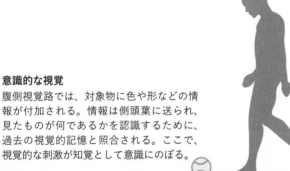

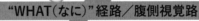

"WHAT（なに）"経路／腹側視覚路

四次視覚野 （V4）

四次視覚野 （V4） は色、質感、傾き、形、動きの知覚に関与している。色に反応するニューロンの大部分がV4にある。また、この部位は複数の物の間隔の読み取りにも重要な役割を果たしている。

下側頭葉

情報は、複雑な形、物、顔の認識に関与する、下側頭葉の紡錘状回に送られる。この部位は海馬とともに新たな記憶の形成に関わっている。

相貌失認 とは何か？
（そうぼうしつにん）

顔を見ても相手が誰であるか認識できない症状を相貌失認と言う。下側頭葉の障害によって起こることが多い。患者は家族の顔さえ認識できず、顔以外の情報から相手を判断する方法を身につけなければならない。

見たものの知覚と錯視

視覚情報の処理が高速で行われることを考えれば、時には脳が目から得た情報をうまく読み取れず、そのために、私たちが自分の見ているものを信じられなかったとしても不思議ではない。

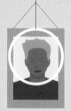
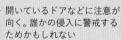
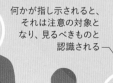

脳は顔に強く注意を引かれるため、絵や写真の中の顔であっても詳しく確認する

特定の部分に注目

私たちはある光景を見るとき、そのすべてを捉えているわけではない。目は、脳が興味を引かれる一連の小さな部分を繰り返ししっかりと確認するが、その他の部分は、新たに注意が向かない限りはぼやけている。主な注意の対象となりやすいのは顔である。脳は顔を探すようにプログラムされているため、トーストの焦げ目などの、ありそうにない場所にさえ、顔に見える模様を見つけ出す傾向がある。このようにして注意の対象を観察しながら、脳はそれら1つひとつの背景を考慮に入れた光景全体の説明を意識的なはたらきによって組み立てるのである。

開いているドアなどに注意が向く。誰かの侵入に警戒するためかもしれない

何かが指し示されると、それは注意の対象となり、見るべきものと認識される

視線は床を素通りする。障害になりそうな物があればそこで一瞬止まるが、はっきりとそれを見るほど長くはとどまらない

対象を選り分ける

ここに描かれたカフェのような複雑な光景を見るとき、脳では注意の対象（たとえば人）を周囲の物から区別し、その対象のどの点に着目するかを選択する処理が起こる。

脳は人々の表情ややり取りの中から、その人たちの関係性を示す手がかりを探す

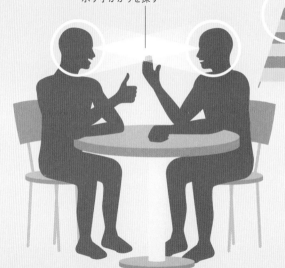

シミや模様が顔に見えるのはなぜ？

パレイドリア（何でもない壁のシミが顔に見えたりする現象）は、敵対者や肉食動物が自分に向ける敵意の表情への警戒を絶やさないための生存本能なのかもしれない。

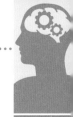

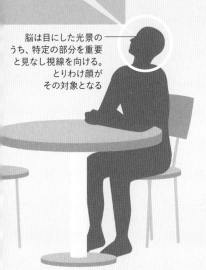

別の誰かが見つめる
方向も注意の対象となる

脳は目にした光景の
うち、特定の部分を重要
と見なし視線を向ける。
とりわけ顔が
その対象となる

錯視

錯視とは、目に映ったものが脳の解釈によって、物理的に現れている実際の像とは異なるものとして捉えられる現象である。脳は処理しきれないほどの膨大な信号を受けているため、それらの中からなじみあるパターンを見つけようとする傾向がある。また、刺激の入力から知覚までのわずかな時間差を補うために、次に起こることを予測しようとする。いずれのはたらきも視覚情報の誤った解釈につながることがある。錯視は主に、生理的錯視、認知的錯視、物理的錯視の3つに分類される。

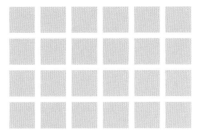

ヘルマン格子（ハーマングリッド）

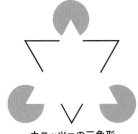

カニッツァの三角形

生理的錯視

生理的錯視は過剰な刺激、あるいは相反する複数の刺激（明るさ、色、動き、位置など）によって起こると考えられている。上に掲載した格子模様の上で視線をすばやく動かすと、交差点に灰色の点があるように見えるが、しっかりと見つめるとその点は消えてしまう。

認知的錯視

認知的錯視では、見ている物の動きや奥行きなどについて、脳が実際とは異なる思い込みを抱く。たとえば、同じ1つの像が2通りの見え方をして、しばらくたつと2つの像が切り替わるかのように見えたり、実際には描かれていな　　い図形があるように見えたりする。

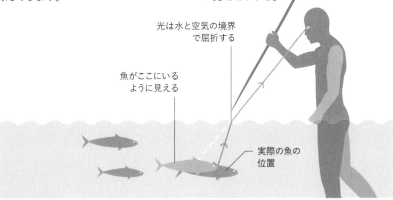

光は水と空気の境界
で屈折する

魚がここにいる
ように見える

実際の魚の
位置

屈折

物理的錯視

物理的錯視は、物理環境（とりわけ水）の光学的性質によって起こる。光が水と空気の境界で屈折することを脳は考慮できないため、水中の魚を見ると、実際よりも後方にいるかのように感じる。

人間以外の
**哺乳類や鳥類にも
錯視にだまされる
動物がいる**

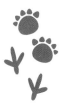

聴覚

世界はさまざまな音であふれている。それらは音波として
空気を伝わり、私たちの耳に届く。そして電気信号に変換
されて脳に届き、解読されることで意味のある音となる。

音を捉えるしくみ

聴覚が生じる際には、音波が、脳で解読可能な電気信号へと変換される。
音波はまず外耳から中耳に届き、そこから複数の骨や膜を振動として伝
わっていく。振動は蝸牛で電気信号に変換される。さらに、その信号が脳
幹や視床へと伝えられ、音の方向、周波数、強さなどが知覚される。これ
らの情報は左右の聴覚野に送られて処理される。左側の聴覚野が、何の音
であるかの特定と意味づけを行うのに対して、右側は音質の評価を担う。

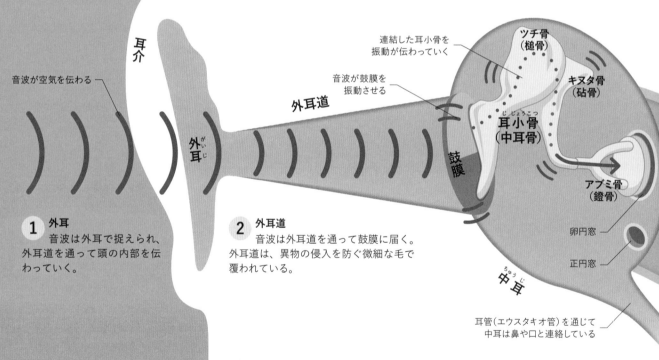

音波が空気を伝わる

耳介

外耳道

外耳

連結した耳小骨を
振動が伝わっていく

音波が鼓膜を
振動させる

ツチ骨
（槌骨）

キヌタ骨
（砧骨）

耳小骨
（中耳骨）

鼓膜

アブミ骨
（鐙骨）

卵円窓

正円窓

中耳

耳管（エウスタキオ管）を通じて
中耳は鼻や口と連絡している

1 外耳
音波は外耳で捉えられ、
外耳道を通って頭の内部を伝
わっていく。

2 外耳道
音波は外耳道を通って鼓膜に届く。
外耳道は、異物の侵入を防ぐ微細な毛で
覆われている。

3 鼓膜
鼓膜は外耳と中耳を隔て
る薄い線維組織の膜である。
外耳道を伝わって届いた音波
によって振動する。

4 耳小骨
鼓膜の振動は、耳小骨と呼ば
れる連結した骨（ツチ骨、キヌタ骨、
アブミ骨）を伝わっていく。そして、
アブミ骨から卵円窓という、中耳と
内耳を隔てる膜に伝導される。これ
により、音は内耳へと送られる。

脳は雑音を遮断する

往来の激しい道はさまざまな音であふれているが、そういった状況でも、私たちは隣の人の話す声を聴きとれる。一次聴覚野は不要な音を遮断し、聴きたい音の信号を増強することができるからだ。車の雑音などの持続的な音への反応を弱める一方で、話し声などの変化に富んだ音声に対しては反応を高め、積極的に耳を傾けるのである。

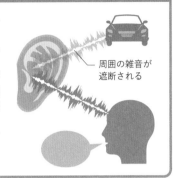

周囲の雑音が遮断される

9　一次聴覚野
一次聴覚野は、視床で中間処理された情報を受け、音の特徴を判断する。そして、他の皮質領域と連携して音のタイプを特定する。

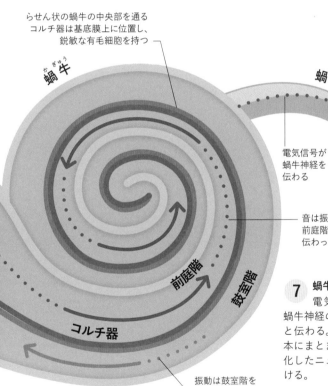

らせん状の蝸牛の中央部を通るコルチ器は基底膜上に位置し、鋭敏な有毛細胞を持つ

蝸牛

蝸牛神経

電気信号が蝸牛神経を伝わる

音は振動となって前庭階を伝わっていく

前庭階

鼓室階

コルチ器

振動は鼓室階を伝って戻り、正円窓へ抜ける

内耳

一次聴覚野が音を処理する

視床

脳幹

延髄上部の特殊な細胞群が音の方向の特定に関わっている

7　蝸牛神経
電気信号は有毛細胞から、蝸牛神経の枝分かれした終末部へと伝わる。蝸牛神経はそこから1本にまとまって、脳幹にある特殊化したニューロン群へと信号を届ける。

8　視床
信号は脳幹に届いた後、視床にある特殊なニューロン群へと伝えられて処理される。情報はそこから一次聴覚野に送られるが、この経路は一方通行ではなく、一次聴覚野からも視床へと情報を送り返す。

5　蝸牛
蝸牛の内部は、液体で満たされたらせん状の3つの管（前庭階、鼓室階、蝸牛管）からなる。卵円窓に伝えられた振動は、前庭階を波となって進み、コルチ器の底部の基底膜に伝わる。振動は蝸牛の先端に達した後、鼓室階を伝って戻っていき、正円窓へと抜ける。

6　コルチ器
コルチ器（p.76）は聴覚の主要器官であり、鋭敏な有毛細胞を持つ。この基底膜の振動によって有毛細胞の感覚毛に刺激が加わり、その刺激を電気信号へと変換する。

アブミ骨は体の中で最も小さな骨である

音が知覚されるしくみ

あらゆる音は多様な要素から成り立っている。脳がその信号を処理し、何の音であるかを特定して記憶するためには、周波数、強さ、リズムなどの多岐にわたる詳細な情報を取り入れなければならない。

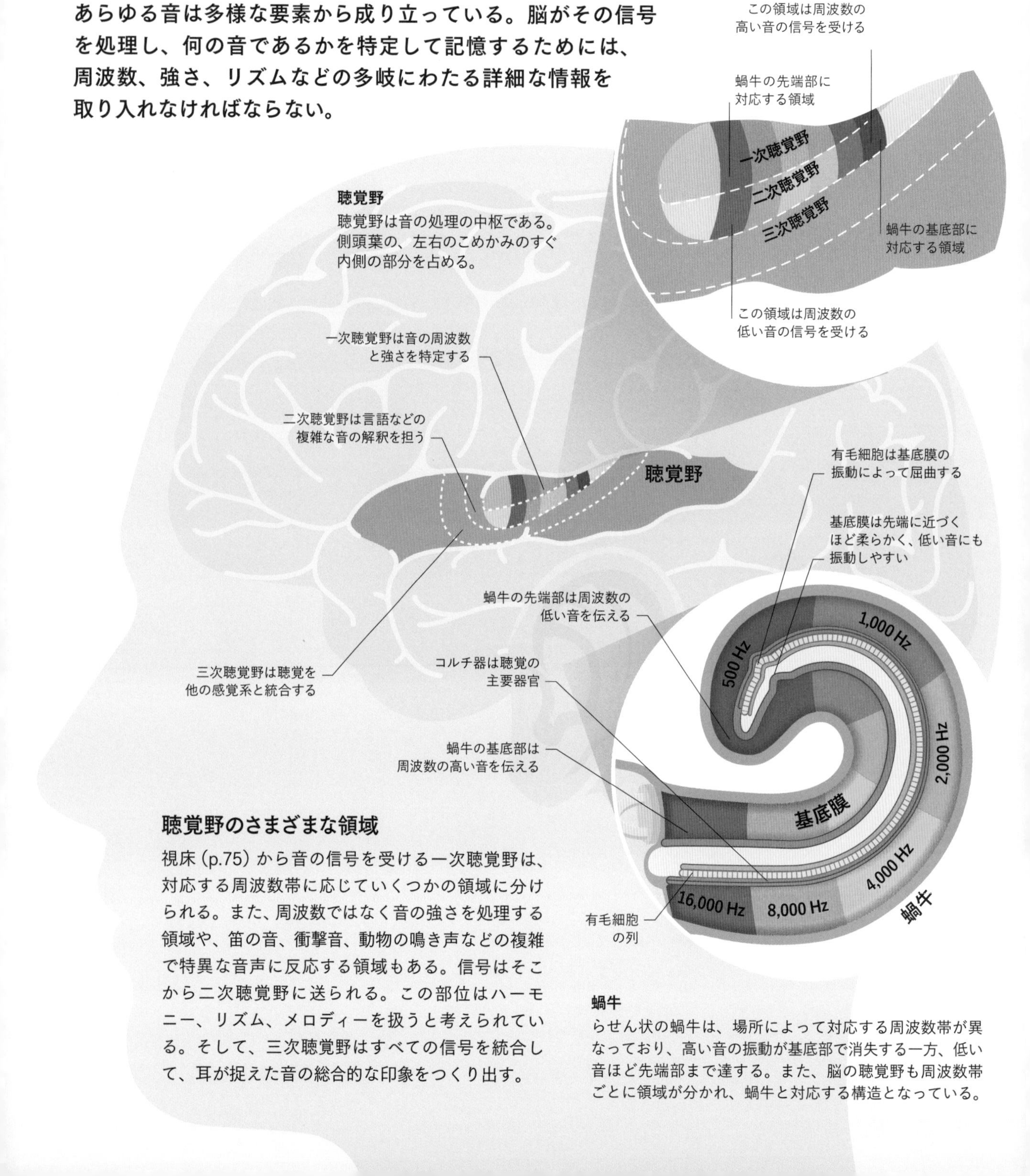

この領域は周波数の
高い音の信号を受ける

蝸牛の先端部に
対応する領域

一次聴覚野

二次聴覚野

三次聴覚野

蝸牛の基底部に
対応する領域

この領域は周波数の
低い音の信号を受ける

聴覚野
聴覚野は音の処理の中枢である。側頭葉の、左右のこめかみのすぐ内側の部分を占める。

一次聴覚野は音の周波数
と強さを特定する

二次聴覚野は言語などの
複雑な音の解釈を担う

聴覚野

有毛細胞は基底膜の
振動によって屈曲する

基底膜は先端に近づく
ほど柔らかく、低い音にも
振動しやすい

蝸牛の先端部は周波数の
低い音を伝える

コルチ器は聴覚の
主要器官

三次聴覚野は聴覚を
他の感覚系と統合する

蝸牛の基底部は
周波数の高い音を伝える

有毛細胞
の列

1,000 Hz

500 Hz

2,000 Hz

4,000 Hz

16,000 Hz

8,000 Hz

基底膜

蝸牛

聴覚野のさまざまな領域
視床（p.75）から音の信号を受ける一次聴覚野は、対応する周波数帯に応じていくつかの領域に分けられる。また、周波数ではなく音の強さを処理する領域や、笛の音、衝撃音、動物の鳴き声などの複雑で特異な音声に反応する領域もある。信号はそこから二次聴覚野に送られる。この部位はハーモニー、リズム、メロディーを扱うと考えられている。そして、三次聴覚野はすべての信号を統合して、耳が捉えた音の総合的な印象をつくり出す。

蝸牛
らせん状の蝸牛は、場所によって対応する周波数帯が異なっており、高い音の振動が基底部で消失する一方、低い音ほど先端部まで達する。また、脳の聴覚野も周波数帯ごとに領域が分かれ、蝸牛と対応する構造となっている。

音楽と脳

音楽の鑑賞・演奏にはさまざまな脳領域が関わっている。音楽鑑賞の際、脳は音を処理するだけでなく、記憶と情動の中枢を活動させる。そして歌詞を思い出すことには言語中枢が関与する。演奏にはさらに多くの脳活動が必要で、楽譜を読むために視覚野、動作の順序立てに前頭葉、体の各部を協調して動かすのに運動野がはたらく。演奏のためには運動制御、体性感覚、聴覚情報を連携させる必要があるため、音楽家は両手を操る能力が高いことが多い。

※人が音楽を鑑賞する際、右脳で聴いているという説があるが、実際には左右の脳はともに活動している。

音楽の脳地図

機能的MRIを用いた研究によれば、音楽を聴くと複数の脳領域が活動する。そして楽器を演奏したり踊ったりすればさらに多くの領域がはたらく。

楽器を演奏したり踊ったりするときの動作の協調を担う

楽器を演奏したり踊ったりするときに皮膚感覚を処理する

音を記憶や経験との関わりの中で捉える

運動野
感覚野
前頭前野
脳梁
聴覚野
視覚野
海馬
小脳

表現の組み立てとコントロールに関わる

左右の脳半球を連絡する

扁桃体（オレンジ色）および側坐核（深紅色）は音楽に対する情動反応に関わる

楽譜を読んだり踊りを見たりすることで活動する

音楽に対する情動反応や動作に関わる

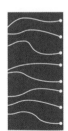

30,000
聴神経を構成する線維の数

ヒトと動物の可聴範囲

ヒトは幅広い周波数の音を知覚できるが、他の動物の中には、その範囲をはるかに超える音を聴き取れるものもいる。たとえば、コウモリやイルカは高周波数の音を出し、その反響で物の位置をつかむし、ゾウやクジラは遠くまで届く低い鳴き声を使う。ヒトは2kHz（キロヘルツ）から5kHzの音が最も知覚しやすく、この範囲なら大きな音でなくても聴き取れる。若者は可聴範囲が広く、20Hzから20kHzまで知覚できるが、年齢とともにだんだんと高周波数の音が聴こえなくなっていき、高齢者では約15kHzが限界となる。

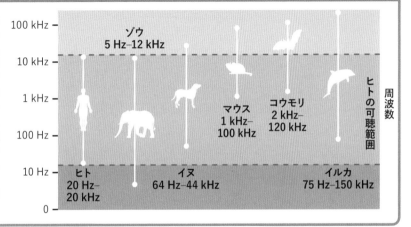

ゾウ
5 Hz–12 kHz

マウス
1 kHz–
100 kHz

コウモリ
2 kHz–
120 kHz

ヒトの可聴範囲

周波数

ヒト
20 Hz–
20 kHz

イヌ
64 Hz–44 kHz

イルカ
75 Hz–150 kHz

100 kHz
10 kHz
1 kHz
100 Hz
10 Hz
0

嗅内での信号伝達 3

部位は、情動と記憶の処理を担う大脳辺縁系に位置する。また、信号は扁桃体や前頭眼窩野にも送られる。

信号は嗅索を通って嗅覚野に届く。この

嗅覚野は嗅球から受け取った信号をさらなる処理を加える

扁桃体は、においが危険にかかわるものであれば、警戒を促す信号を送る

嗅索は嗅球から嗅覚野へと信号を運ぶ神経の束

前頭眼窩野は意思決定や情動だけでなく、においの処理にも関わっている

嗅球は信号を意思決定やにおいの処理して嗅覚野に送る

におい

嗅覚野

扁桃体

前頭眼窩野

嗅球

嗅覚受容細胞は嗅繊毛でにおいを検知し、軸索で嗅球に情報を送る

においの知覚

私たちが息を吸い、鼻から入ったにおい分子が鼻腔にあある受容細胞を興奮させると、さらに深く吸い込むという反射もうという反射が生じる。鼻腔の上部には、ニューロン（受容細胞）と支持細胞の広がる嗅上皮と呼ばれる領域があり、その表面は粘液で覆われている。におい分子は粘液に溶け込んで広がり、受容細胞の先端に細長く伸びた嗅繊毛という部位に付着する。すると、受容細胞が嗅球（大脳辺縁系の一部で、前脳に位置する部位）に信号を送る。情報はそこから、嗅覚野をはじめとするさまざまな部位に送られる。

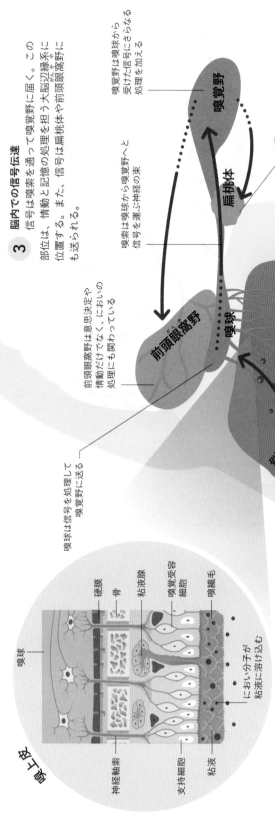

嗅上皮

硬膜
骨
粘液腺
嗅覚受容細胞
嗅繊毛
嗅球
神経軸索
支持細胞
粘液
におい分子が粘液に溶け込む

嗅覚受容細胞の興奮 2

におい分子は、その種類ごとに組み合わせの異なる複数の嗅覚受容細胞を興奮させる。受容細胞が興奮すると、電気信号が神経軸索を上行し、嗅球で処理される。

においが鼻の中へ 1

におい分子は鼻の穴から吸い上げられ、鼻腔で温められることによって強まる。そして、嗅上皮で分泌された粘液に溶け込み、受容細胞から伸びた嗅繊毛を刺激する。

空気中のにおい分子が鼻腔に入る

1200万
人間の体にある
嗅覚受容細胞の数

嗅覚

身の回りにさまざまなにおいがある中で、私たちが特定のにおいに気づくのはさまざまなにおいがあるのである。嗅覚系は多様な化学物質を嗅ぎ分け、脳に信号を送ることによって、その「良し悪し」を判断する。

においの元になるのは何か？

私たちがにおいをどのように特定しているかという問題には、現在も結論が出ていない。研究によれば、ほとんどのにおいは10の分類（原臭）の中に収まる。1つひとつの原臭は、その環境のにおいのものがあることを私たちに知らせる。多くのにおいが、そのいくつかの組み合わせによって成り立っている。においは生存のカギとなるはずであり、あるものが安全か危険かを教えてくれる。

においはなぜ記憶を呼び起こすのか？

他の感覚と違い、においは視床を経由せずに直接、大脳辺縁系に向かう。そして、情動と記憶は辺縁系、とりわけ扁桃体が中心になって処理・蓄積している。

※最近の研究では、嗅覚認知には視床が関わっていることが示されている。

臭気か香気か？

ジメチルサルファイド（DMS）は強烈なにおいを放つ化合物だ。この物質のにおいをそのまま嗅いだなら、部屋の中に腐った物か、においのきついチーズでもあるのかと思うかもしれない。しかし、フレーバー化学（においの化学的研究）により、DMSはさまざまな風味を生み出すのに役立つことが分かっており、肉、シーフード、牛乳、卵、ワイン、ビール、野菜、果物などの風味付けに（通常ごくわずかな濃度で）使われている。

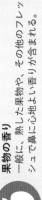
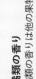
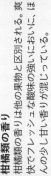

芳香
花、草、ハーブなどの、ほのかな自然の香り。香料に使われることが多い。

果物の香り
一般に、熟した果物や、その他のフレッシュで鼻に心地よい香りが含まれる。

柑橘類の香り
柑橘類の香りは他の果物と区別される。爽快でフレッシュな酸味の香りに、ほんのり甘い香りが混じっている。

樹木・樹脂の香り
土壌や植物のにおい、堆肥、菌類、香辛料、スギやマツなどの樹木、カビなど。

化学的なにおい
合成化学薬品、医薬、溶剤、ガソリンなどの、容易に識別できるにおい。

甘い香り
温かみがあり、濃厚で、甘く、ほんの少しクリーミーな香り。チョコレート、麦芽、バニラなど。

ミント系の香り
ミント（ハッカ）、ユーカリ、樟脳に代表される、さわやかでフレッシュな、すがすがしい香り。

焦がしたもののナッツの香り
わずかに焦がしたやキャラメルの香り。温かみや、脂が含まれていることが感じられる。ポップコーンやピーナッツバターなど。

刺激臭
下肥や悪くなった牛乳など、多くは不快なにおい。タマネギ、ニンニク、ピクルスなども含まれる。

腐敗臭
刺激臭より強いのは、腐りかけの食べ物、汚れ、家庭用ガスなどの「胸が悪くなる」ようなものにおい。

味覚

体にエネルギーを与えるには、栄養のある食べ物や飲み物を摂取する必要がある。私たちは自分の味覚と嗅覚の影響を強く受けながら、安全な食べ物を選んでいる。

味を感じるしくみ

味覚は実のところ、限られた要素からなる感覚であり、知覚できる基本味が5種類しか見つかっていない（右記）。また、嗅覚と同様に化学感覚である。食べ物に含まれる化学物質をキャッチするのは、舌などに分布する味蕾である。味蕾に含まれる味覚受容細胞の先端にある微絨毛が化学物質を検知すると、信号が脳に送られて処理される。

5つの基本味

味覚は生存に有利になるように、進化の中で培われてきた感覚である。体に取り入れる前に、栄養のあるものと害になりうるものを判断できることの重要性はきわめて大きい。今のところ見つかっている基本味は以下の5つだけだが、他にも存在する可能性はある。

甘味
体に欠かせない糖類の供給源である炭水化物が含まれていることを示す味。

塩味
体に必要な塩やミネラルなどの物質が含まれていることを示す味。

酸味
熟していないものや腐りかけのものを食べないように注意を促す味。

苦味
毒物をはじめとする有害物質の多くには、苦みなどの不快な味がある。

旨味
グルタミン酸などのアミノ酸（旨味物質）によって生じる味。旨味物質はチーズをはじめとする熟成・発酵した食品や肉などに含まれる。

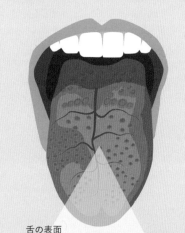

1 舌
舌は強く柔軟な筋肉からなり、食べ物を口の中であちこち動かしたり、声を発したりするのに必要な器官である。上表面は乳頭というごく小さな突起で覆われている。その多くは細長く、味蕾のない糸状乳頭である。これらは口に入れた食べ物を捉え、噛みこなすのに役立つ。

舌の表面
有郭乳頭
糸状乳頭
味蕾

味孔
神経線維
支持細胞

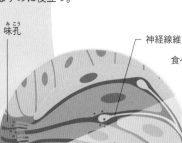

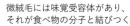
微絨毛には味覚受容体があり、それが食べ物の分子と結びつく
食べ物の分子
ニューロン
味覚受容細胞

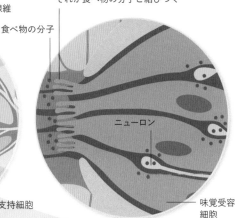

2 乳頭
舌には糸状乳頭の他に、キノコのような形の茸状乳頭、舌の後部側面に並ぶ葉っぱのような形の葉状乳頭、円形の壁のような形の有郭乳頭がある。味蕾は糸状乳頭以外の3種の乳頭に分布しており、とくに葉状乳頭にそのほとんどが見られる。

3 味蕾
味蕾は、みかんの房のように密集した50〜100個の細胞からなる器官で、乳頭の上皮に分布している。それぞれの細胞の先端部は味蕾から突き出しており、食べ物の分子を含んだ唾液にさらされる。

4 味覚受容細胞
味物質が味細胞に達すると、味覚受容体か、イオンチャネルと呼ばれる孔状のタンパク質と反応を起こす。すると、味覚受容細胞の電位が変化し、その基部にあるニューロンが脳へと信号を送る。

味覚と嗅覚

風味の知覚には、味蕾に劣らず鼻が重要な役割を担っている。空気中に漂う食べ物のにおいは鼻で捉えられる（pp.78-79）が、この感覚は細かく咀嚼された食べ物のにおいが、肺からの呼気で鼻腔に押し上げられることによって一段と強まる（これをレトロネーザル嗅覚と言う）。また、味蕾にもある程度の嗅覚受容体が存在することが分かっている。脳は鼻と味蕾からの情報を統合して、食べ物の持つさまざまな風味を余さず感じ取るのである。さらに、食べ物を味わう感覚はこれだけではなく、体性感覚野で知覚される口当たりや歯ごたえ、温度が風味に奥行きを与える。

味覚の経路

味蕾からの情報は顎や喉を通る脳神経によって脳に届く。脳幹から視床へと上行し、脳溝の深部にある皮質領域である島や、前頭皮質の味覚領域に送られる。

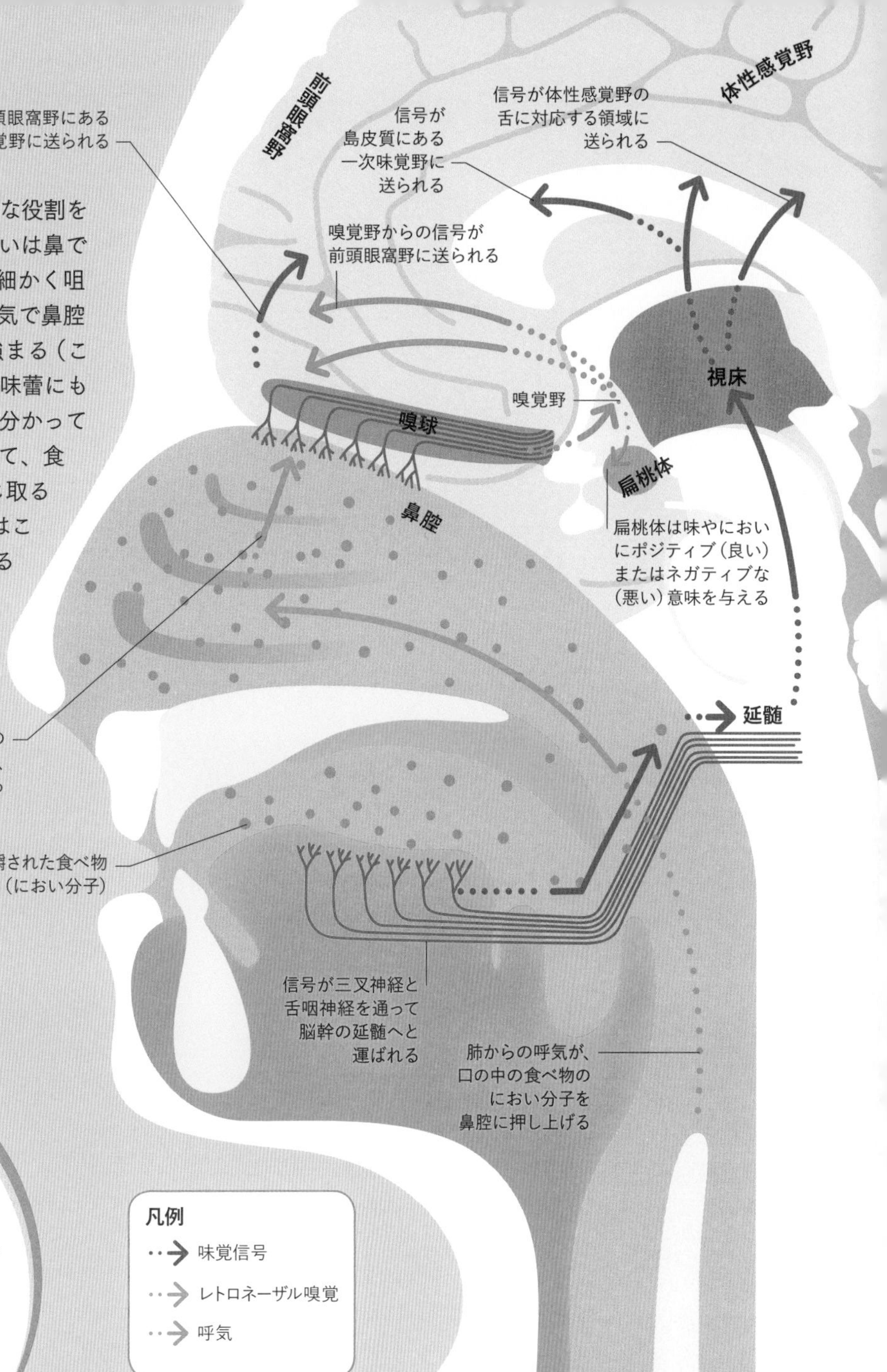

信号が前頭眼窩野にある二次味覚野に送られる

前頭眼窩野

信号が島皮質にある一次味覚野に送られる

信号が体性感覚野の舌に対応する領域に送られる

体性感覚野

嗅覚野からの信号が前頭眼窩野に送られる

嗅覚野

視床

嗅球

鼻腔

扁桃体

扁桃体は味やにおいにポジティブ（良い）またはネガティブな（悪い）意味を与える

飲み込んだ食べ物のにおい分子が送られ、嗅球で処理される

延髄

咀嚼された食べ物（におい分子）

信号が三叉神経と舌咽神経を通って脳幹の延髄へと運ばれる

肺からの呼気が、口の中の食べ物のにおい分子を鼻腔に押し上げる

赤ん坊が苦い物を好まないのはなぜ？

赤ん坊には大人よりもはるかに多くの味蕾があるため、食べ物の苦味を強く感じる。そして、母乳と同じような甘みや脂質を含まないものを本能的に拒絶する。

凡例

···▶ 味覚信号
···▶ レトロネーザル嗅覚
···▶ 呼気

一般的な成人の
味蕾の数は
2,000個～8,000個

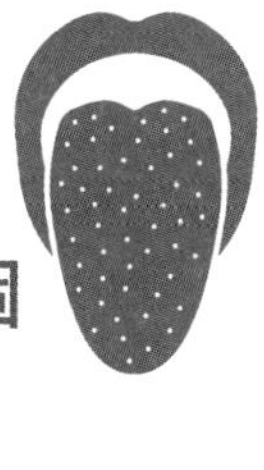

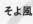

そよ風

温度の変化

羽毛でなでる

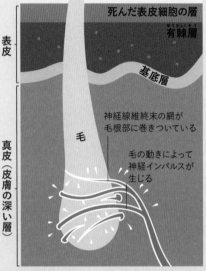

表皮
- 死んだ表皮細胞の層
- 有棘層（ゆうきょくそう）
- 基底層

真皮（皮膚の深い層）

毛

神経線維終末の網が毛根部に巻きついている

毛の動きによって神経インパルスが生じる

毛包受容器
毛根に巻きついた神経は、皮膚に直接何かが触れなくても、物や風が毛をかすめるだけで反応する。

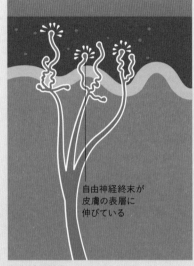

自由神経終末が皮膚の表層に伸びている

自由神経終末
表皮の有棘層の中まで伸びた自由神経終末は、根のようなむき出しの形状で、冷たさ、熱さ、軽い接触、痛みに敏感に反応する。

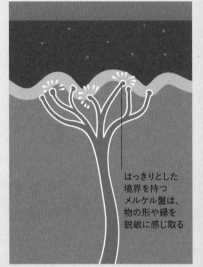

はっきりとした境界を持つメルケル盤は、物の形や縁を鋭敏に感じ取る

メルケル盤
自由神経終末よりわずかに深い位置にあるメルケル盤は、唇と指先でとくに密度が高く、軽い接触に反応する。

皮膚感覚

皮膚は体の中で最も大きな器官であり、最大の感覚器でもある。皮膚にびっしりと配置された受容器によって、私たちは多様な感覚を捉えたり、自分の体の位置を認識したりすることができる。

皮膚の感覚受容器

皮膚の感覚器は、軸索によって神経系と連絡する各種の受容器からなる。約20種類の受容器が、皮膚のさまざまな深さに位置し、それぞれ異なる種類の刺激に反応する。それらは機械的刺激や熱刺激、あるいは化学的刺激を捉え、電気信号へと変換する。信号は末梢神経から脊髄に送られ、脳幹を経由して体性感覚野に至り、そこで皮膚感覚に翻訳される。

受容器の種類	はたらき
機械受容器	機械的（物理的）圧力や変形に反応する感覚受容器。対応する刺激には、軽い接触から深部に及ぶ圧力までが含まれる。
固有（自己）受容器	体内からの刺激、とくに位置や動きに関する情報を受ける受容器。
侵害受容器	有害な刺激に反応し、「危険の可能性」を表す信号を脊髄と脳に送る感覚ニューロン。
温度受容器	温度変化の検知に特化した神経細胞。全身の皮膚、および体の内部の特定の部分に見られる。
化学受容器	末梢神経系の延長にあたる受容器で、血液濃度の変化に反応し、ホメオスタシス（pp.90–91）を維持する。

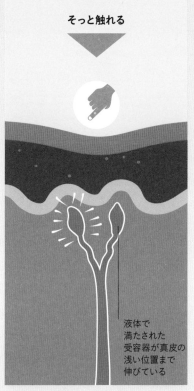

そっと触れる

マイスナー小体
速順応型（刺激にすばやく反応するが、同じ刺激が続くと興奮が停止する）受容器であるマイスナー小体は、精密な情報をもたらす。

液体で満たされた受容器が真皮の浅い位置まで伸びている

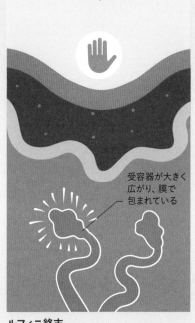

力強いマッサージ

受容器が大きく広がり、膜で包まれている

ルフィニ終末
球根小体とも呼ばれる、袋状の柔らかい細胞で、真皮の深い部分にある。皮膚や関節が圧力でゆがんだり、引っ張られたりすると反応する。

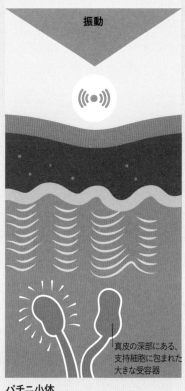

振動

真皮の深部にある、支持細胞に包まれた大きな受容器

パチニ小体
最も深い位置に分布し、大きさも最大の触覚受容器。すばやく興奮する機械受容器で、振動や圧力に反応する。

体性感覚野

触覚受容器から送られるすべての情報は体性感覚野で処理される。この領域はヘアバンドのような形で脳の上部にまたがって存在し、体の部分ごとに対応する領域が分かれている。右半身からの情報は左の脳へ、左半身からの情報は右の脳へと送られる。

触覚地図
触覚受容器が多く分布する手などは、体の他の部分よりも多くの処理を必要とするため、体性感覚野の比較的広い領域を占める。

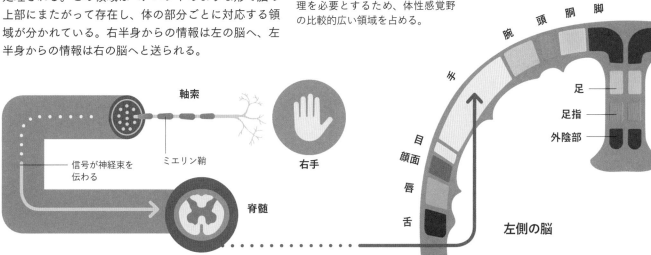

軸索

ミエリン鞘

右手

信号が神経束を伝わる

脊髄

腕 頭 胴 脚

手

目
顔面
唇
舌

足
足指
外陰部

左側の脳

固有感覚（深部感覚）

体には、自分が空間内のどの場所をどのように動いているかを把握する感覚が備わっている。この知覚プロセスはほとんど自覚されることなく生じる。

末梢神経

固有受容器からの
神経信号

体の各部の位置に
関する情報が、
皮膚、筋肉、関節の
伸張受容器から
送られる

体の動きと位置の感覚

筋肉、腱、関節の中には、動きを知覚する固有受容器というセンサーがある。私たちが体を動かすたびに、その動きに関わる筋肉などの長さ、伸張、圧力の変化をこの受容器が捉え、脳に信号を送る。そして情報が処理され、動きを止める、位置を変える、といった対応が決まる。すると今度は、信号が筋肉に送り返され、その対応が実行される。こうした一連のプロセスは、私たちが意識的に考えなくても生じる。

※固有感覚で言う「位置（position）」には、筋肉などの伸長や屈曲の度合いも含まれる。

体の位置関係の把握

身体的な自己認識は、固有感覚と他の感覚の統合によって生じており、そこには力覚、重量覚・努力覚（どの程度の力で重さを支えているかの感覚）、視覚、耳の平衡感覚器からの情報が関わっている。

脊髄

信号は脊髄を
通って脳に届く

頭頂葉

内耳から、回転、
加速度、重力に関する
情報が送られる

固有感覚の種類

脳が受け取る体の位置覚情報の大半は無意識的に処理されている。たとえば、バランスを保つために各部の位置関係を絶えず調整する処理などがそれにあたる。一方、技能を要する随意的な動作のために筋肉の動きを細かく調整するときなど、自覚的な判断が必要な場合には、固有感覚も意識にのぼることがある。

位置に関する視覚情報
が目から送られる

圧力や伸張の
感覚器からの入力

意識と無意識の経路

意識にのぼる固有感覚の信号は脳幹を上行し、視床を経由して大脳皮質の頭頂葉に至る。これに対して、無意識的に処理される経路では、信号は運動を司る小脳に送られる。

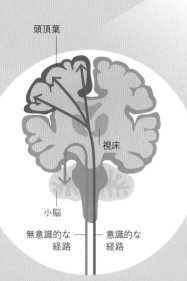

頭頂葉

視床

小脳

無意識的な
経路

意識的な
経路

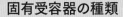

固有受容器の種類

体にはさまざまな固有受容器が備わっており、脳はそれらの受容器からの情報を統合して、体の位置の全体像を把握する。主な固有受容器には、筋肉の中にある筋紡錘（筋受容器）、腱と筋肉の連結部にあるゴルジ腱器官（腱受容器）、関節に位置する関節受容器の３つがある。また、皮膚にある特殊化した受容器も伸張を検知する（p.83）。

成長期には手足が長くなるが、脳はその変化についていけず混乱することがある

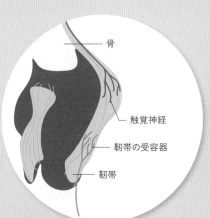

関節受容器
関節内にある神経終末の受容器は、関節の位置（伸長や屈曲の状態）を検知する。過度な伸張による損傷を防ぐとともに、通常の動作における位置覚も担っている。

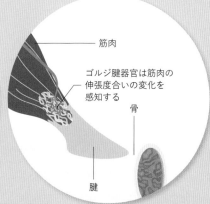

腱受容器（ゴルジ腱器官）
ゴルジ腱器官は骨格筋の両端に位置する腱に見られる受容器である。過伸長を防ぐために、筋肉の伸張具合を検知している。

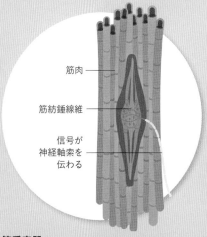

筋受容器
筋肉の中には筋紡錘という位置覚のセンサーがある。筋肉が伸びると、筋肉の位置（状態）に関する情報が筋紡錘線維から脳に送られる。

ピノキオ錯覚

固有感覚に混乱が生じ、体に実際には起きていないことが、あたかも起こっているかのように感じられる場合がある。その一例がピノキオ錯覚と呼ばれる現象だ。被験者の上腕にバイブレーター（振動器）を取りつける。被験者が鼻をつまんだ状態でそれを起動すると、鼻に触れた自分の手が元の位置から遠のいていくように感じる。振動により、上腕二頭筋の筋紡錘線維に、筋肉が伸びるときと同様の刺激が加わるためだ。指が鼻に触れたままなので、被験者はまるで自分の鼻が伸びていくかのような錯覚を抱く。

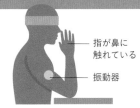

振動を与える前
振動器の起動前。脳は指が鼻に触れていることを認識している。腕はまだ動いていない。

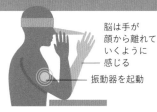

振動を加えると
脳は振動により腕が動いていると感じ、鼻が遠くへ伸びるような錯覚を抱く。

痛覚

痛みは不快だが、危険を知らせる有用な信号でもある。それは、体に何か問題が起きており、さらなる損傷を避けるために、すばやく行動する必要があることを教えてくれる。

痛みに男女差はある？

女性は体に備わった痛覚受容器が男性よりも多いため、痛みを強く感じるという説もあるが、性ホルモンの影響や心理社会的要因も関与する可能性がある。

痛みの信号

痛覚受容器は全身に分布しており、外傷によって放出される化学物質や、熱さ、冷たさ、過伸張、振動に反応する。損傷箇所からの電気信号は脊髄で交差し、損傷した体の部分と左右反対側の脳に送られる。突然の強烈な痛みが生じると、脊髄で反射運動（p.101）が起こり、意識するよりも前に、私たちは痛みの原因からすばやく手や足を引く。

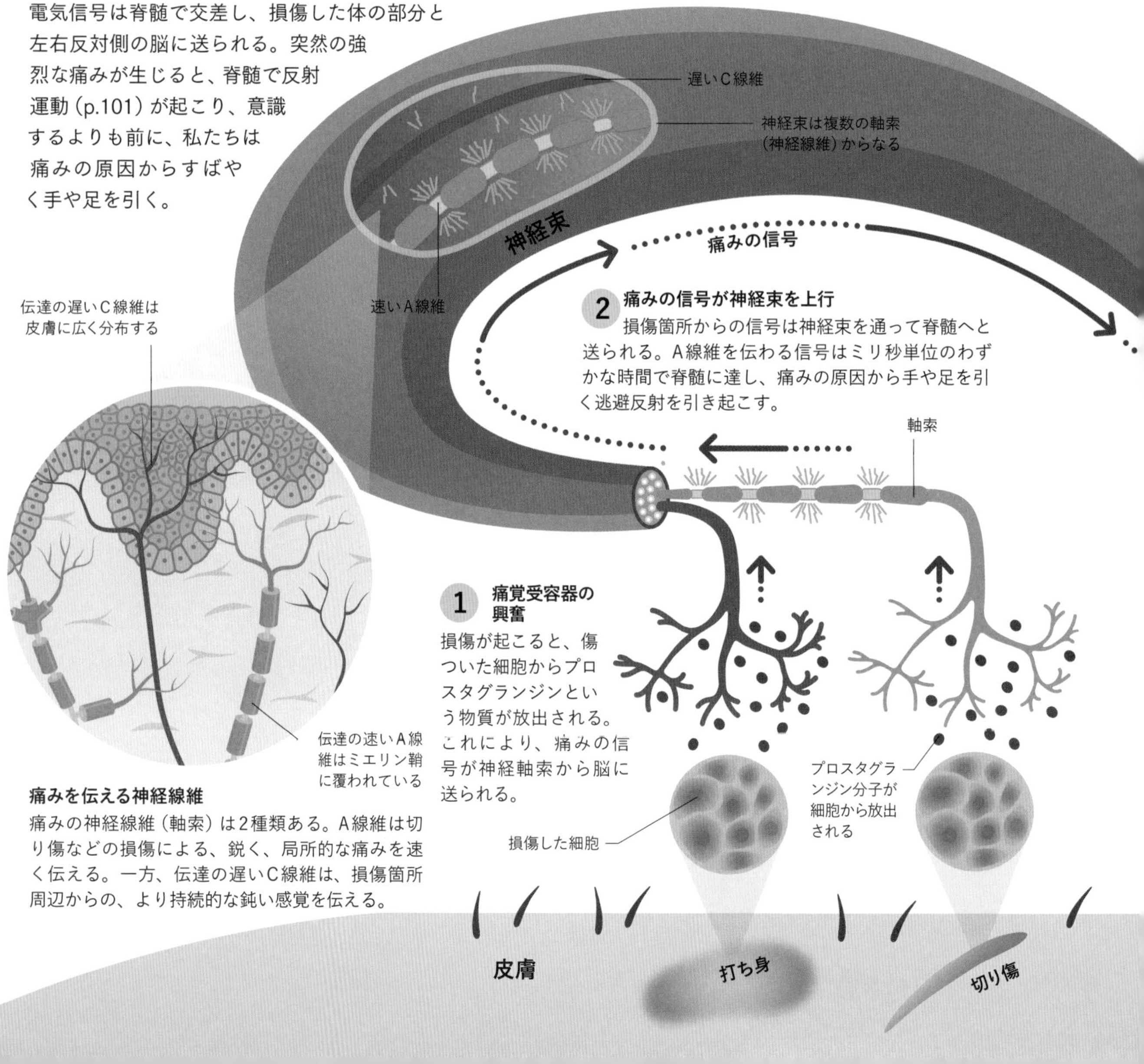

遅い C 線維

神経束は複数の軸索（神経線維）からなる

神経束

痛みの信号

速い A 線維

2 痛みの信号が神経束を上行

損傷箇所からの信号は神経束を通って脊髄へと送られる。A 線維を伝わる信号はミリ秒単位のわずかな時間で脊髄に達し、痛みの原因から手や足を引く逃避反射を引き起こす。

軸索

伝達の遅い C 線維は皮膚に広く分布する

伝達の速い A 線維はミエリン鞘に覆われている

1 痛覚受容器の興奮

損傷が起こると、傷ついた細胞からプロスタグランジンという物質が放出される。これにより、痛みの信号が神経軸索から脳に送られる。

プロスタグランジン分子が細胞から放出される

損傷した細胞

痛みを伝える神経線維

痛みの神経線維（軸索）は 2 種類ある。A 線維は切り傷などの損傷による、鋭く、局所的な痛みを速く伝える。一方、伝達の遅い C 線維は、損傷箇所周辺からの、より持続的な鈍い感覚を伝える。

皮膚

打ち身

切り傷

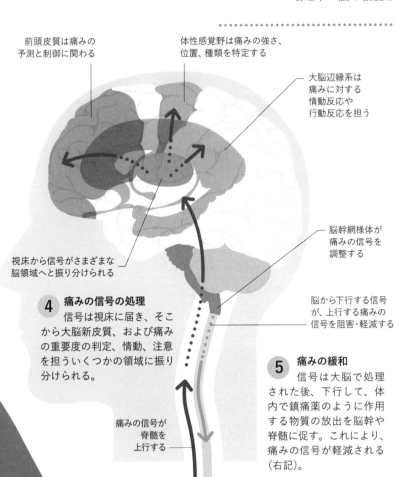

前頭皮質は痛みの
予測と制御に関わる

体性感覚野は痛みの強さ、
位置、種類を特定する

大脳辺縁系は
痛みに対する
情動反応や
行動反応を担う

視床から信号がさまざまな
脳領域へと振り分けられる

脳幹網様体が
痛みの信号を
調整する

4　痛みの信号の処理
信号は視床に届き、そこから大脳新皮質、および痛みの重要度の判定、情動、注意を担ういくつかの領域に振り分けられる。

脳から下行する信号
が、上行する痛みの
信号を阻害・軽減する

痛みの信号が
脊髄を
上行する

5　痛みの緩和
信号は大脳で処理された後、下行して、体内で鎮痛薬のように作用する物質の放出を脳幹や脊髄に促す。これにより、痛みの信号が軽減される（右記）。

体内でつくられる鎮痛物質

体内で放出されるエンドルフィンやエンケファリンには、痛みの信号を緩和する効果がある。そうした物質は、神経終末の受容器に結合することにより、信号がそれ以上伝達されるのを防ぐ。

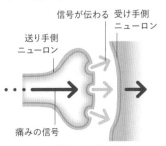

信号が伝わる　受け手側
ニューロン

送り手側
ニューロン

痛みの信号

痛みの信号伝達

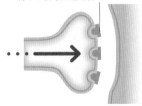

エンドルフィンが
受け手側ニューロンへの
痛みの信号伝達を防ぐ

信号の遮断

※脊髄を上行する経路は
複数ある。

脊　髄

後角

3　痛みの信号が脊髄に到達
神経束を伝わった痛みの信号は、後角から脊髄に入る。そして、脊髄の左右反対側へと伝わり、脳に向かってさらに上行する。

神経束の大部分は
脊髄後部の後角という部位
へとつながっている

脳を用いて痛みを
コントロールするには

痛みに悩まされたときには、医療や鎮痛薬などに頼るのが一般的な
対処法だ。これに対して、精神的な反応を制御して、自分で痛みを
コントロールする方法もある——痛みへの反応、そして痛みからく
るストレスへの反応の仕方を変えるのである。

痛みはけがや病気に対して、体だけで
なく心にも生じる反応だ。私たちは、
とっさに強い恐れや不安を感じるから
こそ、痛みの原因からできる限り逃れ
ようとする。これは、生存を左右する
反応である。しかし、けがや病気が完
治しても、痛みが消えないこともある。
継続的にストレスを感じたり、痛みの
原因となった物事の嫌な記憶が繰り返
し浮かんだり、痛みがいつまでも続く
のではないか、何度も起こるのではな
いかと絶え間ない恐怖を感じたりする
のに伴って、実際に痛みが生じるよう
になるのである。

　こうした気持ちは、時に強烈で心を
乱すものとなる。痛みがひどかったり
長引いたりするときには、必ず医師の
診察を受けるべきだが、ここでは、精
神のトレーニングによって痛みを抑え
る方法をいくつか紹介する。

鎮痛薬の問題点

痛みをコントロールするうえで、短期
的には薬物療法が不可欠な場合も多い
が、長期にわたり鎮痛薬を使い続けれ
ば、胃潰瘍、肝疾患などの深刻な身体
的副作用や、嗜癖（依存症）などの問題

が起こる恐れがある。また、体に薬剤
耐性が生じ、だんだんと効果が薄れて
いく可能性もある。

マインド・ボディ・セラピー（MBT）
※ヨガやピラティス、太極拳などを指す。

薬物療法に加えて、緊張を緩めるリラ
ゼーションや、心にイメージを描くビ
ジュアライゼーションなどの、MBTの
技法も、痛みの軽減やコントロールに
役立つ。そしてこれらには、副作用の
心配がない。緊張は痛みとともに起こ
り、その悪化につながることも多い。
それを緩和するためによく利用される
技法は、リラクゼーションと意識的に
コントロールする深い呼吸である。や
り方は、まず明かりを落とした部屋で
静かに横になる。10数えながら息を深
く吸い、少し止めてから、再び10数え
る間にゆっくりと吐く。これを10〜
20分続ける。

　注意を別のものに向けることで痛み
が緩和されることも多い。たとえば、
体の痛む箇所に向いている意識を痛み
のない場所へと向けなおす方法があ
る。あるいは、痛みを体の外にある大
きなエネルギーの塊であるとイメージ

し、それを想像の中で「小さく」するの
も1つの方法である。認知行動療法
（Cognitive behavioural therapy: CBT）
にも同じような手法がある。「痛くて耐
えられない」「この痛みを止めることは
できない」などのネガティブな考えを、
「この痛みは単に一時的なものだ」と
いったポジティブなものに置き換える
訓練をするのである。

　また、マインドフルネス瞑想の練習
はストレスを軽減し、痛みへの対処能
力を高めるのに役立つ。仏教から取り
入れられたこの技法では、痛みをただ
認める——痛みのことで頭をいっぱい
にするのでも、意気込んで痛みに抵抗
して消耗するのでもなく、あるがまま
に認めるのである。

　まとめると、痛みを脳の力でコント
ロールするのに、以下の方法が有効で
ある。

・リラクゼーションと深い呼吸の技法
　でストレスを低減
・心の中で、注意を痛み以外のものに
　向ける方法
・ポジティブな考え方に集中する認知
　行動療法の技法
・マインドフルネス瞑想の練習

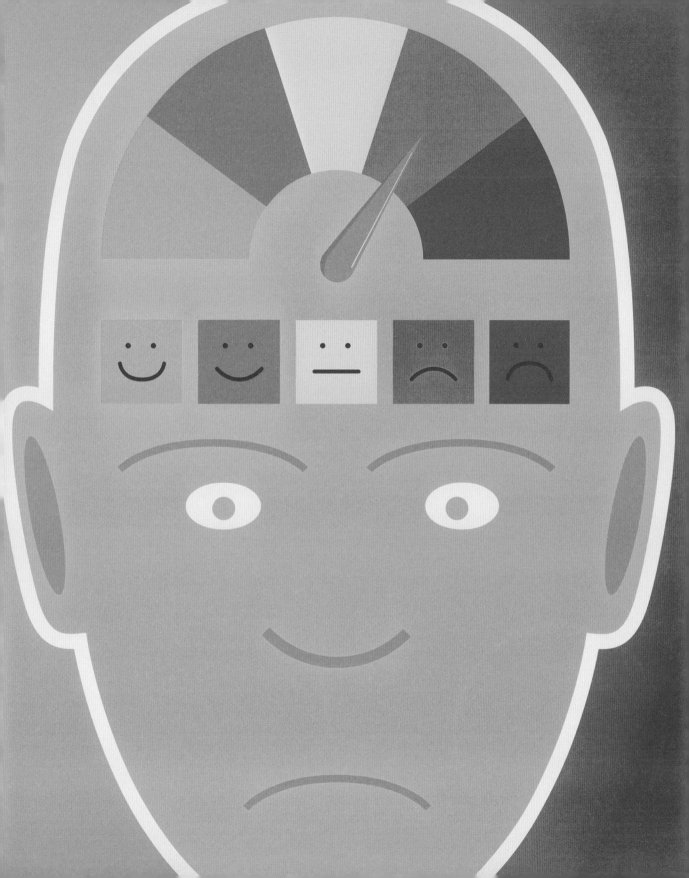

体のはたらきを維持する調節系

人間の体はさまざまな系を構成する38兆の細胞の協働によって成り立っている。そうした細胞のはたらきを最善に保っているのは、脳に制御されたフィードバック機構である。

体内の安定を保つしくみ

体内環境の安定を維持するプロセスをホメオスタシス（恒常性）と言う。病気にならないためには、体の主要な機能である呼吸や心拍数、pH、体温、イオンバランスなどが厳しい限界値の範囲内ではたらき続けなければならない。体は安定したバランスやセットポイント（システムの機能が最適になる値）を頻繁に逸脱しながらはたらいている。そして、その変化があまりにも大きくなると、システムのはたらきを最適なレベルに戻すフィードバックループという反応が始まる。このような安定化機能の多くは、脳幹にある網様体という部位で制御されている。

3 信号の転送
信号は網様体から、視床と視床下部に直接届くとともに、刺激に対する意思決定および反応のために、大脳皮質の適切な領域に転送される。

脳幹網様体の興奮性領域が重要な信号を増幅する

脳幹網様体とは何か？

脳幹網様体は前脳や小脳に信号を送り、生命維持に関わる多くの身体機能を制御している。

信号が大脳皮質のさまざまな領域に届く

視床

視床下部が睡眠、食欲、体温を調節する

視床が感覚信号を中継し、大脳皮質へ送る

2 信号の処理
脳幹網様体では、不要な信号が抑制性領域で弱められ、それ以外の信号は興奮性領域で強められる。

脳幹網様体の抑制性領域が不要な信号を低減する

延髄

脊髄

1 信号が脊髄を上行
全身からの感覚信号が脳幹網様体に届く。

信号が脊髄を上行する

全身麻酔薬

全身麻酔薬は現代の手術に欠かせない要素だが、それがはたらくしくみは完全には解明されていない。分かっているのは、網様体賦活系（脳幹網様体およびそれと連絡する領域からなる）にはたらきかけて意識を抑制するとともに、海馬にはたらいて一時的に記憶が形成されないようにすることである。また、麻酔薬は視床核にも影響し、感覚情報が体から脳に届くのを防ぐ。

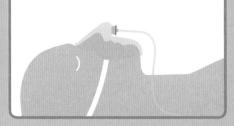

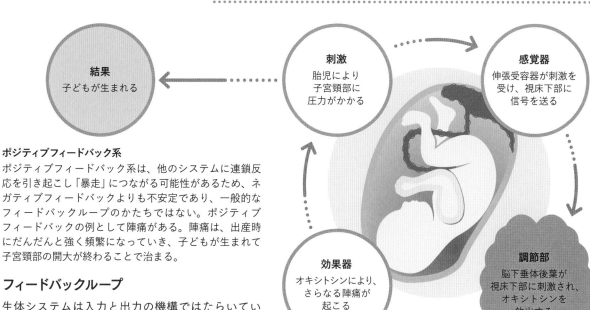

結果
子どもが生まれる

刺激
胎児により
子宮頸部に
圧力がかかる

感覚器
伸張受容器が刺激を
受け、視床下部に
信号を送る

効果器
オキシトシンにより、
さらなる陣痛が
起こる

調節部
脳下垂体後葉が
視床下部に刺激され、
オキシトシンを
放出する

ポジティブフィードバック系

ポジティブフィードバック系は、他のシステムに連鎖反応を引き起こし「暴走」につながる可能性があるため、ネガティブフィードバックよりも不安定であり、一般的なフィードバックループのかたちではない。ポジティブフィードバックの例として陣痛がある。陣痛は、出産時にだんだんと強く頻繁になっていき、子どもが生まれて子宮頸部の開大が終わることで治まる。

フィードバックループ

生体システムは入力と出力の機構ではたらいている。その入出力の1つひとつが特定の事象によって起こり、また別の事象を引き起こす。あるシステムからの出力が同一システムへの入力となって、結果が増幅されていくプロセスをポジティブフィードバック、逆に抑制されていくものをネガティブフィードバックと言う。こうしたフィードバックループは生物のホメオスタシスを保つ重要なはたらきである。

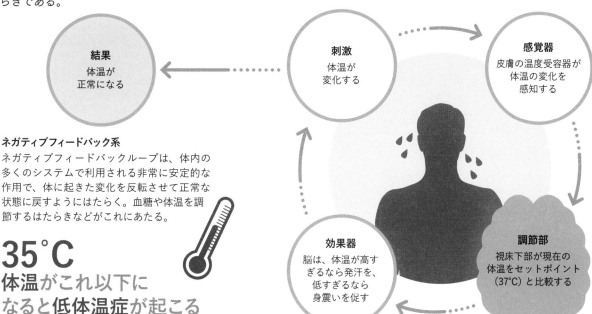

結果
体温が
正常になる

刺激
体温が
変化する

感覚器
皮膚の温度受容器が
体温の変化を
感知する

効果器
脳は、体温が高す
ぎるなら発汗を、
低すぎるなら
身震いを促す

調節部
視床下部が現在の
体温をセットポイント
（37℃）と比較する

ネガティブフィードバック系

ネガティブフィードバックループは、体内の多くのシステムで利用される非常に安定的な作用で、体に起きた変化を反転させて正常な状態に戻すようにはたらく。血糖や体温を調節するはたらきなどがこれにあたる。

35℃
**体温がこれ以下に
なると低体温症が起こる**

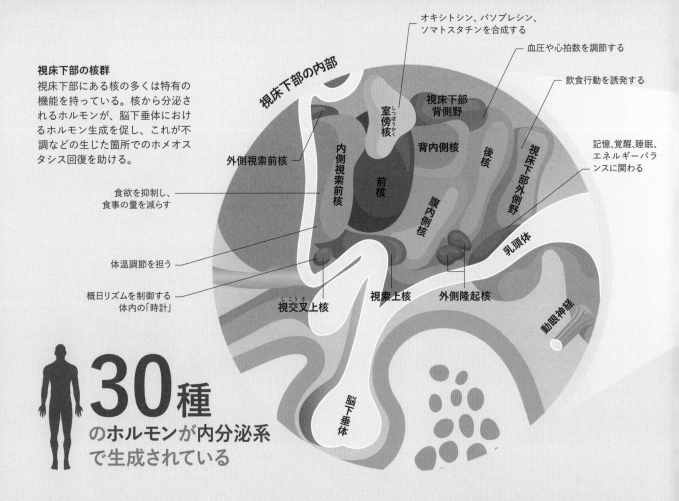

視床下部の核群
視床下部にある核の多くは特有の機能を持っている。核から分泌されるホルモンが、脳下垂体におけるホルモン生成を促し、これが不調などの生じた箇所でのホメオスタシス回復を助ける。

視床下部の内部

オキシトシン、バソプレシン、ソマトスタチンを合成する

血圧や心拍数を調節する

飲食行動を誘発する

記憶、覚醒、睡眠、エネルギーバランスに関わる

室傍核

視床下部背側野

外側視索前核

内側視索前核

背内側核

後核

視床下部外側野

前核

腹内側核

乳頭体

食欲を抑制し、食事の量を減らす

体温調節を担う

概日リズムを制御する体内の「時計」

視交叉上核

視索上核

外側隆起核

動眼神経

脳下垂体

30種
のホルモンが内分泌系で生成されている

神経内分泌系

ホメオスタシス（p.90）を保つには、脳と体が連絡し合う必要がある。このやり取りは、情報伝達を担う化学物質であるホルモンを介して行われている。

視床下部のはたらき

視床下部（p.34）は脳内でホメオスタシスの要としてはたらく。特定の機能を持った、核と呼ばれるニューロン群を多く含んでおり、自律神経系（p.13）を通して、心拍、消化、呼吸などをコントロールするためのメッセージを発信している。自律神経系から信号を受けると、視床下部は神経ホルモンを分泌し、それが脳下垂体におけるホルモン分泌を促す。さらに、これらのホルモンが全身の器官にはたらきかけ、各器官からのホルモン生成を増進または抑制する。

バランスが崩れるとき

ホメオスタシスが維持できなくなると、病気になったり細胞の機能不全につながったりすることがある。体は問題を修正しようとするが、不調の原因によっては、それがさらなる悪化を招く場合もある。遺伝や生活スタイル、有毒物質の影響は、いずれもホメオスタシスを乱す原因となりうる。

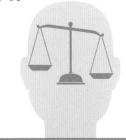

ホルモンを介した連絡

ホルモンを介した連絡には2つの種類がある。第1の、内分泌腺同士のやり取りでは、ある腺から放出されたホルモンにより、その標的となる別の腺のホルモン分泌量が変化する。第2は腺から他の器官への連絡で、膵臓から放出されたインスリンが筋肉細胞によるグルコース吸収を促進することなどがこれにあたる。

視床下部は神経系を
内分泌系と結びつけている

松果体は明るさのレベルに反応してメラトニンを放出する。メラトニンは体の概日リズムを司るとともに、いくつかの性ホルモンを調節する

視床下部の支配を受ける脳下垂体は「内分泌腺の主」としてはたらいており、この部位で分泌されるホルモンが他の腺を制御する

甲状腺と副甲状腺は代謝、血液中のカルシウム濃度、心拍数を調節する

副甲状腺

甲状腺

胸腺

ウイルスなどの病原体から体を守る白血球がつくられる

コルチゾール(代謝、免疫反応、エネルギー変換を調節)、アルドステロン(血圧や塩分バランスの制御)、アドレナリン(闘争−逃走ホルモン)を分泌する

食欲を増進するホルモンであるグレリンと、胃酸分泌を促進するホルモンであるガストリンを分泌する

血圧を調節するレニンとアンジオテンシン、および赤血球産生を促進するエリスロポエチンを分泌する

副腎

胃

腎臓

腎臓

膵臓

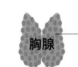
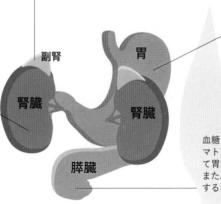

血糖を調節するインスリン、グルカゴン、ソマトスタチンを分泌する。胃の細胞を刺激して胃酸を分泌させるガストリンを産生する。また、腸での水分の分泌・吸収をコントロールするホルモンを分泌する

ホルモン生成

内分泌系は、ホルモン分泌に特化した腺と、ホルモンを生成・貯蔵・放出できるが、それ自体は腺ではない器官(胃など)からなる。どちらも脳からの信号に反応してホルモン生成を増減する。ホルモンは血流にのって標的器官に運ばれ、細胞表面にある特殊化した受容器に結合する。これによって生じる生理的変化により、ホメオスタシスが回復される。

女性ホルモンのエストロゲンとプロゲステロン(子宮にはたらきかけて月経や妊娠を準備させる)を分泌する

卵巣

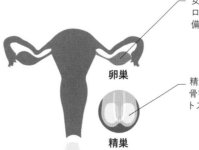

精液の生成、および筋力・筋肉量、性欲、骨密度の維持に重要な役割を持つテストステロンを分泌する

精巣

食欲と喉の渇き

食べ物や飲み物は人間が生きていくうえで欠かせない。飲食物から栄養や水分を摂取せよ、というホルモンのメッセージは、体には食欲や喉の渇きとして生じる。

食欲とは

食欲には2つの種類がある。1つ目の、快楽のための食欲は、すでに満腹であっても食べ物（とくに脂肪分、糖分、塩分の多いもの）を欲する感覚を指す。一方の、ホメオスタシスのための食欲（右記）は、体に蓄えたエネルギーが減っていくときに起こる反応である。食べた物が胃腸を通過すると、空になった胃からグレリンというホルモンが分泌される。これが視床下部にあるニューロンにはたらきかけることで、私たちは食欲（空腹）を感じ、何かを食べたくなる。その後は、食欲を抑制するレプチンというホルモンが脂肪組織から放出されて過食を防ぐ。

食欲を感じるしくみ

私たちの食欲は、脳、消化器系、蓄積された脂肪がホルモンを介して連携するシステムによって調節されている。食欲が生じる内的要因には、胃が空になることや、血糖値の低下などがあり、外的要因としては、食べ物を見たり、そのにおいをかいだりすることなどが挙げられる。

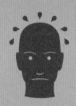

脱水症は、記憶や注意などの認知機能を悪化させる

5 満腹を感じる
レプチンとインスリンの増加を知らせる信号が届くと、視床下部はメラノコルチンというホルモンを産生する。これにより満腹感が生じる。

4 脂肪組織からの信号
過食を防ぐため、脂肪組織は食欲を抑えるレプチンというホルモンを放出する。レプチンは視床下部に届く。

3 膵臓からの信号
食事をすると、小腸でインクレチンというホルモンが放出される。これに加え、胃の膨張や、血中のグルコース濃度の上昇が起こることにより、膵臓でインスリンが分泌される。

2 食欲が高まる
グレリンの分泌が増えると、視床下部でニューロペプチドYという神経伝達物質が放出される。これにより食欲が刺激される。

腸で産生されるインクレチンがインスリンの分泌を促進する

視床下部

視床下部はシステムの監視・調節を担う

グレリンの分泌が増えると、胃が空になったことが視床下部に伝わる

視床下部はインスリン濃度によって、体に十分なエネルギーがあるかどうかを検知する

レプチンの分泌が低下すると、エネルギーの蓄えが減っていることが視床下部に伝わる。レプチンが増加すると食欲が抑制される

伸張受容器が胃の膨張を検知する

胃

膵臓

膵臓がインスリンを産生する

脂肪組織

小腸

凡例

- ⋯➔ グレリン
- ⋯➔ インスリン
- ⋯➔ レプチン
- ⋯➔ インクレチン
- ⋯➔ 迷走神経を伝わる信号
- ⋯➔ 食べ物の動き

1 胃が空になる
胃が空になった状態が2時間ほど続くと、血液中の糖とインスリンの濃度が下がる。これにより、胃でグレリンというホルモンが分泌される。

喉の渇き

体内の水分が少なくなると、血中の塩濃度が上がる。すると、渇きを検知する脳部位が塩濃度の変化を捉え、水分量を増やすために、排尿を抑えて水分摂取を増やすよう体に命令を送る。何かを飲んでから血中の塩濃度が正常に戻るまでには約15分かかる。このとき、水を飲む喉の運動によって、それ以上の水分摂取を抑える信号が脳に送られると考えられている。

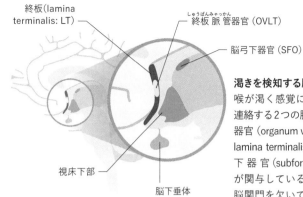

終板(lamina terminalis: LT)
終板脈管器官(OVLT)
脳弓下器官(SFO)
視床下部
脳下垂体

渇きを検知する脳部位

喉が渇く感覚には、視床下部と連絡する2つの脳部位、終板脈管器官(organum vasculosum of the lamina terminalis: OVLT)と脳弓下器官(subfornical organ: SFO)が関与している。どちらも血液脳関門を欠いており、血液中の塩濃度を検知できるのはそのためだと考えられている。

1 心臓と腎臓の受容器が、血液量の減少と塩濃度の上昇を検知し、脳に警報を出す。

2 SFOとOVLTも血液量と塩濃度の情報を受け取り、視床下部へ信号を送る。

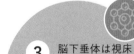

3 脳下垂体は視床下部からこれらの情報を受け、抗利尿ホルモン(antidiuretic hormone: ADH)を産生する。

4 ADHの増加を受け、腎臓は水分を保持し、レニンを分泌する。レニンは一連の反応を経てアンジオテンシンIIというホルモンを産生する。

7 LTの抑制性ニューロンが、水を飲む喉の運動によって刺激され、それ以上の水分摂取を抑制する。

6 視床下部のはたらきにより、喉が渇いたという感覚が生じ、何かを飲んで水分を取り戻したくなる。

5 SFOがアンジオテンシンIIを検知し、ADHの産生を増やすよう視床下部にはたらきかける。

飲まず食わずでどのくらい生きられるか?

水を飲まずにいられるのはふつう3、4日までだが、何も食べなくても、状況によっては最長2か月生きられることがある。

脱水症に気づくには?

脱水を示すいちばん分かりやすい症状は、口と目が乾くことと、場合によってはかすかな頭痛があることだ。尿の色で判断するのもよい方法である。体に十分な水分の蓄えがあれば、尿はふつう薄い黄色になる。褐色の尿は重度の脱水を示している。成人は1日に1〜1.5リットル程度の水分を摂取したほうがよい。

体内の水分量が多い

適度な水分量

中等度の脱水

重度の脱水

危険な脱水

運動準備電位

随意運動（意図的な動作）を始めようとするときに生じる電気的活動の高まりを、運動準備電位と言う。これはSMAで始まり、PMAの活動によって強まる。SMAの活動は、体を動かそうという思いを本人が自覚するより前（早ければ2秒前）に始まる。この事実は、私たちが考えているほど、自分の行動が思いどおりになるものではないことを意味しているのかもしれない（p.168）。

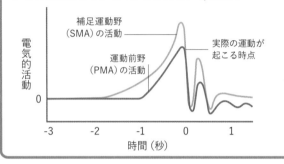

 脳のニューロンの
50%以上は小脳にある

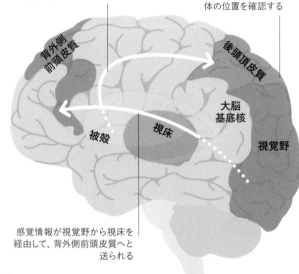

被殻に蓄えられた情報が後頭頂皮質に送られる

後頭頂皮質は被殻から情報を受けるとともに、周囲の環境における体の位置を確認する

感覚情報が視覚野から視床を経由して、背外側前頭皮質へと送られる

1 情報の収集
視覚野をはじめとする感覚野から前頭皮質へと信号が送られる。また、学習した動作を貯蔵する部位である被殻は、それらの動作が目の前の新たな状況で利用できるかどうかを判断する頭頂皮質へと情報を送る。

運動計画（動作の組み立て）

意識的運動とは、私たちがそうすると決めて行う動作を指す。そこには複数の脳領域が関与し、自覚にのぼらないプロセスも関わっている。

運動計画のプロセス

運動の実行には複数の段階がある——まず自分のいる環境を認識し、動作を組み立て、動いている間は動作を調整する。こうしたプロセスには複数の脳領域が協調してはたらき、反応を生み出す。運動を引き起こす脳領域は運動野である。運動野は部位ごとに体の異なる部分と対応しており、それぞれの対応箇所に信号を送る（p.98）。しかし、まず動作が始まる前に、背外側前頭皮質と後頭頂皮質で動作が組み立てられ、その情報が運動野の2つの領域、補足運動野（supplementary motor area: SMA）と運動前野（premotor area: PMA）を通して伝達される。動作が始まると、小脳がそれを調整する。上記および右ページに示したのは、一般的な運動における信号のやり取りの順序と、それに関与する脳領域である。

自転車の乗り方を忘れないのはなぜ？

被殻を含む錐体外路系のニューロンが一連の動作の記憶にも関与する可能性がある。そのはたらきにより、一度乗り方を覚えれば、その記憶は何年も経ってからでも簡単に利用できるのかもしれない。

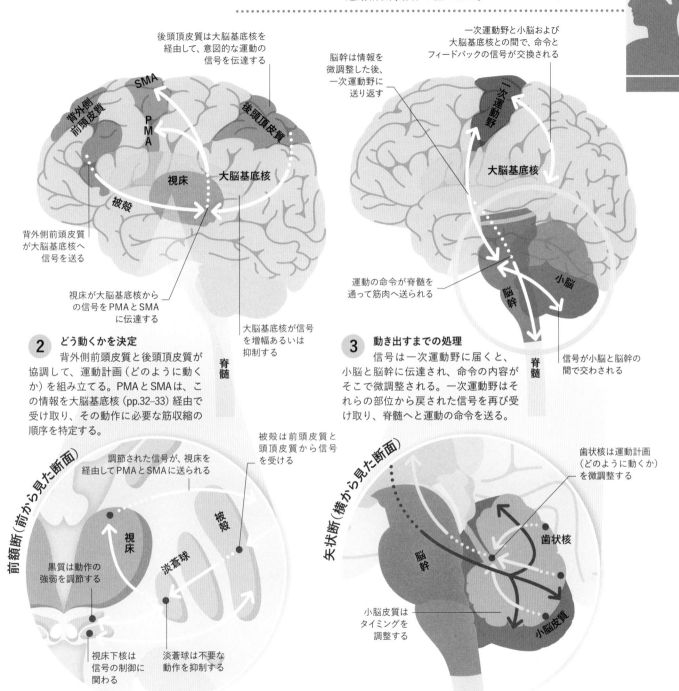

後頭頂皮質は大脳基底核を
経由して、意図的な運動の
信号を伝達する

SMA

背外側
前頭皮質

PMA

後頭頂皮質

視床

大脳基底核

被殻

背外側前頭皮質
が大脳基底核へ
信号を送る

視床が大脳基底核から
の信号をPMAとSMA
に伝達する

大脳基底核が信号
を増幅あるいは
抑制する

脊髄

一次運動野と小脳および
大脳基底核との間で、命令と
フィードバックの信号が交換される

脳幹は情報を
微調整した後、
一次運動野に
送り返す

一次運動野

大脳基底核

運動の命令が脊髄を
通って筋肉へ送られる

脳幹

小脳

脊髄

信号が小脳と脳幹の
間で交わされる

2　どう動くかを決定

　　背外側前頭皮質と後頭頂皮質が
協調して、運動計画（どのように動く
か）を組み立てる。PMAとSMAは、こ
の情報を大脳基底核（pp.32–33）経由で
受け取り、その動作に必要な筋収縮の
順序を特定する。

3　動き出すまでの処理

　　信号は一次運動野に届くと、
小脳と脳幹に伝達され、命令の内容が
そこで微調整される。一次運動野はそ
れらの部位から戻された信号を再び受
け取り、脊髄へと運動の命令を送る。

前額断（前から見た断面）

調節された信号が、視床を
経由してPMAとSMAに送られる

被殻は前頭皮質と
頭頂皮質から信号
を受ける

視床

被殻

淡蒼球

黒質は動作の
強弱を調節する

視床下核は
信号の制御に
関わる

淡蒼球は不要な
動作を抑制する

矢状断（横から見た断面）

歯状核は運動計画
（どのように動くか）
を微調整する

脳幹

歯状核

小脳皮質はタイミングを
調整する

小脳皮質

信号の強弱を調節

大脳基底核は視床との連絡を持つ核群である。前頭
皮質および頭頂皮質から送られた運動の信号は、大
脳基底核の回路で処理され、増幅または抑制される。

動作を微調整

一次運動野からの信号を受ける小脳は、動作の
タイミングをはかるはたらきを持つ。また、運
動の最中に、状況に合わせて動作を調整する。

凡例
●▸ 小脳への信号
▸ 小脳からの信号

運動の実行

脳は運動の計画（pp.96-97）を組み立てると、神経系を通して
その信号を適切な筋肉へと送り、意志を実際の動作に転換する。

脳から脊髄へ

運動野や頭頂皮質からの信号は、ニューロンの軸索を通り、脳幹を経由して脊髄の運動ニューロンへと送られる。この神経路の大部分は脳幹の下部で交差しているため、左右の脳半球からの軸索のさまざまな反対側の運動神経につながっている。この他にも中脳のさまざまな部位を起点とする神経路があり、それぞれ特定の運動機能を担っている。

動作の複雑さと脳領域の広さ

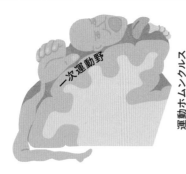

右の運動ホムンクルスは、運動野の各領域が制御する体部位を示している。腕と手など、近接する体部位に対応する脳領域は近くにまとまっていることが多い。また、動作の複雑さと脳領域の広さに相関があり、複雑な動作をする体部位（顔や手など）は、動きの単純な部位（足など）よりも大きな面積を占める。

一次運動野

運動ホムンクルス

左側の脳

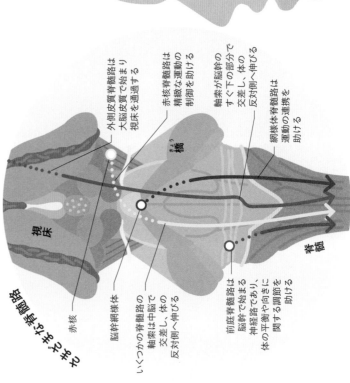

頭頂皮質

小脳

一次運動野

中脳

脊髄

信号の多くは一次運動野から発せられる

軸索が中脳で合流して脊髄につながる

脳からの命令を伝える上位運動ニューロンの信号が脊髄を下行する

外側皮質脊髄路は大脳皮質の視床を通過する

赤核脊髄路は精緻な運動の制御を助ける

軸索が脳幹のすぐ下の部分で交差し、体の反対側へ伸びる

網様体脊髄路は運動の連携を助ける

視床

いくつかの脊髄路の軸索は中脳で交差し、体の反対側へ伸びる

前庭脊髄路は脳幹で始まり、神経が下向きに走る。体の平衡などに関する調節を助ける

脳幹網様体

橋

赤核

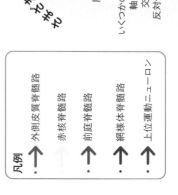

おもな脊髄路

脊髄

凡例

→ 外側皮質脊髄路

→ 赤核脊髄路

→ 前庭脊髄路

→ 網様体脊髄路

→ 上位運動ニューロン

① 運動神経路

外側皮質脊髄路の軸索は、骨格と連結された筋肉に信号を送り、手足の随意運動（意図的な動作）を生む。この神経路には、体の平衡などの不随意反応を担うものや、動作を微調整するものがある。

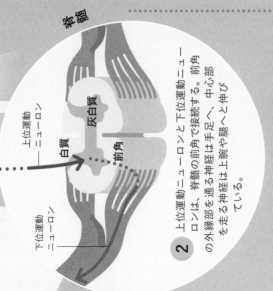

脊髄

上位運動
ニューロン

灰白質

白質

前角

下位運動
ニューロン

下位運動ニューロンが
脊髄から筋肉へ信号を
伝える

2 上位運動ニューロンと下位運動ニューロンは、脊髄の前角で接続する。前角の外縁部を通る神経は手足へ、中心部を走る神経は上腕や腿へと伸びている。

下位運動ニューロン

右腕

筋肉

筋収縮により関節が
動いて腕が曲がる

神経筋接合部

信号が伝わる
方向

アセチルコリン

シナプス間隙

筋線維

軸索終末部

アセチルコリン
受容体

3 神経筋接合部で、下位運動ニューロンの軸索終末からアセチルコリンが放出される。この神経伝達物質(p.24)が筋細胞膜の受容体に結合することによって化学的反応が起こり、筋線維を収縮させる。

> 脳から筋肉への
> 信号はどれくらいの
> 速さで進む?
>
> 一般的に、
> 神経伝達速度は
> 秒速40〜60メートルと
> されている。

運動の実行

手足の筋肉が神経信号によって収縮すると、連結した関節が引っぱられて、その関節の先の部分に動きが生じる。精緻な運動に関わる筋肉には、単純な動作を担う筋肉よりも多くの神経終末が接続している。

脊髄から筋肉へ

皮質脊髄路の軸索束は、ミエリン鞘で覆われており、脊髄の白質部分を形成している。白質で囲まれた脊髄中心部の灰白質は、運動ニューロンなどの細胞体からなる。皮質脊髄路で脳からの信号を伝える上位運動ニューロンの軸索終末は、灰白質の前角にある下位運動ニューロンとシナプス接続している。下位運動ニューロンの軸索束は椎骨(p.12)の間から出ている、終末部で筋線維に接合する。神経筋接合部と呼ばれるこの部分で筋線維に興奮が伝わることにより、動作が実行される。

無意識の運動

無意識の運動とは、たとえば考える必要がないほど体に
なじんだ、さまざまな随意運動（意図的な動作）を指す。
また、危険への本能的反応である反射運動もその1つだ。

疲れると
反応が遅くなるのはなぜ？

私たちが疲れているとき、脳
内のニューロンの活動は鈍化
し、視覚による知覚や記憶の
はたらきが悪くなる。このた
めに、物事への反応が遅くな
るのである。

反応を導く視覚路

運動計画を組み立てるうえで、視覚情報は
きわめて重要である。視覚野からの情報は
2つの経路で脳内を伝わる（pp.70–71）。上
方の背側視覚路は頭頂葉へと伝わり、即時
の動作を導く。一方、側頭葉に至る下方の
腹側視覚路は、貯蔵された視覚経験を呼び
出し、見たものの解釈と、それに応じた反
応を助ける。

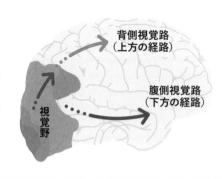

背側視覚路
（上方の経路）

腹側視覚路
（下方の経路）

視覚野

2つの視覚路

背側視覚路は、自分の体とその他の
物の位置に関する情報を伝える。一
方、腹側視覚路は見たものが何であ
るかを、知覚と記憶によって特定す
る。脳はこれらの情報を使って、ど
の程度の強さで、どの方向に体を動
かすかを判断する。

巧みな動作を生むもの

連続的な動作では、まず意識をやるべ
きことに集中し、感覚情報と記憶を統
合して運動計画を組み立てたうえで、
運動野をはたらかせて実際に動く。そ
のためには、脳のさまざまな部位が協
調してはたらく必要がある。自動車の
運転やスポーツをはじめとする新たな
技能の習得とは、一連の動作を学び、
練習して、ほとんど無意識にできるよ
うにすることだ。このとき、私たちの
脳細胞に新たなつながりが形成され
る。技能を完全に習得（右記「技能習得
の4段階」参照）したときには、同じ動
作で起こる大脳皮質の活動は、初心者
のころよりもはるかに少なくなってい
る。その結果、プロテニス選手などの
熟達者の動作は速く、精確で、巧みな
ものとなるのである。

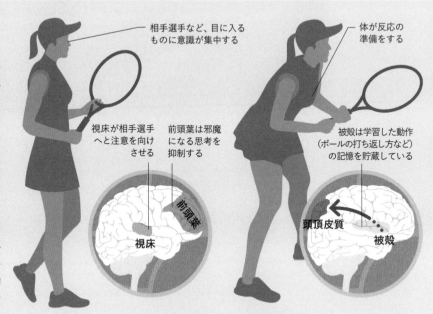

相手選手など、目に入る
ものに意識が集中する

体が反応の
準備をする

視床が相手選手
へと注意を向け
させる

前頭葉は邪魔
になる思考を
抑制する

被殻は学習した動作
（ボールの打ち返し方など）
の記憶を貯蔵している

前頭葉

視床

頭頂皮質

被殻

1 注意
動作に備えるため、視床は物事の
起こるところ（相手選手など）へと注意
を向かわせる。一方、前頭葉は邪魔にな
る思考を抑え、動作のきっかけとなる視
覚情報に意識を集中できるようにする。

2 記憶
頭頂皮質はきっかけとなる視覚
情報を受けて、動作の順序に関する記
憶を被殻から呼び出す。そして、この
情報を使って状況を評価し、これから
行う動作のモデルを脳内で形成する。

反射運動

反射運動は危険への瞬間的反応であり、それについて学習したり考えたりしなくても、体が自動的に動く。利用される筋肉は随意運動に使われるものと同じだが、脳は瞬時に起こる最初の反応には関与しない。脊髄が感覚神経からの信号を受け、運動神経経由で反応を生じさせるのである。その後、脳にも別の信号が送られ、同じ危険が再び起きたときに備えて記憶が符号化される。

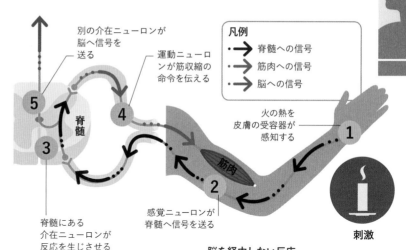

別の介在ニューロンが
脳へ信号を
送る

運動ニューロンが筋収縮の命令を伝える

凡例
• → 脊髄への信号
→ 筋肉への信号
→ 脳への信号

火の熱を
皮膚の受容器が
感知する

脊髄

脊髄にある
介在ニューロンが
反応を生じさせる

感覚ニューロンが
脊髄へ信号を送る

筋肉

刺激

私たちの脳は経験に応じて絶えず変化する

脳を経由しない反応

反射運動は、反射弓という単純な神経路で生じる。皮膚や筋肉の受容器から、危険を知らせる信号が感覚ニューロンを介して脊髄に送られ、多くの場合は1つ以上の介在ニューロンがこれを受ける。そして、運動ニューロンに信号が送られ、素早い反応が起こる。

一連の動作が
始まる

ボールが飛んで
きている

一次運動野は運動の
計画・実行に関与する

運動前野も
運動計画に
関わる

運動野

視覚野

3 計画
脳はリアルタイムの視覚情報と、記憶されている動作順序のプログラムとを統合し、運動計画（どのように動くか）を組み立てる。そして、まず運動前野でその計画を試行したうえで、一次運動野に送る。

4 意識的動作
選手が自分の動きを意識するときには、一連の動作はすでにかなり進んでいる。十分な技能、知識の蓄積、情報があれば、その動作は効果的なものとなっているだろう。

技能習得の4段階

新たな技能を習得するときには、誰もがいくつかの段階を踏んで上達する。初心者が技能を身につけるには懸命な努力が必要だが、練習によって神経路が発達していき、やがては考えなくてもうまく行えるようになる。

意識しなくてもできる
技能が無意識に使える状態

意識すればできる
技能を使うことはできるが、
意識的な努力が必要

意識はあるができない
必要な技能が分かっているが、
それを使う能力がない

意識しておらずできない
必要な技能が分からず、
それを使う能力もない

ミラー
ニューロン

学習は新たな技能の練習だけでなく、他者の観察を通して行われることもある。そして、この種の学びには、脳内のミラーニューロンという神経細胞が関与すると考えられている。そのはたらきによって、私たちは自分で行っていないことについても経験を得られる。

ミラーニューロンとは？

ミラーニューロンとは、自分で何かを行うときにも、同じ行為を誰かがしているのを見たときにも発火（活動）する脳細胞である。最初はサルの脳で発見されたが、その後、人間にもあることが報告されている。そうした研究の多くは機能的磁気共鳴画像法（fMRI、p.43）を利用して行われるが、脳に電極を埋め込まれた人々を対象にした研究例もある。その例では、運動の順序を組み立てる補足運動野と、記憶やナビゲーション（空間把握）を担う海馬でミラーニューロンが確認された。

どこにある？

ミラーニューロンは大脳新皮質の複数の領域と、それよりも深部に位置する海馬などの部位で見つかっている。

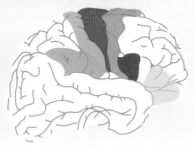

凡例

- 運動前野
- 一次運動野
- ブローカ野の一部
- 体性感覚野
- 下前頭回
- 下頭頂皮質
- 補足運動野

動作のミラーリング（模倣）

ミラーニューロンは模倣による動作の学習に関わっている、とする説がある。この考えによれば、分析を担う前頭前野などの領域から、観察した行為の目的に関する情報がミラーニューロンに送られる。次に、運動野のさまざまな領域のミラーニューロンにより、その行為のモデルが符号化され、観察者の運動プログラムの一部となる。すると、その「プログラム」は、自分で同じことをする必要が生じたときに利用できるようになるのである。

対象物のある動作・ない動作

ミラーニューロンは、顔や手足のさまざまな動きに対して、それぞれ違った反応を示す。とりわけ、目に見える対象物のある行為（果物をかじる動作など）と、対象物の見えない単なる咀嚼などの動作では、それを観察するときに活動する脳領域が異なっている。

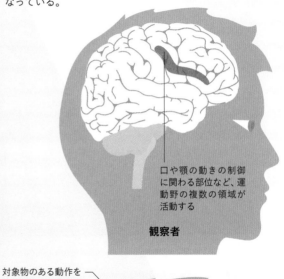

口や顎の動きの制御に関わる部位など、運動野の複数の領域が活動する

観察者

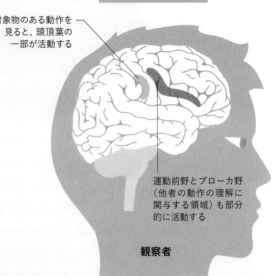

対象物のある動作を見ると、頭頂葉の一部が活動する

運動前野とブローカ野（他者の動作の理解に関与する領域）も部分的に活動する

観察者

人間以外の動物にもミラーニューロンはある?

ミラーニューロンはマカクザルの脳で最初に発見された。また、鳴禽類（スズメの仲間）など、ある種の鳥にもあることが分かっており、より最近ではラットの脳でも見つかっている。

あくびはうつる

誰かがあくびをするのを見ると、自分もしたくなる。この「あくびはうつる」という現象にも、ミラーニューロンが関わっているかもしれない。ある実験では、被験者にあくびをしている人の映像を見せ、その脳をfMRIでスキャンしたところ、右の下前頭回（ミラーニューロンがあるとされる領域）に活動が見られた。

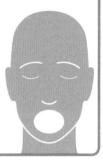

1　体の動きだけを見る
目に見える対象物のない動作（咀嚼など）を観察すると、運動前野が活動する。この領域は組み立てた動作順序を脳内で試行することに関与している。また、一次運動野の、口や顎の動きに関わる部位もはたらく。

対象物のない動作

動作の意図も理解する

同じ動作を見ても、ミラーニューロンは異なるはたらき方をする場合がある。この事実は、ミラーニューロンが行為者の意図の解読にも関わっている可能性を示唆している。たとえば、カップを持ち上げるという同じ動作を見ても、その目的が何かを飲むことである場合と片付けの場合とでは、観察者の下前頭回（周囲の物に注意を向けさせる脳領域）に生じる神経活動のレベルが変わるのである。

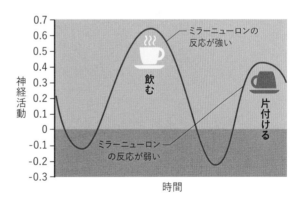

行為者の意図と観察者の神経活動
何かを飲むためにカップを持ち上げる人を見たときの方が、片付けるために同じ動作をする人を見た場合よりも、脳の活動は活発になる。その理由として、飲むことの方が片付けよりも生物学的に重要な行為であることなどが指摘されている。

2　対象物のある動作を見る
果物をかじる動作などの、対象物のある行為を観察する場合も、運動野のおおむね同じ領域が活動する。さらに、感覚情報の解釈や、体の位置に関する情報処理に関わる頭頂皮質でもミラーニューロンが発火する。

対象物のある動作

複数の**ミュージシャン**が一緒に演奏していると、神経活動の同調が起こるかもしれない

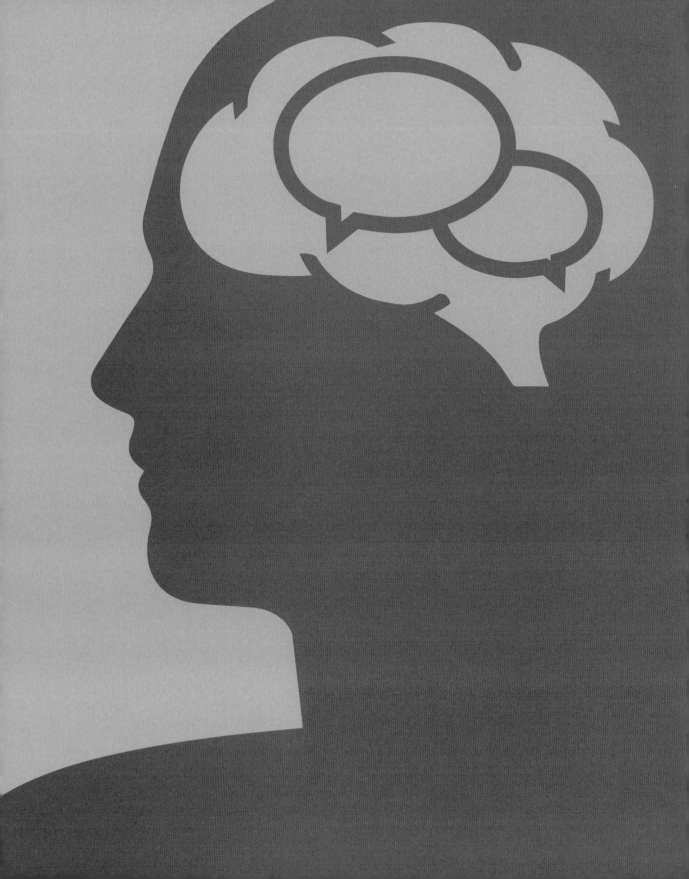

第**3**章

コミュニケーション

情動

情動とは、周囲の物事に対する生理反応である。それは経験の影響を強く受け、際立った感情となって表れる。情動は私たちを危険から遠ざけ、報酬（快楽）へと駆り立てるように進化してきた。

4つの基本的情動

自覚にのぼる情動のうち、生理的にはっきりと区別できる特徴を持つのは、怒り、恐れ、喜び、悲しみの4種類である。それらの持つさまざまな要素の組み合わせによって、私たちは多様な情動を経験する。情動とは、大まかに言えば、強さの異なるポジティブ、またはネガティブな内的体験である。さまざまな情動はそれぞれ異なる生理的変化と結びついており、それが人の行動や思考に影響する。たとえば、くつろいでいるときと恐怖を感じているときとでは物事の見方が変わる。このように生理的な状態、行動、思考が感情と対応したはたらきをすることで、私たちは周囲の出来事に合わせた行動をとれるのである。

その他のさまざまな情動

他の情動体験も4つの基本的情動から派生する。近年のある研究では、情動体験は27種類あるとされている。右にその一部を示した。ある種の情動は、たとえば、不安→恐れ→激しい恐怖といった連続的変化の中に位置づけられる。

※情動の種類をめぐっては、さまざまな説がある。

人はなぜ泣く？

人間だけが涙を流す。その確かな理由は誰にも分からない——まして、悲しみも歓喜も涙の原因となりうることを考えれば。しかし、泣くことには、自分が強い精神的苦痛を感じていることを他者に伝え、その状況にふさわしい対応を促すという対人的なはたらきがある。加えて、心を浄化する作用もある。これは、泣くことで情動に完全に身を預け、心を整理できるという精神衛生上の利点による。

情動ストレスは自律神経系の反応を数秒以内に引き起こす

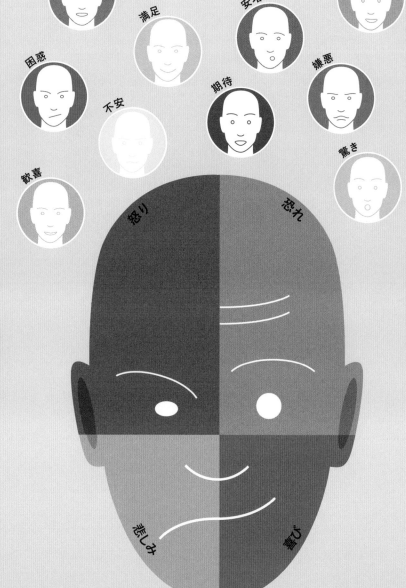

平安　忍耐　畏敬　敬愛　満足　安堵　嫌悪　困惑　不安　期待　驚き　歓喜

怒り　恐れ　悲しみ　喜び

※生体内のセロトニンの大部分は腸管に分布しており、脳にはわずかしか存在しない。確かにセロトニンニューロン系は、うつ病の治療薬の作用部位と推定されているが、喜びや悲しみなどの情動にどの程度関与しているのかは、実はまだよくわかっていない。

情動が起こるしくみ

脳は刺激に反応してホルモン分泌を変化させる。すると、それによる生理的変化が、そのときの情動に合った対応を体に準備させる。たとえば、心拍数の増減、筋肉への血流の変化、発汗は、情動の高まりに伴って起こる。そうした変化は、ときに私たちの自覚にのぼり、ますます情動が強まる原因となる。

喜びと悲しみ

セロトニン、ドーパミン、オキシトシン、エンドルフィンは、喜びの情動に大きな影響を持つ神経伝達物質である。情動は体中のさまざまな部位で感じられるものであり、その種類によって感じられる場所が異なる。右に示したのはセロトニンの作用だ。

笑うのは何のため？

笑うと心身が緩む。これには、ストレスへの生物学的反応である「闘争−逃走」反応を抑制する効果がある。

セロトニン

喜びに関わるホルモンの大部分は脳で産生される

心拍数が減る

大量のセロトニンが大腸で産生される

幸福感は全身で感じられると報告されている

脳でのセロトニンのはたらきが弱い

首や胸のあたりの身体感覚がわずかに強まる

セロトニンの産生が少ない

手足の活力が失われたように感じる

喜び

悲しみ

凡例
○ ポジティブな情動を感じる場所
● ネガティブな情動を感じる場所

無意識の情動

闘争−逃走反応のような無意識の原始的反応では、速さが決定的な意味を持つ。感情に訴える刺激が意識的に知覚する間もないほど突然に現れると、情動反応と扁桃体の興奮につながる。こうした最初の反応は、後続の大脳皮質での情報処理をも左右する。扁桃体は情動の記憶に関与しており、そうした記憶は将来何らかのきっかけで自動的に呼び起こされる可能性がある。

感覚野
感覚野に届いた感覚情報は、さまざまな処理を経て意識的に知覚され、蓄積された情報と統合される。この処理は時間を要する。

海馬
海馬は知覚された情報を保存し、また、現在受けている信号を過去の記憶に照らして、情動反応を調整する。

正確・丁寧な処理の経路

視床
入力された情報は、すばやく評価して対応するために扁桃体に送られるとともに、大脳皮質の各領域にも送られて意識にのぼる。

応急的処理の経路

扁桃体
扁桃体は、入力された情報の内容から情動面での重要性を即座に評価し、迅速に行動できるよう、他の部位へと速やかに信号を送る。

視床下部
視床下部は扁桃体からの信号を受け、ホルモン分泌を変化させて自律神経系にはたらきかける。これにより、体は情動刺激への対応を準備する。

意識と無意識の経路

情動の意識的処理は、感覚情報を貯蔵された記憶や筋道立った状況評価と統合することによって行われる。これは、いわば「正確・丁寧な処理の経路」だ。一方、「応急的処理の経路」とでも呼ぶべき無意識の反応は、それよりもはるかに性急である。情動の意識的調整においては、前頭前野の担う役割が大きい。

恐れと怒り

恐れや怒りを感じると、体はホルモンを放出して脅威に対処しようとする。現代社会では、長期的な不安が交感神経系の過活動を引き起こし、健康問題につながることもある。

闘争―逃走反応

自分を脅かすかもしれないものが目に入ると、扁桃体（情動の処理を担う脳部位）に視覚情報が送られる。そして、扁桃体からの信号を視床下部が受け、交感神経系を活性化させて、体に危険への対処を準備させる（p.13）。視床下部からの信号は脳下垂体と副腎にも送られ、それらがコルチゾールやアドレナリンなどのホルモンを分泌する。こうした経路のはたらきが合わさって、闘争―逃走反応が起こり、体は脅威と戦うか、逃げるかの対応をとれる状態になる。

危険への反応経路

危険を知らせる信号は視床と扁桃体に届く。視床下部がその情報を受けて、闘争―逃走ホルモンの生成を体に促す。加えて、大脳新皮質を経由する、意識的処理の経路でも状況が評価される（p.107）。

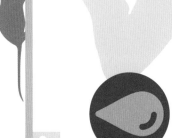

視床下部
視床
扁桃体
視覚野

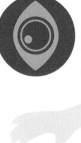

瞳孔が開く
瞳孔が広がることにより、目に入る光の量が増え、危険なものがはっきりと見えやすくなる。

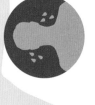

血管が収縮する
血流が皮膚の表面から、活動に必要な場所へと向けられるため、青ざめて見えることもある。

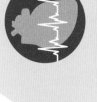

発汗が増える
汗腺がはたらき、汗が出始めるため、体を動かさなければならない場合にもいられる。

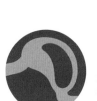

心拍数が増える
心臓の鼓動が速くなり、酸素と栄養に富んだ血液が体の必要な部分へと送られる。

呼吸が速くなる
これにより筋肉に酸素を取り入れられ、動作しやすい状態になる。一方で、過換気の症状を引き起こすこともある。

消化が抑制される
エネルギーを浪費しないように、消化が抑制される。極端な場合、未消化の食べ物を排出するために、嘔吐を起こすこともある。

筋肉が緊張する
腕や脚や肩の筋肉が、動作に備えて硬くなる。ピリピリとした落ち着かない感じになることもある。

唾液の分泌が減る
恐怖を感じると唾液の分泌が少なくなり、口の中が乾く。

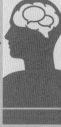

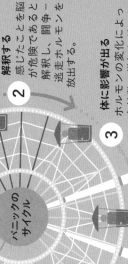

4%
世界人口に占めるクモ恐怖症者の割合

免疫系の活動が減少する

感染症への対応はさしあたり重要ではないため、免疫系が活動を休止してエネルギーを節約する。

血糖値が急上昇する

肝臓に貯蔵された糖が放出され、活動に必要なエネルギーが筋肉に取り入れられる。脂肪の蓄えも同様に利用される。

筋肉への血流が増える

血液が筋肉に栄養素と酸素を運び、危険に対して戦うか逃げるかの対応を準備させる。

膀胱の筋肉が緩む

尿意をもよおす。排尿により、余分な重さを取り除き、体を軽く機敏にする効果がある。

パニック発作

パニック発作は恐れや不安に対する身体的反応である。心臓の激しい鼓動、胸の痛み、速く速い呼吸、発汗といった症状が起こる。患者は最初、自分が心臓発作を起こすのではないかと思うこともある。発作のサイクルを断ち切るための第一歩は、パニック発作が起きていると自覚することである。

パニックのサイクル

きっかけ

1 パニック発作は恐怖症など、単一のきっかけを持つ場合もあれば、ストレスや不安が募っていく中で、前兆なく始まることもある。

2 危険であると解釈する
感じたことを脳が危険であると解釈し、闘争－逃走ホルモンを放出する。

3 体に影響が出る
ホルモンの変化によって、心拍数の増加などによる身体感覚が起こる。

4 不安が増大する
きっかけが分からず、症状の原因も定かでないため、不安が増していく。

5 症状が悪化する
さらにホルモンが放出されて、症状が悪化し、不安もいっそう高まる。

6 パニック発作
そのまま症状が悪化していくとパニック、時には本格的なパニックに陥る。患者は自分が死ぬのではないかと思うこともある。

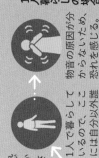

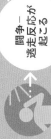

恐れと怒りの分かれ目

恐れと怒りに対する体の反応は似ている。恐れと怒り、どちらを感じるかを決めるのは、主に自分の抱いた感覚に対する解釈の仕方である。ある理論によれば、嫌な出来事がなぜ起きたのか、そして誰の責任であるのかが分かっていると、人は怒りを感じる。それに対して、原因が分からなかったり、手に負えないような問題だったりすると、恐れを感じるという。

状況がカギとなる

ある刺激に対して、私たちが恐れと怒りのどちらで反応するかは、それが起きた状況に左右されることが多い。

夜中に下の階で大きな音がして目が覚めた。

闘争－逃走反応が起こる

一人暮らしの場合
1人で暮らしているので、ここには自分以外には誰もいないはず。→ 物音の原因が分からないため、恐れを感じる。

同居人がいる場合
出かけていた同居人が帰ってきたのだと気づく。→ 自分に配慮に欠けた行動に、怒っているのだと解釈する。

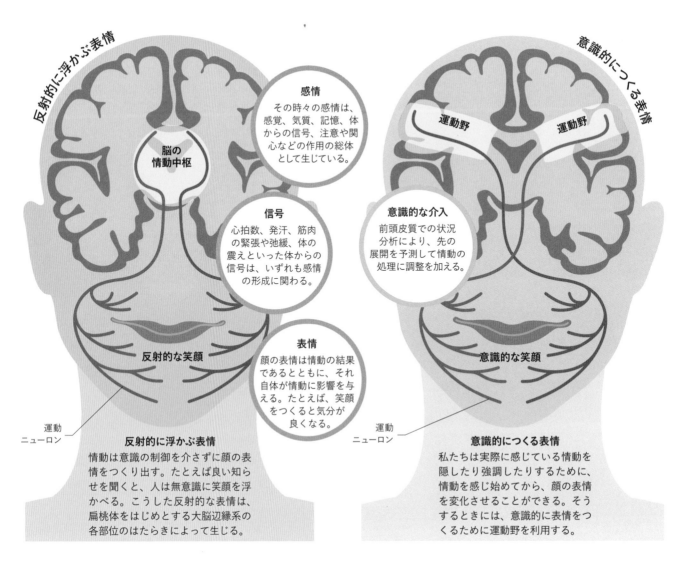

感情
その時々の感情は、感覚、気質、記憶、体からの信号、注意や関心などの作用の総体として生じている。

信号
心拍数、発汗、筋肉の緊張や弛緩、体の震えといった体からの信号は、いずれも感情の形成に関わる。

意識的な介入
前頭皮質での状況分析により、先の展開を予測して情動の処理に調整を加える。

脳の情動中枢

運動野　運動野

反射的な笑顔

表情
顔の表情は情動の結果であるとともに、それ自体が情動に影響を与える。たとえば、笑顔をつくると気分が良くなる。

意識的な笑顔

運動ニューロン

運動ニューロン

反射的に浮かぶ表情
情動は意識の制御を介さずに顔の表情をつくり出す。たとえば良い知らせを聞くと、人は無意識に笑顔を浮かべる。こうした反射的な表情は、扁桃体をはじめとする大脳辺縁系の各部位のはたらきによって生じる。

意識的につくる表情
私たちは実際に感じている情動を隠したり強調したりするために、情動を感じ始めてから、顔の表情を変化させることができる。そうするときには、意識的に表情をつくるために運動野を利用する。

反射的表情と意識的表情
顔の表情は、反射的か意識的かにかかわらず、運動野のはたらきを介してつくられる。ただし、反射的に浮かぶ表情では、大脳辺縁系からの信号が前頭葉を経由せず、運動野に直接届く。また、私たちは情動に対する身体的反応も意識的に修正することができる。

情動はどのように生じるか

情動反応は複雑で変化に富んでおり、刺激に対するすばやい本能的反応と、細かい分析との相互作用の中で生じる。本能的反応は鍵刺激（動物の生得的な行動を起こさせる色、音、においなど）への最善の対応として進化してきた。そうした刺激が意識にのぼると、それに続いて筋道立った分析が起こる。そこから情動がどのように変化するかは、その人の気質、過去の経験、さまざまな経路で入ってくる情報に対する評価の仕方によって決まる。

意識にのぼる情動

さまざまな情動は意識にのぼり、ポジティブかネガティブか、変わりやすいか一定であるかを問わず、私たちの生活の質に多大な影響を及ぼしている。そして、意識にのぼった感情と絶えず関わりあう無意識のプロセスもまた私たちの情動を左右する。

情動反応の展開

情動反応は時間の経過に伴って変化する。まず身を守るための反応が生じ、次いでよりしっかりと分析を加えた反応へと移り変わる。たとえば、友人が突然飛びついてきたとする。最初に感じるのは強い驚きや恐れだが、起きていることを脳が理解するにつれ、心が落ち着いてくる。この最初の段階では対象に注意が奪われ、扁桃体がすばやく反応して、意識的な脳に何が重要であるかを「推測」する準備をさせる。

凡例
- 扁桃体
- 一次視覚野
- 前頭皮質
- 紡錘状回（顔認識領域）
- 運動野
- 頭頂皮質

 0.1秒以内
扁桃体が感覚情報を受け、頭頂皮質、次いで運動野へと信号を送る。これにより、情動刺激に対して、危険から逃げるなどのすばやい反応が起こる。

 0.1〜0.2秒
信号は次に前頭葉に届く。そこで情報が意識にのぼり、適切な行動が組み立てられる。

0.35秒
前頭葉での分析を織り込んだ反応の信号を運動野が受け、適切な動作の命令を体に送る。

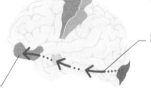
信号が運動野と頭頂皮質に届く
信号が扁桃体に届く
感覚野からの信号

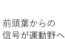
認識経路
情報が前頭葉で処理される

前頭葉からの信号が運動野へ

セロトニン ※P.107の注参照

ドーパミンやノルアドレナリンと並んで、セロトニンも気分の調整の要となる神経伝達物質である。多ければ幸せで、少ないと悲しくなる、というほど単純な話ではないが、セロトニンの減少は抑うつや不安と関連がある。多くの抗うつ薬は、脳内ではたらくセロトニンを増やすことで効果を発揮する。運動も役立つかもしれない。たとえば、速足できびきびと歩いたり、踊ったりすることで、セロトニンのはたらきは改善しうる。

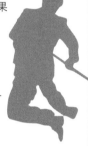

情動は伝染する——ヒトはお互いの表情を真似しあう

情動(emotion)と気分(mood)の違い

情動はふつう一時的なものであり、適応行動のきっかけとなる思考、活動、出来事によって起こる。それに対して、気分は数時間、数日、あるいは数か月と続く。たとえば、自分に声をかけるために待っていた友人を見つけて、とてもうれしくなるのは情動であり、失業した後のなかなか消えない悲しみや心配は気分である。また、気分と違って、情動はその場で表現されることが多い。

さまざまな適応行動

情動	刺激の例	適応行動の例
怒り	他者の挑発的な態度	「闘争」反応が生じ、相手を脅し圧倒するような態度や行動をとる。
恐れ	自分より腕力や権力のある相手からの脅し	「逃走」反応が生じ、相手から逃げるか、表面上は言うことを聞いてなだめる。
悲しみ	愛する人を失うこと	回顧的な精神状態で物事に消極的になり、新たな問題に出会うのを避ける。
嫌悪	不健全なもの（腐りかけの食べ物や不潔な環境など）	嫌悪行動——有害な環境からすぐに離れる。
驚き	初めて遭遇することや、予想外のこと	驚きを感じた対象に注意を集中し、対応の手がかりとなる感覚情報をできるだけ多く取り入れる。

報酬の中枢

脳の報酬系が進化してきたのは、生存に重要なものを見つけ出すうえで有用だからである。しかしそれが特定の物質などに乗っ取られると、依存症を引き起こすこともある。

報酬系のしくみ

私たちが空腹のために何かを食べたり、セックスをしたりといった生存に重要な行為をするとき、腹側被蓋野（ventral tegmental area: VTA）のニューロンがドーパミンという神経伝達物質を放出する。その投射先である側坐核という部位に大量のドーパミンが送られると、脳はその行為を繰り返すべきものだと判断する。また、前頭皮質もこのニューロンからの信号を受け、有益な行動に注意を向けるはたらきをしている。

大量のドーパミンが放出されると、脳はその行動を繰り返すべきだと判断する

注意を活動に向ける

ドーパミンニューロンが活動し、他の脳部位に信号を投射する

前頭皮質

側坐核

黒質

VTA（腹側被蓋野）

大脳辺縁系

光（視覚情報）が目に入る

感覚情報が大脳辺縁系で検知される

報酬系の回路

報酬系は中脳のVTAから始まり、大脳基底核の側坐核、そして前頭皮質へとドーパミンを投射している。この他に、黒質から大脳基底核への経路もあり、こちらは運動制御に関わっている。

1 刺激
報酬系への刺激には、外的なもの（食べ物を目にすることなど）と、内的なもの（血糖値の低下など）がある。

2 衝動
VTAから側坐核に放出されるドーパミンによって、その刺激と結びついた報酬（快楽をもたらすもの）を見つけ出し、努力してそれを得ようという衝動が起こる。

3 欲求
衝動は意識的な欲求として大脳皮質で検知されることもあるが、気づかれないままであったり、意識にのぼる欲求とは相反する力となったりする場合もある。

5 報酬
報酬により「快楽のホットスポット」と呼ばれる複数の脳部位からオピオイド様の神経伝達物質が放出され、快感が生じる。

6 学習
報酬が期待よりも良いものだった場合、脳内でさらにドーパミンが放出され、刺激と報酬の結びつきが強まる。

4 行動
前頭皮質の特定の部位が情報を評価し、報酬を追い求めるかどうかを判断する。その判断を受け、体が実際に報酬を得るための行動を起こす。

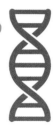

依存症

乱用薬物の多くは、報酬系内に大量のドーパミンが放出された状態をつくり出す。その量は食べ物やセックスなどの自然な報酬によるものとは比べ物にならない。このため、その薬物をさらに求める強い欲求が起こる。また、脳内のドーパミン受容体の数が減少するため、自然な報酬を得ても以前と同じようには感じられなくなる。これにより、薬物利用者は食べ物や人との関わりなどを求める気持ちを失うことになる。一方で、薬物に関連する事柄がドーパミンの放出と強く結びつき、強烈な渇望を引き起こす。たとえ本人が薬物を頭ではやめたいと思っており、すでに楽しめなくなっていたとしても。

依存症リスクの最大60%は遺伝的要因に起因する

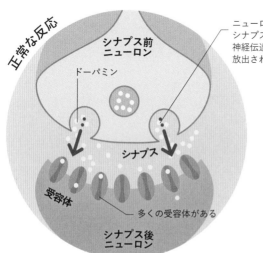

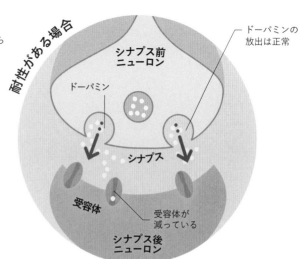

大量のドーパミンが放出される

乱用薬物にはドーパミンの放出量を増やすものや、その再取り込みを妨げるものがある。シナプスでドーパミンが増大すると脳が強く反応し、その薬物をもっと得たいという欲求が生じる。また、周辺の事柄も脳内でその薬物と結びつくため、それにふれただけで薬物への渇望が起こるようになることもある。

耐性がつくと……

過剰なドーパミンの作用を和らげるために、だんだんと脳内で受容体の数が減っていく。やがて、通常のドーパミン放出量ではほとんど効果がなくなる。薬物利用者は、薬物の効果を感じるために使用量を増やし続けなければならなくなることもあり、他の報酬に対する欲求は衰える。

ジャンクフードはどうしてこんなにおいしい？

ジャンクフードの大半は糖、塩、脂肪を多く含んでおり、それが私たちの報酬系にはたらきかける。おそらく、この性質は食べ物が不足していた時代にヒトが生き延びる助けとなっていた。

「欲する」と「好む」の違い

報酬系の回路は「快感回路」、ドーパミンは「快感物質」と呼ばれることも多いが、この表現は正確ではない。側坐核にドーパミンが放出されると、報酬を強く「欲する」気持ちが起こるが、依存症患者が薬物の作用を好んでいなくても（そこに快感がなくても）、それに対する強い渇望を覚えることは珍しくない。快感をもたらすのはドーパミンよりも、オピオイドやエンドカンナビノイドなどの物質である可能性が高いのである。

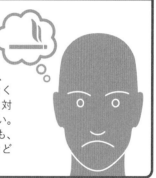

セックスと愛

生殖行動は私たちが遺伝子を継承していくうえでの根幹的要素である。このプロセスに伴って生じ、それを加速させる複数の情動が進化しており、それらは合わさって時に愛という感情を生み出す。

※性愛に関与するホルモンや神経伝達物質の研究は盛んだが、まだ結論の出ていないことも多い。顔の対称性と性的魅力との関係についても、なお議論が続いている。

愛を構成する3要素

愛と性行動には3つの基本的な要素がある。それは、恋愛感情、愛着、性欲である。この3つはそれぞれ生じる期間も、関与する脳領域も異なっており、一連の化学物質（神経伝達物質とホルモン）をメッセンジャーとして利用する。性欲と恋愛感情は密接に結びついており、どちらも一時的なもので、比較的短期間におさまる。関係が続いていくためには、その中で深い愛着（アタッチメント。安心感をもたらす情緒的な結びつき）が生じなければならない。愛着により、脳に長期的な変化が起こる。

凡例
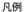
- 前頭前野
- 視床下部
- 脳下垂体

性と愛に関与する脳領域

視床下部と脳下垂体は、ホルモンに導かれる初期の関係形成の段階を司る。その後、前頭前野が愛着に関わる情動制御を担う。

愛のホルモン

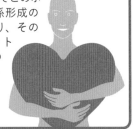

視床下部で合成されるオキシトシンは、哺乳動物の陣痛を誘発するホルモンであることが昔から知られていた。やがてこのホルモンは、母子の関係形成の要（かなめ）であることが分かり、その後さらに、性的パートナーとの関係や、その他の人間関係における長期的な愛着形成にも中心的役割を担うことが明らかになった。

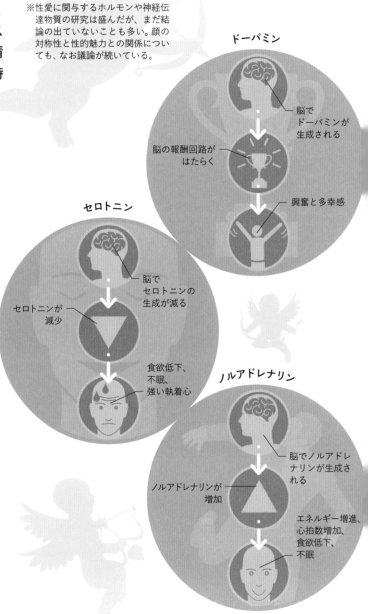

ドーパミン
- 脳でドーパミンが生成される
- 脳の報酬回路がはたらく
- 興奮と多幸感

セロトニン
- 脳でセロトニンの生成が減る
- セロトニンが減少
- 食欲低下、不眠、強い執着心

ノルアドレナリン
- 脳でノルアドレナリンが生成される
- ノルアドレナリンが増加
- エネルギー増進、心拍数増加、食欲低下、不眠

恋愛感情

化学的伝達物質であるドーパミンとノルアドレナリンが急激に増え、セロトニンが減少することにより、切迫した恋愛感情が起こる。胸の鼓動が高まり、手は汗ばみ、食欲が減る——そんな高揚した状態で、私たちは恋する相手をいつも思い、一緒にいたいと切望するようになる。

オキシトシンは脳内の恐れの中枢の活動を抑制する

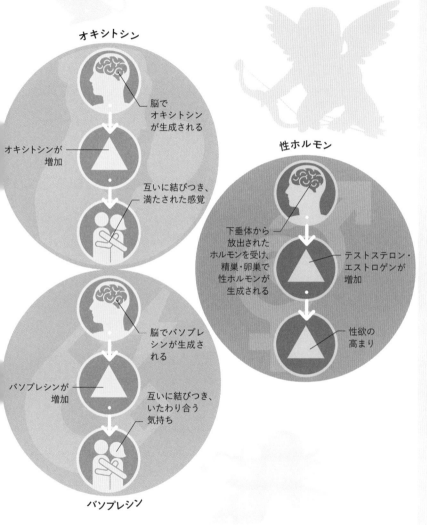

オキシトシン

脳でオキシトシンが生成される

オキシトシンが増加

互いに結びつき、満たされた感覚

性ホルモン

下垂体から放出されたホルモンを受け、精巣・卵巣で性ホルモンが生成される

テストステロン・エストロゲンが増加

性欲の高まり

バソプレシン

脳でバソプレシンが生成される

バソプレシンが増加

互いに結びつき、いたわり合う気持ち

愛着
オキシトシンとバソプレシンには複数の作用がある。これらのホルモンは、愛する人を守り、その欲求を満たそうという気持ちを強める。また、相手との長期的な関係形成を促進するが、それ以外の人への不信感を高めることもある。

性欲
性欲は肉体関係を求める原始的な衝動で、男性ではテストステロン、女性ではエストロゲンが原動力となる。これらの性ホルモンは性欲を高めるが、他のホルモンのはたらきが伴わなければ、持続的な関係を生み出す力にはならない。

顔の対称性
顔はその人の印象を決定づける要素である。ヒトとサルは左右対称の顔を好む。対称性は健康と遺伝的健全性を示すサインの1つだからだ。また、さまざまな生物において、顔の好みには性的二形性が表れる（オスはメスの顔を、メスはオスの顔を好む）。そしてこれらの要素は絡み合っている。対称性が高い顔の方が、女性らしさ・男性らしさが強く感じられるのである。

凡例
● 対称性の高い顔　● 対称性の低い顔

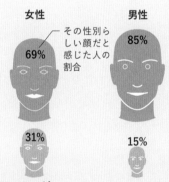

女性　69%　**男性**　85%

その性別らしい顔だと感じた人の割合

31%　15%

ヨーロッパ人
対称性の高い顔・低い顔をそれぞれ合成し、評価させたところ、ヨーロッパ人の被験者は対称性の高い顔の方が女性らしさ・男性らしさが感じられると答えた。

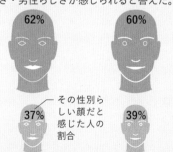

62%　60%

37%　39%

その性別らしい顔だと感じた人の割合

ハッザ族
タンザニアの先住民ハッザ族にも同じ傾向が見られた。このことは、対称性と魅力との結びつきの普遍性を示唆している。

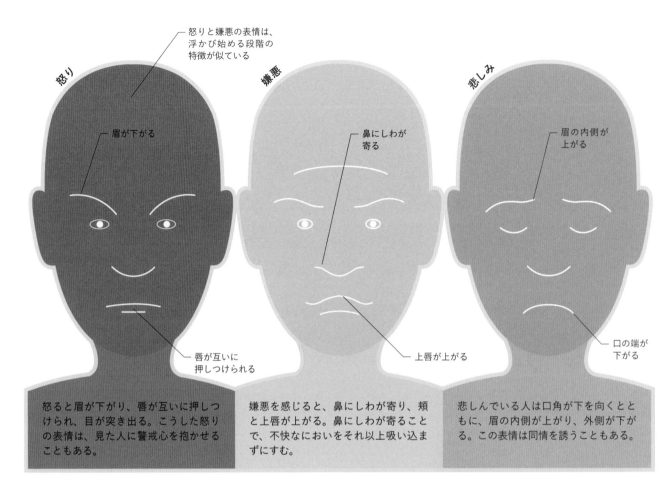

怒り

怒りと嫌悪の表情は、浮かび始める段階の特徴が似ている

眉が下がる

唇が互いに押しつけられる

怒ると眉が下がり、唇が互いに押しつけられ、目が突き出る。こうした怒りの表情は、見た人に警戒心を抱かせることもある。

嫌悪

鼻にしわが寄る

上唇が上がる

嫌悪を感じると、鼻にしわが寄り、頬と上唇が上がる。鼻にしわが寄ることで、不快なにおいをそれ以上吸い込まずにすむ。

悲しみ

眉の内側が上がる

口の端が下がる

悲しんでいる人は口角が下を向くとともに、眉の内側が上がり、外側が下がる。この表情は同情を誘うこともある。

6つの普遍的表情

心理学では、6つの普遍的な情動が特定されている。それは、怒り、嫌悪、悲しみ、喜び、恐れ、驚きである。3原色の配合からすべての色が生まれるように、この6つの組み合わせによって私たちの経験するさまざまな情動が生じている。6つの情動には、それぞれと結びついた特有の顔の表情があり、それらはどの文化でもおおむね同じである。表情を生み出すのは、ある程度は生物学的要因であり、またある程度は社会的要因でもある。たとえば、驚きや恐れを感じたときに目を見開くのは、取り入れる光を増やして状況をよく確認するためである。他方で表情には、同種の仲間に対して社会的な合図を伝えるように進化してきた側面もある。

表情

表情は情動の延長にある。私たちは自分の表情を通して他者に感情を伝え、周りの人の表情から思考や感情を推測している。心理学では、6つの普遍的な情動と、それぞれに結びついた表情があると考えている。

微表情

微表情とは、本人が意図しない、ごくわずかな顔の表情で、周りからはかろうじて気づける程度であることが多い。それは0.5秒以下で消えてしまうものであり、こうした「情動漏洩」が自分の本心を暴露しているとは、本人には分からないかもしれない。

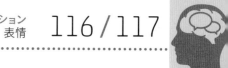

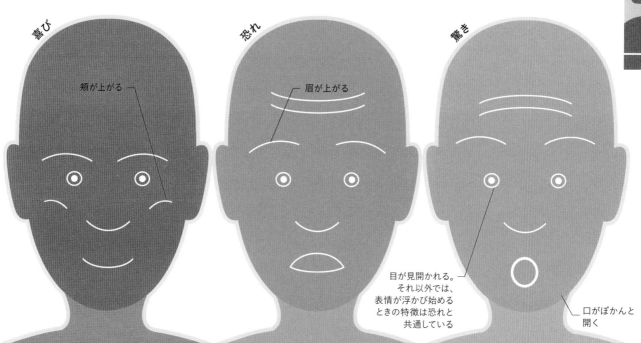

喜び

頬が上がる

喜びを感じている人は、口角と頬が上がり、目の下にしわが浮かぶ。そして、目は「輝いている」ように見える。

恐れ

眉が上がる

恐れの表情は特徴的で、眉が上がり、目は見開かれ、思わず口が開く。これを見た周囲の人には、強い警戒心が湧く。

驚き

目が見開かれる。それ以外では、表情が浮かび始めるときの特徴は恐れと共通している

口がぽかんと開く

驚いたとき、人はパッと目を見開き、眉を弓なりに吊り上げる。下あごが落ちて、口はぽかんと開いた状態になる。

2種類の笑顔

笑顔にはポジティブな気分を偽りなく表現するものと、社交上の理由で意識的につくられるものがある。本当の笑顔は、社交的な笑顔とは異なる筋肉群によって無意識に生じる。どちらの笑顔でも口が広がり口角が上を向くが、本当の笑顔では、頬を上げる筋肉群が収縮し、目の周りに小じわができる。意識的な笑顔は、そのなりたちに細かなバリエーションがあり、さまざまな社会的相互作用（人と人とのやり取り）の中で利用されている。関係形成に役立つ笑顔もあるが、自分の優位な立場を示すためのものもあり、決まり悪さを隠すために笑う人もいる。

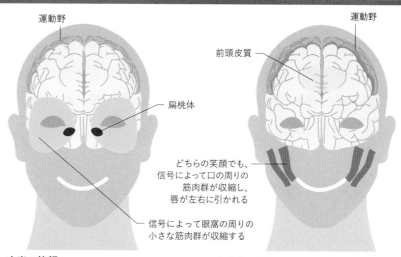

運動野

扁桃体

信号によって眼窩の周りの小さな筋肉群が収縮する

運動野

前頭皮質

どちらの笑顔でも、信号によって口の周りの筋肉群が収縮し、唇が左右に引かれる

本当の笑顔
本当の笑顔をつくる筋肉群の収縮は、扁桃体をはじめとする情動の中枢のはたらきにより、通常は無意識に起こる。

意識的な笑顔
意識的・社交的な笑顔では、前頭皮質の活動と運動野からの信号により口の筋肉が収縮するが、目の周りの筋肉は動かせない。

ボディー
ランゲージ

ボディーランゲージとは、体の姿勢、身振り、目の動き、顔の表情などの身体的振る舞いによって、思考、意図、感情を表現する非言語コミュニケーションである。

無意識のコミュニケーション

人と人とのやり取り（社会的相互作用）においては、言葉だけでなく、絶えず複雑な非言語コミュニケーションが処理されている。そして、さまざまなボディーランゲージの多くは無意識に生じる。たとえば、目の動き、顔の表情、体の姿勢は、いずれも意識のコントロールを受けずに変化していく。そのため、これらの動作から言葉にされない思惑が明らかになることもある。また、投げキッスのように、社交上の意図をあからさまに伝えるためのボディーランゲージもある。こうしたコミュニケーションの豊かなバリエーションは全身に見られ、私たちの脳はそれを敏感に察知する。

喜び

通常の大きさ

瞳孔は通常の大きさから、状況によって収縮・散大する

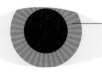

散大した瞳孔

虹彩筋の収縮により瞳孔が開く

瞳孔の広がり

瞳孔は頻繁に大きさが変わり、それによってさまざまな事柄を伝えうる。たとえば、瞳孔の散大は驚きや関心の表れである可能性がある。逆に、その収縮は怒りなどのネガティブな情動によって起こることがある。

攻撃的

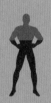

コミュニケーションの50%以上はボディーランゲージによるものである

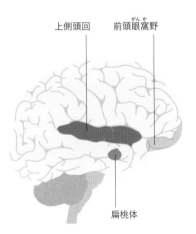

上側頭回　前頭眼窩野（がんか）

扁桃体

脳内の処理

ボディーランゲージの処理にはいくつかの領域が関わっている。情動に関する情報を受ける扁桃体、人の動作を見たときに反応する上側頭回の一部、意味の分析を担う前頭眼窩野などである。また、他者の動作を目にするときには、ミラーニューロン（pp.102–03）という特殊な細胞も活動する。

身振りの意味は世界共通？

共通ではない。多くの身振りはそれぞれの文化に固有のものである。手を使った単純な身振り1つをとっても、社会によって意味が異なることがある。

悲しみ

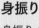

顔の表情
顔の表情はその人の抱く情動について多くを物語る (pp.116–17)。とくに目と口は強い情動に無意識に反応して変化するが、人はそれを隠すために意識的に表情を変えることもできる。

防衛的

体の姿勢
攻撃的な姿勢は一般に、その人の体を大きく見せる。たとえば、腕を伸ばす、脚を大きく開く、胸を突き出す、といったかたちで。こうした姿勢は他者のパーソナルスペース (その人が心理的安心感を保てる距離) に侵入するときにも使われる。反対に、防衛的な姿勢は閉じたものであり、腕組みなどがその典型である。

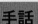

身振り

身振り (ジェスチャー) とは、何らかの意味を伝えるための体の動きである。ボディーランゲージの大半は無意識に生じるが、身振りはそれらよりも意識的にコントロールできる。身振りの種類には、記号的 (慣習的な動作での表現)、直示的 (何かを指し示す動作)、単純動作 (拍子をとるような動き)、語彙的 (映像的描写) の4つがある。これらは、言葉の代わりに使われたり、話しながらその内容を強調するために示されたりする。研究者によっては、身振りがだんだんと複雑になっていき、それが現在のヒトの特徴である言語へと発展したと考えている者もいる。

身振りの種類

記号的 (Symbolic)
そのまま言葉に置き換えられる身振り。たとえば、手を振るのは「こんにちは」、親指と人差し指で輪をつくれば「OK」など。ある1つの文化の中では広く共有されていても、別の文化の人々には伝わらないこともある。

直示的 (Deictic)
具体的な物、人、あるいはもっと漠然としたものを指などで指し示す身振り。身振りのみで、または言葉とともに使われる。指示代名詞のようにはたらき、「これ」「あれ」などを意味する。

単純動作 (Motor)
発話のパターンと結びついた短い身振り。たとえば、話のタイミングに合わせて手を動かすことなどで、強調のために使われる。身振りそのものに意味はなく、発話が伴わなければ無意味な動作となる。

語彙的 (Lexical)
動作、人、物などを描写する身振り。ボールを投げる話を伝えるときに、投げる真似をしたり、物の大きさを手で「このくらい」と示したりすること。話しながら行われることが多いが、身振り自体が意味を持っている。

手話

手話は複雑に発展したボディーランゲージの一種だと思われるかもしれないが、むしろ話すこととの共通点が多い。研究によれば、手話をしている人の脳では、話すときと同じ領域 (右記) が活動する。手話には文法があり、1つひとつの手振りに具体的な意味があるが、ボディーランゲージは大まかな意味しか伝えない。

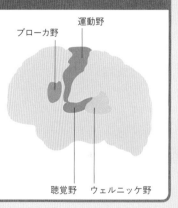

ブローカ野　運動野
聴覚野　ウェルニッケ野

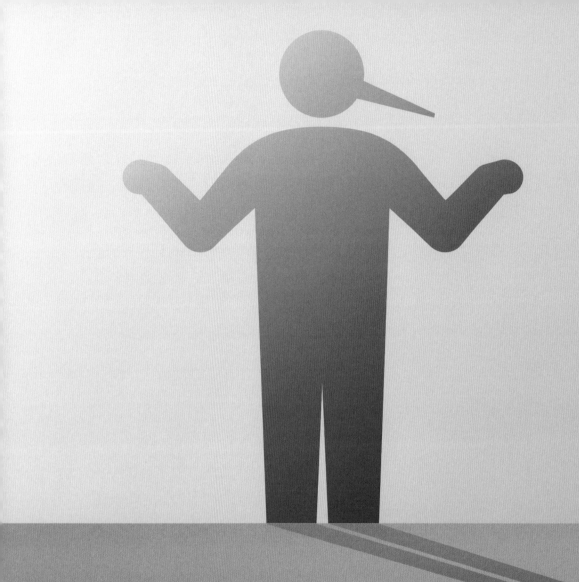

嘘を見抜く方法

真実と嘘を見極めるうえで重要なポイントの1つは、相手をよく
知っており、その振る舞いにいつもと違う点があるかどうかを判
断できることだ。では、自信に満ちた口のうまい人物、とりわけ
面識のない相手の嘘を見抜くのは難しいのだろうか。

一言で言えば、難しい。目をそらして視線を合わせない、腕を組んだりほどいたりする、肩をすくめる、手足をそわそわと動かす、といった振る舞いは、嘘をついている人間の特徴だと昔から言われる。しかし、科学的研究はそれを裏づけていない。正直者の中には、普段から神経質で、そわそわと体を動かしがちな人もいる。あるいは、誠実に対応しようと努めるがゆえに、そうした振る舞いをする人もいる。

脈拍や呼吸数、血圧、発汗などを記録するポリグラフ（嘘発見器）による計測も、手放しでは信用できないことが分かっている。その原因の1つは、この機械を使うことによるストレスである。潔白だが不安の強い人が嘘をついていると判定されうる反面、冷静で人をだますことに長けた人物は、簡単に検査を通過してしまう。

話し方に表れる手がかり

話し方から判断する方がいくらか確度が高いかもしれない。口ごもる、同じ語句を繰り返す、言葉を途中で切りながら話す、声色や話す速さが変わる、あいまいに話す、本題を避けてどうでもいい細部を説明する、などはいずれも、脳に「考える猶予」を与えながら、どの嘘が一番もっともらしいかを判断する手段である。これはとくに、長年嘘をつき続けている人間に当てはまる。そうした人は、過去に語ったたくさんの嘘が複雑に絡まり合っていく中で、矛盾したことを言わないように、記憶をたどる必要があるからだ。

もっと信頼性の高い方法としてfMRI（p.43）による脳スキャンがあるが、これを使うには相手に全面的に協力してもらう必要がある。嘘をつくと

きには、いくつかの脳部位の活動が増すため、スキャンを行えば画面上でそれが確認できる。活動が増すのは、前頭前野、頭頂皮質、前帯状皮質、尾状核、視床、扁桃体などである。ただし偽陽性、すなわち、嘘をついていない人も嘘をついたと判断する可能性もあるために、実用化されていない。

まとめると、以下のことが言える。
- よく知らない人間の言葉を判断するときは、十分に注意する必要がある。
- そわそわしている、視線を合わせない、といった古典的な手がかりを判断根拠にしてはいけない。
- 口ごもる、同じ語句を繰り返す、などの話し方の特徴の方が、いくらか信頼に足る証拠となりうる。
- 多くの研究では、単なる「直感」は嘘を見抜くうえで、他の大半の手段と同等の成功率であった。

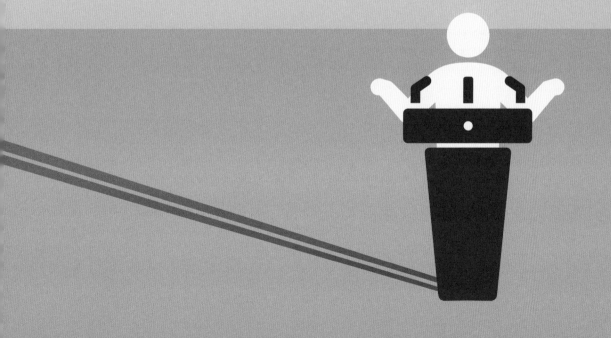

道徳心

通常の環境で生きていれば、大半の人には直感的な善悪の分別が養われる。道徳心は理性と情動の結びつきから生じており、ある程度は生得的なものであると考えられる。

※近年、fMRIを用いて人のモラルや良心に関連する脳機能を明らかにしようとする研究が盛んであるが、実験条件によってさまざまな結果が得られており、その解釈には慎重さが求められる。ここに述べられている各脳部位の関与も仮説の1つにすぎないことを断っておきたい。

善悪の感覚はどこからくるのか？

あらゆる文化には、共有された倫理観に基づく社会規範があり、それが社会の結束を可能にしている。善悪に関わる意思決定をするとき、脳内では2つのシステムがはたらく。1つ目の「理性」のシステムは、とりうる複数の選択肢の利点と欠点を意識的に検討する。もう1つのシステムは、情動に基づき、直感的に善悪をすばやく判断する。この理性と情動のシステムの相互作用は複雑だが、善悪の絡む難題に取り組むときに生じる脳活動の研究によって、主要な役割を担う脳領域が特定されてきている。

善悪の判断

意思決定において、情動はきわめて重要な役割を果たす。善悪に関する事柄の検討には、情動体験に関わる脳領域と、事実を認識し、とりうる行動とその結果を考慮する脳領域とが協調してはたらく。

凡例

 理性の回路

 情動の回路

頭頂葉

大脳皮質の一部であり、作業記憶や認知制御に関与する。相手のした行為が攻撃的かどうか、特定の社会的背景が行動にどう影響しているか、といった社会的シグナルの感知に必要な情報を送り、他者の考えや意図を理解する助けとなる。

背外側前頭前野

この領域は理性と情動の情報を統合する。また、記憶などを利用した認知的処理によって解決すべき複雑な倫理的問題を扱う際に、腹内側前頭前野の影響を緩和し、情動の作用を抑制している可能性がある。

扁桃体

後上側頭溝

この皮質領域は頭頂葉とともにはたらき、善悪に関する直感を導く情報をもたらしたり、他者の考えを判断したりして、それらの情報を起こりうる行動の結果と統合する。また、相手が嘘をついているかどうかの評価にも関わる。

脳の外側

側頭極

側頭極は対人交流における情報処理（顔の認識や他者の精神状態の理解など）と、情動の処理の両方に関わっている。また、複雑な知覚入力と直感的な情動反応の統合にも関与している可能性がある。

腹内側前頭前野

理性的な善悪の判断に、情動反応によるバイアスを加えるうえで重要な部位。サイコパスの脳では、この領域と、扁桃体および報酬系の回路との連絡に障害がある。

利他主義

利他とは、自らの犠牲や危険を顧みず、他者のために行動することである。そこには他者の苦痛への共感があり、それによって相手を助ける行動が起こる。これには特有のプロセスがある。fMRIによる脳スキャンを使った研究によれば、利他的行為をすると、脳の報酬系の回路（pp.112-13）がはたらいてその行動が強化されるとともに、精神的な不快感が鎮まる。無私の行為はヒトの特質であり、行為者自身が危険にさらされることを考えれば、進化における謎でもある。

サイコパシー

サイコパス（精神病質者）は善悪を理解できるため、通常の社会的相互作用（人とのやり取り）を模倣することもできる。そのため、非道な行いをしていても、周りからはなかなか勘づかれない。こうした性格の原因として考えられるのは、合理的な意思決定を担う脳領域と情動の領域との連絡が断たれており、自分の行動がもたらす悲惨な結果が理解できないことである。

他者の情動を
模倣する

後帯状皮質

この領域は環境が変化したり、自分自身について考えたりするときに活動する。また、他者の精神状態に関する直感を統合する中枢としてはたらき、攻撃的行為の深刻さや、それに対する適切な対応の判断にも関わっている可能性がある。

側坐核

内側前頭回

意思決定をしたり、複数の候補から1つの行為を選択したりする際にはたらく脳領域。とくに、複数の選択肢の間で葛藤が生じた際に重要な役割を担う。

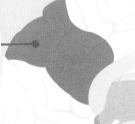

脳の内側

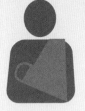

偶然の事故で負傷する人を見ると、観察者の脳にも自分が痛みを受けるのと同じような活動が起こるかもしれない

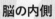

眼窩前頭前野

眼窩前頭前野は善悪と関わりのある状況を見たときに活動する領域であり、情動刺激を処理する。目にした行為に対する公正な賞罰の判断と、情動に基づく倫理的選択を助ける。

脳損傷は道徳心に影響する？

損傷を受けた領域による。たとえば、情動と倫理的選択を結びつける脳領域に損傷を負った人は「血も涙もない」と言われるような行動をとるようになることがある。

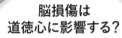

言語の学習プロセス

ヒトの脳には言語の専門領域がある。赤ん坊は言葉を学び始められる状態で生まれてきて、脳の言語領域のはたらきと、1人ひとり異なる経験とが互いに影響しあう中でそれを身につけていく。また、言葉を学ぶためには他者との交流も欠かせない。

話すことを学ぶ

ヒトには生まれつき顔を見ることを好む性質があるため、新生児は自分に話しかける人に自然と注意を向ける。やがて、相手と目を合わせ、その人の視線の先を追うことにより、耳にした言葉と話題になっている物事を結びつけられるようになる。乳幼児は新たな言葉を覚えるにつれ、1つの言葉をいろいろなものの呼称に使う「過剰拡張」と呼ばれる間違いをするようになる。たとえば、小さくて黒っぽいものはなんでも「ハエ」と呼ぶようになったりする。

話せるようになるまでのプロセス

言葉の習得にかかる期間は1人ひとり少しずつ異なるが、その過程ではすべての子どもがおおむね同じ順番で、いくつかの主要な段階を通過する。クーイングや喃語にはじまり、最初の言葉へと発展し、最終的には完全な文で話せるようになる。

※母語の習得には言語による違いや個人差がある。下記は英語の一般的な獲得過程。

	生まれる前	4か月まで	4か月	5か月	6か月ごろ	6〜8か月まで	9〜10か月	10〜11か月
発話		クーイング(「あー」「うー」といった母音のみの発声)を6週目ごろから発する。	最初の子音("c"や"g"の音)を発する。 笑い始める。			喃語(「ばば」「がが」など、子音と母音の組み合わせを含む音節)を発する。	音声に抑揚がつき始める。使える子音の種類が増える(「まま」「だだ」など。言葉にはならない)。	意味のある最初の言葉を発する。
理解	母親が発する声を他の音より好む。			母音と子音を区別できる。	名前を呼ばれると反応する。	物や人を表すいくつかのよく使われる言葉を理解する。		**10〜12か月** 簡単な指示を理解する(「そのボールをとって」など)。
準備		顔を見ることを好む(生まれたときから)。	咽喉の構造が変化し、言語音を出せるようになる(それ以前は、乳を飲みながら呼吸できる構造が発話の妨げとなる)。		養育者の視線を追い、耳にする言葉と自分が見ているものとを結びつけるようになる。		指さしの意味を理解し始める。	**10〜12か月** 脳の左半球に言語専門領域ができる。

月齢

10〜12か月

バイリンガルの脳

バイリンガルの脳では、2つの言語が注意力を「奪いあう」現象が起こるため、不要な情報を無視する訓練が無意識に行われる。研究によれば2言語を使う人は、単一言語の使用者よりもそうした能力に優れている。第二言語を母語と同レベルに習得する力は、通常4歳ごろを過ぎると失われていくとする説もある。とくに発音についてそれが言える。

バイリンガルの脳では高齢になっても白質があまり失われない

右半球

活動する灰白質の領域

左半球

2言語使用に関わる領域
バイリンガルの人が言語を切り替えるときには、上図に青色で示した灰白質の領域が活動するという研究がある。

アルコールで第二言語が流暢に？

第二言語学習者を対象としたある研究で、アルコールの摂取により、自意識が抑制され、話し方や発音が改善されるかどうかを調べた。結果、一定の量までなら効果があった――しかし、飲み過ぎると急速に話す力が下がってしまった。

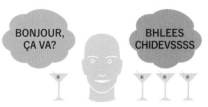

BONJOUR, ÇA VA?

BHLEES CHIDEVSSSS

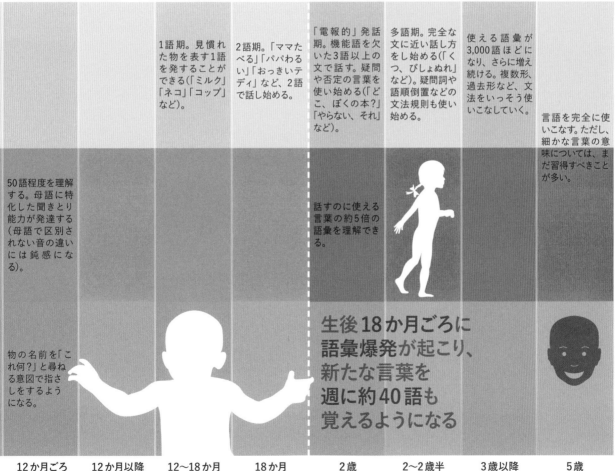

1語期。見慣れた物を表す1語を発することができる（「ミルク」「ネコ」「コップ」など）。

2語期。「ママたべる」「パパわるい」「おっきいテディ」など、2語で話し始める。

「電報的」発話期。機能語を欠いた3語以上の文で話す。疑問や否定の言葉を使い始める（「どこ、ぼくの本？」「やらない、それ」など）。

多語期。完全な文に近い話し方をし始める（「くつ、びしょぬれ」など）。疑問詞や語順倒置などの文法規則も使い始める。

使える語彙が3,000語ほどになり、さらに増え続ける。複数形、過去形など、文法をいっそう使いこなしていく。

言語を完全に使いこなす。ただし、細かな言葉の意味については、まだ習得すべきことが多い。

50語程度を理解する。母語に特化した聞きとり能力が発達する（母語で区別されない音の違いには鈍感になる）。

話すのに使える言葉の約5倍の語彙を理解できる。

物の名前を「これ何？」と尋ねる意図で指さしをするようになる。

生後18か月ごろに語彙爆発が起こり、新たな言葉を週に約40語も覚えるようになる

| 12か月ごろ | 12か月以降 | 12〜18か月 | 18か月 | 2歳 | 2〜2歳半 | 3歳以降 | 5歳 |

年齢

言語領域

ヒトの脳には言語を専門に担ういくつかの領域があり、それらは通常左半球に位置する。こうした領域は他の動物には見られない。言葉による意思疎通という特異な能力は、進化によって生じたヒトの強みであると考えられている。

ブローカ野とウェルニッケ野

主要な2つの言語領域として、ブローカ野とウェルニッケ野がある。ブローカ野は言葉を発するための口の動き（調音）に関わる。新たな言語を学んでいる人は、母語と学習中の言葉を話すときで、それぞれブローカ野の異なる領域が活性化する。ウェルニッケ野は、見聞きした言葉の理解や、話すときの言葉の選択を担う。この領域を損傷すると、意味の通らない奇妙な話し方をするようになることがある。

運動野

運動野は言葉を話すのに必要な体の運動（舌、唇、顎の動きなど）を担う。また、体のどこかと関連する意味を持つ言葉を聞いたり話したりしたときに活動する。たとえば、ある人にとって「ダンス」という言葉は足と結びついているかもしれない。

言葉は音波となって空気を伝わる

脳損傷の言語への影響

脳に損傷を負った患者が目を覚ますと、別の言語やアクセントで話しているかのようにしゃべり方が変わっていた、という症例が報告されている。外国語様アクセント症候群はそうした疾患の1つである。このような症例は少なく、現在のところ、詳細を理解するのに十分な研究は行われていない。

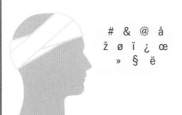

HELLO
SHWMAE   BONJOUR
ASALAAM ALAIKUM
GUTEN TAG
PRIVET   OLÁ
こんにちは
HOLA   CIAO

単純な言葉・複雑な処理
言語の処理は複雑な作業である。「こんにちは」などの単純な挨拶の言葉でさえ、調音や解読のためには、さまざまな脳領域が協調してはたらく必要がある。

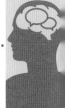

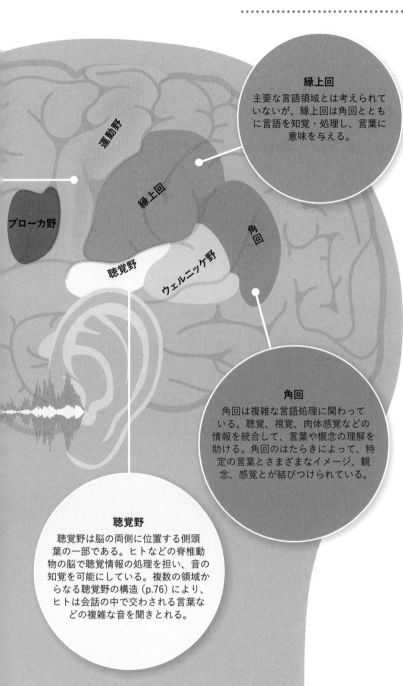

縁上回
主要な言語領域とは考えられていないが、縁上回は角回とともに言語を知覚・処理し、言葉に意味を与える。

運動野

縁上回

角回

ブローカ野

聴覚野

ウェルニッケ野

角回
角回は複雑な言語処理に関わっている。聴覚、視覚、肉体感覚などの情報を統合して、言葉や概念の理解を助ける。角回のはたらきによって、特定の言葉とさまざまなイメージ、観念、感覚とが結びつけられている。

聴覚野
聴覚野は脳の両側に位置する側頭葉の一部である。ヒトなどの脊椎動物の脳で聴覚情報の処理を担い、音の知覚を可能にしている。複数の領域からなる聴覚野の構造 (p.76) により、ヒトは会話の中で交わされる言葉などの複雑な音を聞きとれる。

世界では
約6,500種類の
言葉が話されている

失語症

失語症は、外傷、卒中、腫瘍などによる脳損傷のために、言語の理解・表出や、読み書きができなくなる疾患。症状の軽重には幅があり、さまざまなタイプがある（下表にいくつかを示した）。症名は障害の起こる脳領域や、結果として生じる話し方などをもとにつけられている。ただし、失語症による言語や読み書きへの影響は多様であり、1つのタイプや区分に収まらないものもある。

失語症のさまざまなタイプ	
タイプ	**症状**
全失語	最も重度の失語症。言語に関する知識、理解、表出が全般的に障害される。
ブローカ（運動性）失語	言葉の表出における障害。数語ずつしかしゃべれず、つっかえながらの「非流暢」な話し方になることがある。
ウェルニッケ（感覚性）失語	言葉の意味を理解できなくなる。言語表出は障害されないが、文脈にそぐわない言葉を使って、意味をなさないことを話すようになったりする。
失名辞失語	話したり書いたりするときに、適切な言葉が出てこなくなる。話の内容が不明瞭になり、非常にもどかしい思いをすることがある。
原発性進行性失語	言語に関する能力低下（障害）が徐々に進行していく。認知症などの疾患によって起こることがある。
伝導性失語	言葉の復唱に障害が起こる珍しいタイプの失語症。とくに長く複雑な句や文の復唱が困難になる。

顔の表情

私たちは会話中、絶えず表情でいろいろなことを伝えている。たとえば、話し手は眉を上げることで、伝えたい内容を強調したり、疑問があるのだと示したりする。聞き手は相手の話への興味を表情で伝える。ある研究で、人々が会話中に顔の表情を使って示す事柄の上位を調べた（右記）。

無関心・なげやり

思案中

強調

共感

疑問

説明・伝達

内的反応
（感情・評価）

「聞いています」
（興味）

凡例

● 話し手　　● 両方
● 聞き手

話し手

1　伝えたい内容
　会話の出発点になるのは、話し手が伝えたい内容と、それを伝えようという意志である。

2　組み立て
　話し手は適切な意味（語義）を持つ単語を選び、それを適切な形式・順番（構文）で組み立てて意味のある文にする。たとえば、同じ単語で構成されていても、"Would you like a drink?"（飲み物はいかがですか？）は疑問文、"You would like a drink"（飲み物が欲しいでしょう）は平叙文、"Like you drink a would" は意味をなさない文となる。言葉の選択と組み立てにおいては、ブローカ野（p.126）が主要な役割を担う。

3　調音
　組み立てられたメッセージは、運動野にコントロールされた口、舌、唇、喉の運動により、適切な抑揚を伴った言語音として表出される。

LIKE WOULD YOU
語義

WOULD YOU LIKE
構文

けっこうです

役割交代

袋小路文

前半部分から読み取れる内容が、後半に進むと覆されてしまうような文がある。たとえば「警察は事故現場にすぐさま到着したその車を取り囲んだ」という文は、警察が「到着した」のだと思って聞いていると、最後になって、到着したのは「その車」だったことが分かる。このように、意味をつかむために最初の部分を再確認しなければならないような文を袋小路文（garden path sentence）と言う。

飲み物はいかがですか？

会話

会話は話し手と聞き手の共同作業である。そこには、単に言葉を発し、理解することにとどまらない努力が伴う。私たちは役割を交代し、理解したことを相手に伝え、互いの考えを一致させながら会話している。

言葉以外のシグナル

私たちは会話の中で常に、言葉だけでなく非言語的シグナルを伝えあっている。たとえば、顔の表情によって言葉を強調したり、身振りによって視覚的に何かを伝えたりする。また、聞き手側の役割として、話を遮ったり割り込んだりすることなく、話し手の後押しをするのも非言語的シグナルである。

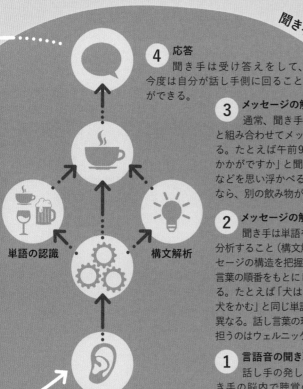

聞き手

4 応答
聞き手は受け答えをして、今度は自分が話し手側に回ることができる。

3 メッセージの解釈
通常、聞き手は自らの経験と組み合わせてメッセージを理解する。たとえば午前9時に「飲み物はいかがですか」と聞かれたら、コーヒーなどを思い浮かべるが、それが午後9時なら、別の飲み物が頭に浮かぶ。

2 メッセージの解読
聞き手は単語を認識し、その順序を分析すること（構文解析）によって、メッセージの構造を把握する。構文解析では、言葉の順番をもとにして意味が引き出される。たとえば「犬は人をかむ」は、「人は犬をかむ」と同じ単語からなるが、意味が異なる。話し言葉の理解に中心的な役割を担うのはウェルニッケ野 (p.126) である。

1 言語音の聞き取り
話し手の発した音声は、聞き手の脳内で聴覚の回路によってキャッチされる。

単語の認識　　構文解析

話すこと・聞くことのプロセス

話し手と聞き手は、一度の会話の中で何度も役割を交代する。さらに、話し手は自分の話した内容を自らチェックしながら会話している。話すことにも聞くことにも複数の段階があるが、いずれも瞬く間に起こりうるプロセスである——最短で、話すことを思いついてからそれを口にするのに0.25秒、相手の言葉を理解するのに0.5秒しかかからない。話し手が口ごもるのは、複雑な話の順序を組み立てたり、それを表出したりする際の対応が追いつかなくなるときである。

会話における非言語的要素

視線
聞き手は話し手よりも断然、相手をよく見ている。これは興味があることを伝えるためであり、そうしなければ相手は自信を持って話せなくなってしまうことが多い。逆に話し手の方は、時々しか聞き手を見ない。

身振り
私たちは手の動きによるさまざまなタイプの身振りを使っている (p.119)。たとえば、親指を立てる、指さす、といった慣習的なサインを示したり、メッセージを強調する意図を手の動きで表現したりする。

「聞いています」の合図
聞き手は非言語的な音声や身振り（「うん」と言ったり、うなずいたり）を使って、自分が話していないときにも会話に参加していることを示す。

役割交代
会話は話し手と聞き手が役割を交代しながら進めなければならない。私たちはそれを幼いころから学び始める。人はほとんど相手を遮らずに会話をするが、この役割交代にかかる時間（会話の切れ目）は一般に、わずかコンマ数秒である。

会話の中でお互いの言葉が重なる時間は全体の5%に満たない

読み書きの学習プロセス

多くの人は幼いころから読み書きを学び始める。私たちは脳の発達とともに、読み書きに関する重要な技能を身につけていく。そして大人になるまでに、平均で1分間に200語を読めるようになる。文字を読むためには、体と脳の複数の部位が協調してはたらく必要がある。たとえば、読むときにはページに書かれた言葉を目で捉えて、その内容を脳が処理しなければならない。また、書くときには脳の言語領域（pp.126–27）、視覚野、および書字に必要とされる精緻な手の動きに関わる運動野の領域がはたらく。

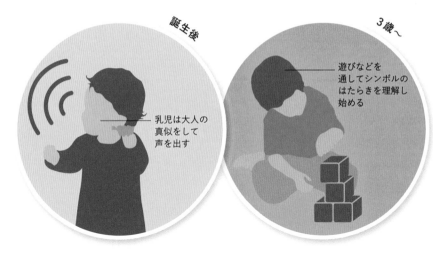

誕生後

— 乳児は大人の真似をして声を出す

3歳〜

— 遊びなどを通してシンボルのはたらきを理解し始める

1 声を出す

乳児は大人の真似をして声を発する。言葉と認識できるような音を出すことは多くないが、この行為は言語能力を発達させていくうえでの土台となる。また、周りの人の顔の表情を見て、視覚野などの脳領域で処理する。その後、周囲にあるものと、音や顔の表情との関連づけを学んでいく。

2 シンボルを認識する

この年頃の子どもは文章の中にあるシンボル（文字）の意味を理解し始める。そして、視覚野や記憶をはたらかせて、目にした文字を音に変換するようになる。成長するにつれ、そうした音と言葉の意味とが結びつき、書き言葉が言語の中に位置づけられていく。

読み書き

話すことは私たちの脳に自然と備わった機能だが、読み書きは生得の能力ではない。私たちは読み書きという複雑な技能を育てるために、乳幼児期から脳の訓練を始めなければならない。

読字障害の原因は何か？

研究によれば、読字障害の子どもは文字が表す音をうまく把握できない。しかしこの障害は、表音文字の文化圏だけでなく、表意文字を用いる文化においても報告されている。

書字障害

書字障害は明瞭な文字を書けなくなる障害。精緻な運動技能を障害するパーキンソン病などの脳疾患の症状として生じることもある。患者の書く文字は不安定・不明瞭になったり、まったく判読できないものとなったりする。

tHisIsaS eNT EncEwriT
TtENbY sOMEonEwltHdYsGRapHiA

速読者は1分間に700語以上を読むことができる

※英文の場合。和文では、2,000字／分以上。

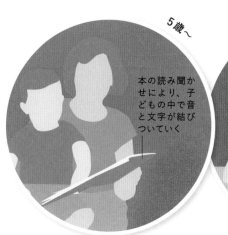

5歳〜

本の読み聞かせにより、子どもの中で音と文字が結びついていく

11歳〜

精緻な運動の技能が高まるにつれて、すらすらと文字を書けるようになっていく

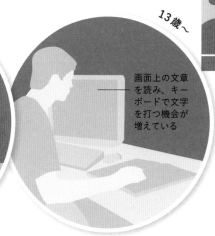

13歳〜

画面上の文章を読み、キーボードで文字を打つ機会が増えている

3 文字を読み始める

読み聞かせは子どもの読む力を向上させるのに役立つ。お話を聞くと脳の聴覚野が活動して言葉が認識され、その言葉は前頭葉で処理される。絵本を読み聞かせれば、言葉とイメージを結びつける訓練の助けになる。また、一緒に読ませることによって、子どもの語彙力と理解力を向上させられる。

4 語彙を増やす

年齢が上がるにつれ、私たちはそれまで以上にいろいろなことを経験して、新たな物事に触れ、それを学びながら語彙を増やしていく。習熟（言葉の使い方を把握すること）のためには、大脳のすべての葉（p.30）と小脳をはたらかせて、言語を適切に理解・使用できるようになる必要がある。

5 学び続ける

私たちは大人になっても読み書きの能力を磨き続ける。語彙も増え続けていく。読み書きを覚えることは、そうした継続的な学習の始まりにすぎない。言語能力を保つには脳全体がはたらく必要があり、脳の健康は読み書きの両方に欠かせない要素である。

読字障害（ディスレクシア）

読字障害はさまざまなかたちで現れる疾患であり、読む能力、書く能力、あるいはその両方に困難が生じる。多ければ人口の5人に1人が読字障害を持つ可能性があると考えられている。この疾患の神経学的原因は完全には解明されていない。研究によれば、読字障害の患者の脳では、いくつかの部位のはたらきが通常とは異なっている（右記）。通例、読字障害の子どもは読む力の改善に取り組むため、脳の発達の仕方がこの障害に影響しているのか、あるいは障害自体が脳の発達に影響を与えるのかは判断が難しい。

通常の脳における読書
ブローカ野は言葉の組み立てと調音を助ける。頭頂−側頭領域は新たな言葉の分析と理解を担う。後頭−側頭領域は言葉の組み立てを担い、意味、つづり、発音にも関わる。

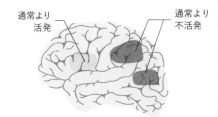

通常より活発

通常より不活発

読字障害の脳における読書
ブローカ野が言葉の組み立てと調音のために活動するが、頭頂−側頭領域と後頭−側頭領域の活動は通常よりも弱い。それを補うために、ブローカ野が過活動することもある。

凡例
- 頭頂−側頭領域
- 後頭−側頭領域
- 下前頭回（ブローカ野）

アルファベット原理

アルファベット原理とは、個々の文字や、文字のつづりのパターンが、話し言葉における特定の音と対応しているという認識である。これには2つの要素がある。

1. アルファベットの理解
言葉は文字からなり、文字は声に出して表せる音と対応しているという認識。

2. 音韻的再符号化（音声化）
書き言葉における文字の連なりのパターンが音と対応しているという理解。これにより、言葉を正しいつづりで書いたり発音したりすることができる。

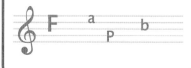

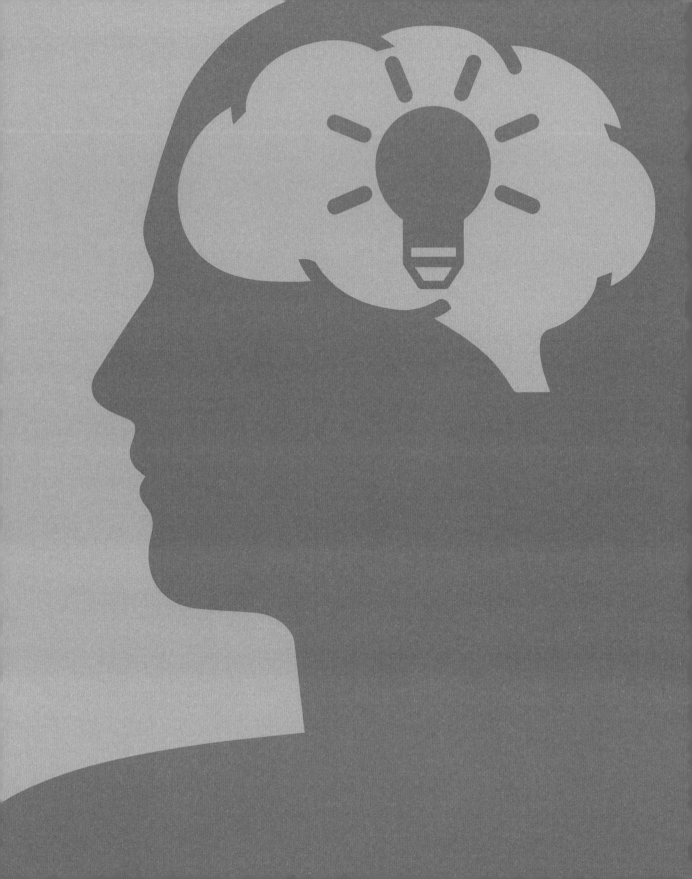

第**4**章

記憶、

学習、

思考

記憶とは何か？

記憶は経験から学ぶことを可能にするはたらきであり、個人としての私たちを形づくるものでもある。それは単独の脳機能として存在しているわけではない。さまざまな種類の記憶が、それぞれ異なる脳領域およびプロセスと結びついている。

記憶は脳全体が担う

記憶の中には、気づかないうちにはたらく無意識のプロセスもあれば、よりはっきりと意識されるもの（前日の昼に食べた物や上司の名前など）もある。これらの記憶は、それぞれ幅広い脳領域のはたらきで成り立っている。研究者たちは以前、海馬があらゆる記憶の形成に不可欠な役割を担うと考えていた。しかし現在では、それが当てはまるのはエピソード記憶だけであると考えるようになっている。その他の種類の記憶には、脳全体のさまざまな領域が関わっている。

記憶の種類

研究者たちは記憶のはたらきに関する理解を深めるために、記憶をいくつかに分類している。その多くは脳内の異なるネットワークによって生じているが、各種の記憶に関与する脳領域には重複する部分も多い。

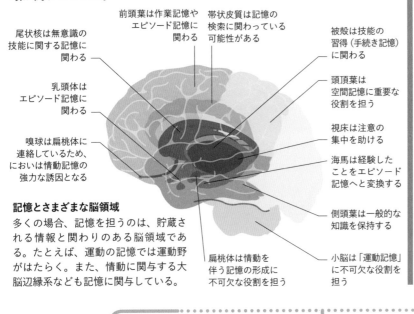

尾状核は無意識の技能に関する記憶に関わる

前頭葉は作業記憶やエピソード記憶に関わる

帯状皮質は記憶の検索に関わっている可能性がある

被殻は技能の習得（手続き記憶）に関わる

乳頭体はエピソード記憶に関わる

頭頂葉は空間記憶に重要な役割を担う

嗅球は扁桃体に連絡しているため、においは情動記憶の強力な誘因となる

視床は注意の集中を助ける

海馬は経験したことをエピソード記憶へと変換する

側頭葉は一般的な知識を保持する

扁桃体は情動を伴う記憶の形成に不可欠な役割を担う

小脳は「運動記憶」に不可欠な役割を担う

記憶とさまざまな脳領域

多くの場合、記憶を担うのは、貯蔵される情報と関わりのある脳領域である。たとえば、運動の記憶では運動野がはたらく。また、情動に関与する大脳辺縁系なども記憶に関与している。

短期記憶

短期記憶はきわめて限定的な記憶であり、個人差や情報の種類による違いはあるが、一度に5～9項目しか貯蔵できない。何かを短期記憶に保持するとき、私たちはそれを頭の中で復唱することが多いが、気が散っているとすぐに忘れてしまう。

非連合学習

単一の刺激（光、音などの感覚）に繰り返しさらされることにより、反応が変化すること。たとえば、帰宅直後にキッチンから漂う夕食のにおいに気づいても、しばらくその場にいると、においが薄れていくように感じられる。これは、非連合学習の一種で馴化と呼ばれる。

古典的条件づけ

ロシアの生理学者イワン・パブロフが行った犬の実験が有名。古典的条件づけとは、中立的な刺激を意味のある刺激に合わせて繰り返し提示することで、特定の反応と結びつける方法。たとえば、映画館でいつもポップコーンを食べる人は、館内の環境が食べることと結びつき、ロビーに入っただけで唾液が出るようになることがある。

プライミング・知覚学習

事前の経験が後の知覚に影響すること。プライミングの実験では被験者に単語や絵を一瞬提示する。この事前の刺激は「見た」と意識できないほど短時間であっても、後の行動に影響しうる。たとえば事前に「犬」という単語を見せられた人は、「蛇口」などの無関係な語を見た人よりも「猫」という言葉をすばやく認識するようになる。

記憶系

記憶は短期記憶と長期記憶の2つに大別される。短期記憶はすぐに消えてしまうが、重要な情報は長期記憶へと変換されて貯蔵されることもある。長期記憶は長ければ一生涯残る記憶で、さらにいくつかに分類されている。

作業記憶（ワーキングメモリ）

50×20という計算課題に取り組むときには、短期記憶に保持した数字を操作する必要がある。こうした処理には、作業記憶というプロセスがはたらく。作業記憶の能力は、子どもの学業成績を左右する要因の1つである。

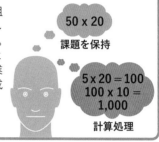

50 x 20
課題を保持

5 x 20 = 100
100 x 10 = 1,000
計算処理

長期記憶

長期記憶には理論上、ほぼ無限個の記憶を人生の大半にわたって貯蔵することができる。長期記憶は、脳の表層（大脳皮質）全域に広がったニューロンの分散ネットワークとして貯蔵されている。記憶を想起するときには、それを貯蔵しているネットワークが再発火する。

非陳述記憶（潜在記憶）

非陳述記憶は無意識の記憶であり、人から人へと言葉で伝えることができない。靴紐の結び方や自転車の乗り方などがこれにあたる。そうしたことを誰かに言葉で教えようとしても、相手が初心者の場合、最初からうまくできるようにはならないだろう。

陳述記憶（顕在記憶）

陳述記憶は言葉で人に伝えることのできる意識的な記憶である。反復や努力によって学習するものもあれば、無意識のうちに覚えられるものもある。陳述記憶のうち、自分の生活の中で起きた出来事に関するものをエピソード記憶、一般的事実に関するものを意味記憶と言う。

手続き記憶

自転車の乗り方やダンスなどの技能・能力を手続き記憶と言う。最初に覚えるときには集中と意識的な努力が必要だが、やがては身についた習慣となる。手続き記憶は「筋肉記憶」と呼ばれることも多く、運動を司る小脳などのネットワークに貯蔵される。

エピソード記憶

エピソード記憶は、成人した年の誕生日などの重大な出来事から、昨日の朝食のような日常の事柄にまで及ぶ。それは起きたときのことを実際に覚えている記憶であり、エピソード記憶の想起は出来事の追体験に近い。新たなエピソード記憶の貯蔵には海馬のはたらきが不可欠である。

意味記憶

意味記憶とは事実に関する記憶、つまり覚えていることというよりは、知っていることである。たとえば、フランスの首都や、円周率の最初の3桁などの知識がこれにあたる。意味記憶は幅広い脳領域のネットワークによって成り立つものであり、そこには海馬がまったく関与しない場合もある。

記憶はどのように形成されるのか

脳内で特定のニューロンのネットワークが繰り返し活動すると、それらの細胞は変化して、互いの結びつきを強める。そして、**接合するニューロンへと興奮を伝えやすくなる**（pp.26–27）。このプロセスを長期増強（long-term potentiation: LTP）と言う。

反復によって結合を強める

ニューロンのネットワークは、技能を練習したり覚えた知識を復習したりして、繰り返し活動させることによって変化していく。長期記憶（p.135）はそうした中で形成される。これは、脳細胞のさまざまなメカニズムによって生じる長期増強と呼ばれるプロセスである。興奮を伝えるニューロン（シナプス前ニューロン）は、信号を受けたときに放出する神経伝達物質の量を増やし、受け手側のシナプス後ニューロンはそれをキャッチする受容体の数を増やす。これによりシナプスにおける信号伝達が速まる。車の運転のように最初は複雑に感じられる技術も、それに関わる神経伝達が効率化することにより、難なくこなせるようになっていく。こうしたニューロン間の興奮伝達が十分に繰り返されると、新たな樹状突起が伸びて、同じニューロンと追加のシナプスを形成することがある。これによりメッセージの経路が多重化され、伝達スピードのさらなる向上につながる。

記憶痕跡

近年では、記憶痕跡（記憶が生じる際に脳内に残る物理的変化）の正確な位置が特定可能になっている。一般に記憶は、形成に関与した領域付近に貯蔵される。たとえば、声に関する記憶は言語中枢の近辺に、目にした物事は（少なくとも部分的には）視覚野付近に貯蔵されることが多い。

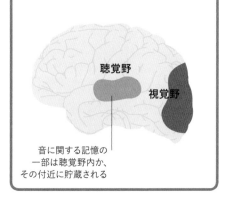

聴覚野

視覚野

音に関する記憶の一部は聴覚野内か、その付近に貯蔵される

100種類を超える神経伝達物質が発見されている

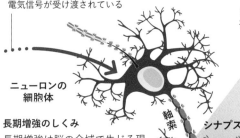

海馬のニューロンで電気信号が受け渡されている

ニューロンの細胞体

軸索

シナプス

長期増強のしくみ

長期増強は脳の全域で生じる現象だが、海馬において最もよく研究されてきている。電気信号がニューロンの軸索を伝ってシナプスに至り、そこで神経伝達物質が放出される。その繰り返しの中で長期増強が起こる。

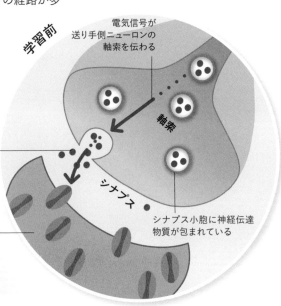

学習前

電気信号が送り手側ニューロンの軸索を伝わる

軸索

活動電位により神経伝達物質が放出される

シナプス

受け手側ニューロン

シナプス小胞に神経伝達物質が包まれている

1 学習を始める前はニューロン間に弱い結びつきしか存在しない。送り手側ニューロンに生じた一度の活動電位（電流のパルス）によって放出されるのはわずかな神経伝達物質のみであり、受容体を多く持たない受け手側ニューロンには興奮が伝わらないこともある。

情動記憶

強い情動を喚起する出来事を経験すると、それが良いことであれ悪いことであれ、アドレナリンやノルアドレナリンなどのストレスホルモンが放出される。これらの物質により、同じ経験を繰り返さなくても長期増強が起こりやすくなる。情動を引き起こす記憶が、そうでない記憶よりも速やかに脳に刻まれ、簡単に思い出せるのはそのためである。

凡例
● 神経伝達物質
● シナプス後膜の受容体

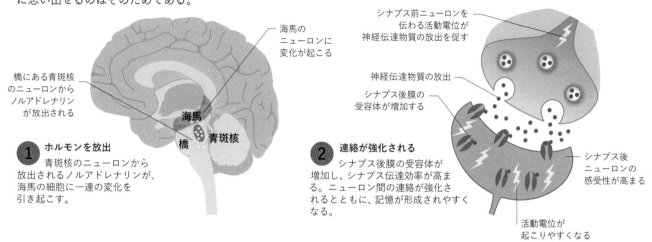

橋にある青斑核のニューロンからノルアドレナリンが放出される

海馬のニューロンに変化が起こる

海馬
橋　青斑核

① ホルモンを放出
青斑核のニューロンから放出されるノルアドレナリンが、海馬の細胞に一連の変化を引き起こす。

シナプス前ニューロンを伝わる活動電位が神経伝達物質の放出を促す

神経伝達物質の放出

シナプス後膜の受容体が増加する

シナプス後ニューロンの感受性が高まる

活動電位が起こりやすくなる

② 連絡が強化される
シナプス後膜の受容体が増加し、シナプス伝達効率が高まる。ニューロン間の連絡が強化されるとともに、記憶が形成されやすくなる。

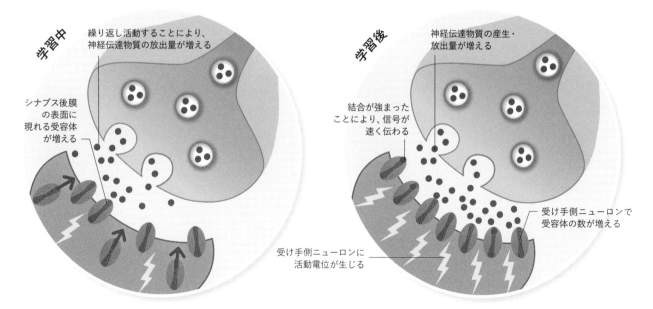

学習中

繰り返し活動することにより、神経伝達物質の放出量が増える

シナプス後膜の表面に現れる受容体が増える

学習後

神経伝達物質の産生・放出量が増える

結合が強まったことにより、信号が速く伝わる

受け手側ニューロンに活動電位が生じる

受け手側ニューロンで受容体の数が増える

2 2つのニューロンが繰り返し同時に発火すると、受け手側ニューロンに一連の化学的変化（p.26）が生じる。これにより、放出される神経伝達物質への感受性が高まり、より多くの受容体がシナプス後膜表面へと移動してくる。また、送り手側ニューロンに信号が送り返され、さらなる神経伝達物質の産生が促される。

3 学習により、一度の活動電位で放出される神経伝達物質の量が増え、メッセージがすばやく効率的にシナプスを伝わるようになる。そして、それをキャッチする受容体の数も増加する。このため、受け手側ニューロンにも容易に活動が起こり、電気信号をその先の細胞へと伝えやすくなる。

記憶の貯蔵

記憶は海馬によって符号化（脳内で保持できるかたちに変換）された後、長期間貯蔵するために、固定化して大脳皮質へと移される。こうした長期記憶は、ニューロン間の連絡を強化する長期増強（pp.136-137）のプロセスを通して形成される。

記憶は大脳皮質に貯蔵される

記憶を長期的に貯蔵できるようにするために、海馬は大脳皮質内のネットワークを繰り返し刺激する。刺激が反復されるたびにネットワークは強化され、やがてその記憶を長く貯蔵できるレベルにまで安定する。以前は、まず海馬で記憶が形成され、大脳皮質に記憶痕跡が生まれるのはその後だと考えられていたが、マウスを使った最近の研究結果では、両者は同時に生じることが示唆されている。ただし大脳皮質の記憶は、形成当初は不安定である。大脳皮質のネットワークを繰り返し再発火させることにより、そこに貯蔵される記憶が何らかのかたちで「成熟」し、利用可能になるのである。

大脳皮質

前頭前野

鍵をどこに置いたか忘れてしまうのはなぜ？

よくある原因は「忘れた」と思っていることが、はじめから記憶として貯蔵されていないことだ。意識せずに行動したために、そもそも記憶に残らなかったのである。

無限の貯蔵庫
記憶は大脳皮質内のネットワークとして貯蔵される。大脳皮質には無数のニューロンがあり、ほぼ無限のパターンの組み合わせを形成しうる。理論上、長期記憶は際限なく貯蔵できるのである。

固定化

固定化と呼ばれる記憶の貯蔵プロセスは、主に睡眠中に起こる。眠っている間、脳は外界からの情報を処理していないので、貯蔵庫内の手入れを行えるのである。新たな記憶の整理、重要度の評価、要点の抽出といった作業や、蓄積されている過去の記憶との結びつけが行われる。こうした工程により、将来重要な記憶を検索しやすくなる。研究によれば、新たなことを覚えた後はそのまま学習し続けるよりも、実は一度仮眠をとる方が効果的である。

学習

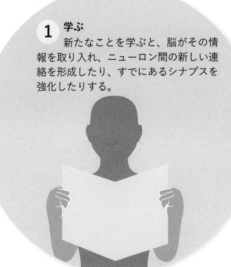

1 学ぶ
新たなことを学ぶと、脳がその情報を取り入れ、ニューロン間の新しい連絡を形成したり、すでにあるシナプスを強化したりする。

固定化

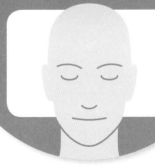

2 眠る
新たに取り入れた情報は睡眠中に固定化される。これにより、その記憶は海馬への依存度を弱め、他の情報の干渉や脳損傷による影響を受けにくくなる。

2 大脳皮質が記憶を貯蔵する

比較的古い出来事の記憶は、大脳皮質全域に分布するネットワークに貯蔵されている。さまざまな種類の記憶が、脳領域の多様な組み合わせによって形成されたネットワークに保存されていると考えられる。

感覚野

聴覚野

海馬

視覚野

特定の組み合わせのニューロン群が繰り返し発火することにより、記憶が固定化される

※図はニューロン活動のイメージ

記憶痕跡

シナプスが強化され、痕跡（信号伝達による組織の変化）として記憶を貯蔵する

1 海馬が記憶を符号化する

海馬は経験を取り込み、その一部（記憶として保持されることになるもの）を符号化する。そして、海馬のニューロンの結びつきが長期増強を通して変化することによって長期記憶が生じる。海馬は新たな記憶の形成における要なのである。

海馬に損傷を負うと、新たな長期記憶をつくれなくなることがある

検索

3 思い出す

目を覚ますと、学習した内容が眠る前よりもしっかりと保存されている。また、脳内で他の知識と結びつけられているため、その記憶を想起しやすくなり、時として、学んだことの根底にある概念への理解が深まっていることもある。

日々の練習が成長をもたらす

何かを学習しても、それが一度だけなら、やがてニューロン間のつながりが弱まるにつれて、その記憶痕跡は消えていく。しかし、練習や復習を繰り返すほどにそうしたつながりは強まり、学んだことを将来思い出せる可能性も高まるのである。

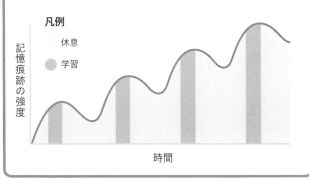

凡例

休息

学習

記憶痕跡の強度

時間

記憶の想起

記憶の想起は、録音された音声をヘッドホンで聞くような受動的なプロセスだと以前は考えられていた。しかし実のところ、脳は想起の際、蓄積した情報から能動的に過去の経験を再構成する。そしてこの操作には誤りが起こる可能性がある。つまり、私たちの記憶は時とともに変わりうるのである。

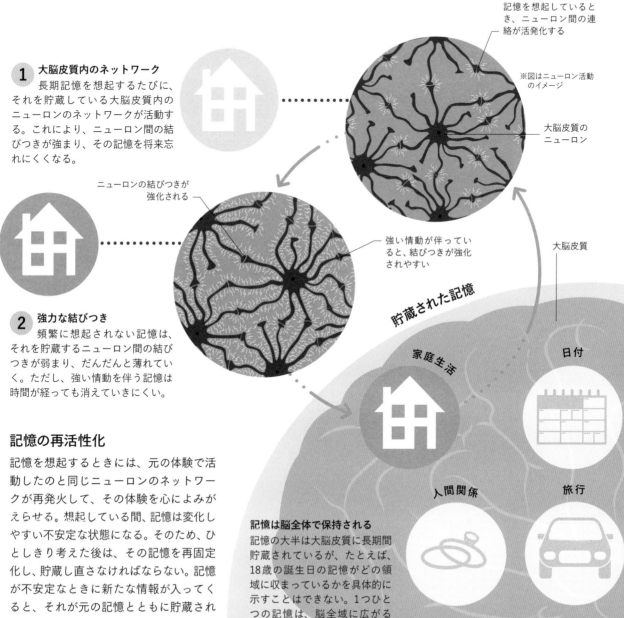

記憶を想起していると
き、ニューロン間の連
絡が活発化する

※図はニューロン活動
のイメージ

大脳皮質の
ニューロン

1 大脳皮質内のネットワーク
　長期記憶を想起するたびに、それを貯蔵している大脳皮質内のニューロンのネットワークが活動する。これにより、ニューロン間の結びつきが強まり、その記憶を将来忘れにくくなる。

ニューロンの結びつきが
強化される

強い情動が伴っていると、結びつきが強化されやすい

大脳皮質

2 強力な結びつき
　頻繁に想起されない記憶は、それを貯蔵するニューロン間の結びつきが弱まり、だんだんと薄れていく。ただし、強い情動を伴う記憶は時間が経っても消えていきにくい。

貯蔵された記憶

家庭生活

日付

人間関係

旅行

記憶の再活性化

記憶を想起するときには、元の体験で活動したのと同じニューロンのネットワークが再発火して、その体験を心によみがえらせる。想起している間、記憶は変化しやすい不安定な状態になる。そのため、ひとしきり考えた後は、その記憶を再固定化し、貯蔵し直さなければならない。記憶が不安定なときに新たな情報が入ってくると、それが元の記憶とともに貯蔵されることがある。このプロセスは、記憶が更新され、変化していく原因となる。

記憶は脳全体で保持される
記憶の大半は大脳皮質に長期間貯蔵されているが、たとえば、18歳の誕生日の記憶がどの領域に収まっているかを具体的に示すことはできない。1つひとつの記憶は、脳全域に広がるニューロンのネットワークに保持されているのである。

偽りの記憶

記憶が再固定化されるとき、新しい情報が元の記憶とともに貯蔵される。しかし、次にその記憶を想起するときには、どの部分が新しい情報かを見分けることはできない。このため、偽りの記憶を本物と思い込んでしまうこともありうる。過去の出来事について話すだけでも記憶は変わりかねないため、警察などが事件や事故の目撃者に話を聞くときには、記憶を改変してしまわないように注意しなければならない。

既視感とは何か？

既視感（デジャヴ）は、目の前の状況の中にある何かを見たことがあると感じるが、それが何であるかが思い出せないときに生じる。そのため、ただ漠然とその状況を知っているような気がするのである。

休日

誕生日

1　本物の記憶

ある実験で、被験者に自動車事故の映像をいくつか見せた後、それぞれ何が起きたかを説明してもらい、映像に関する質問をした。これは記憶を想起し、再活性化する作業である。

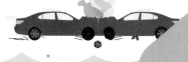

2　新たな情報

2つのグループをつくり、一方の被験者には車が「接触」したとき、もう一方には車が「激突」したときのスピードがどの程度だったかを尋ねた。すると、前者のグループの方が、車のスピードは遅かったと答えた。

後日

新たな情報が古い記憶とともに貯蔵される

3　偽りの記憶の想起

1週間後、被験者に記憶を再び想起させ、現場にガラスの破片が落ちていたかどうかを尋ねた（実際には落ちていなかった）。その結果、割れたガラスを「思い出した」被験者の数は、「激突」グループの方が有意に多かった。質問の言葉によって、出来事に関する被験者の記憶が変わったのである。

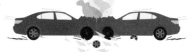

想起と認識

何かを見て、それを知っているものだと認識することは、何のヒントも得ずにその詳細を思い出すよりもはるかに易しい。たとえば、100円硬貨がどんなものであるかは誰もが知っているが、記憶だけを頼りにそれを描くことはできるだろうか？

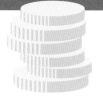

記憶を改善する方法

学習と想起について理解すれば、さまざまな方法でそれらのプロセスを改善し記憶力を高められることが分かっている。「記憶の宮殿」（memory palace）※をはじめとする非常に優れた記憶術のいくつかは、実は最も古典的な方法に数えられる。

※「場所法」（method of loci）とも呼ばれる。

私たちが何かを「忘れる」ときには、多くの場合、そもそもそれをきちんと記憶していない。そうならないためには、情報を注意深く処理しなければならない。学習している内容に意識を十分に集中し、それについて考え、すでに知っていることとの結びつきを把握するのである。

そして情報を記憶した後は、身につけようとしているものが何であれ、練習や反復によってその情報を確実に定着させる必要がある。ニューロンのネットワークを頻繁に活性化させればさせるほど、その結びつきは強化され、将来それを思い出せる可能性は高まる。また、反復の間隔も重要である。ある1日にまとめて1時間復習するよりも、6日間に分けて毎日10分ずつ見直す方が効果的である。

想起の手がかりと睡眠が大切

情報の想起に役立つ記憶術がある。その多くは内的または外的な手がかりを利用するものである。内的手がかりを利用する技法とは、たとえば記憶する項目の最初の1文字から、その内容を想起する技法などである。一方、外的手がかりによる想起法の例としては、花の香りから自分の結婚式のことを思い出す方法などがある。また、「記憶の宮殿」では、連想と手がかりを使って長い情報のリストを順番に想起する（下記）。

おそらく、私たちが記憶を改善するうえで最も大切なのは、十分に睡眠をとることである。疲れているときは、集中力・注意力が低下しており、脳は決して学習に適した状態にはない。また、睡眠は学習後に記憶が固定化、整理、貯蔵される際にも欠かせない。

要約すると、私たちは以下のような方法で記憶を改善することができる。

- 情報を注意深く処理する。
- 定期的に復習する。
- 手がかりと連想を利用する。
- 十分な睡眠をとる。

「記憶の宮殿」のやり方

自分の家などの、よく知っている場所を歩いていくと想像する。要所ごとに1つずつ、覚えたいことに関する物を思い描く（たとえば買い物のリストなら、居間に果物、寝室に魚……など）。想起の際には、同じ道順を再び「歩く」だけでよい。各所にイメージした物が手がかりとなるのである。

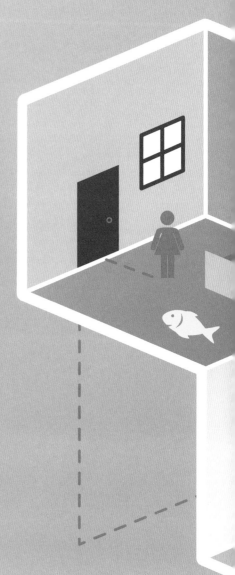

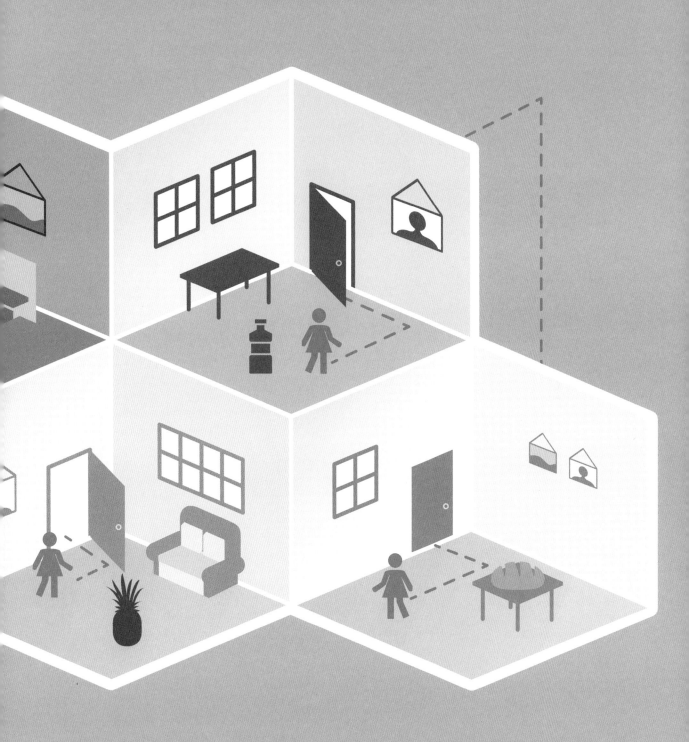

物事を忘れるのはなぜか

私たちが物事を忘れる理由については、さまざまな説明がなされている。ある説によれば、すべての記憶は脳内に残っているが、時にそれを取り出す力が失われるのだという。また、記憶が互いに干渉しあうために思い出しにくくなることもある。

忘却のメカニズム

物忘れを引き起こす状況はさまざまである（pp.146–47）。忘却の際に脳内で起こることには、大きく2つの可能性が考えられる。最も単純なのは、時間が経つにつれて記憶が消えていくという考え方だ。つまり、形成された記憶痕跡がなくなることで、貯蔵された情報が失われるのである。だが、忘却には別の要因が関わっている可能性があるため、これを証明するのは困難である。多くの人は、なかなか思い出せなかったことが後になって理由もなく頭に浮かんだ経験を持っている。このことからすると、記憶は残っているが、取り出せなくなっているだけなのだとも考えられる。そうなる理由は、類似の記憶による干渉か、その場に想起を助ける手がかりがないことかもしれない。忘却の際、記憶を貯蔵しているニューロンの結びつきが消失するのか、結びつき自体は残っているがそれを利用できなくなるのかは分かっていない。

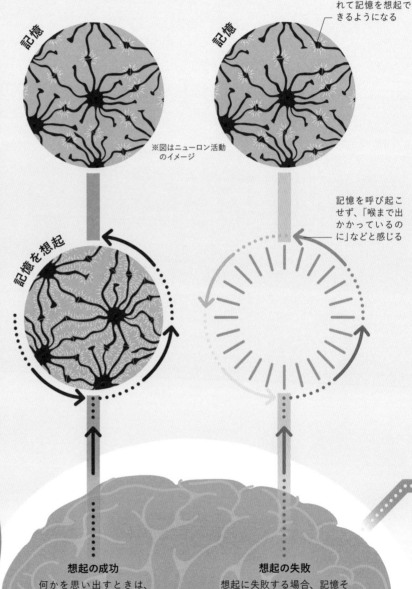

記憶

記憶

※図はニューロン活動のイメージ

記憶痕跡は脳内に残っており、多くの場合、後になって障害が取り除かれて記憶を想起できるようになる

記憶を想起

記憶を呼び起こせず、「喉まで出かかっているのに」などと感じる

目的の部屋に着くと、何をしにきたのか忘れてしまうのはなぜ？

別の部屋に来ると、環境から得られる手がかりが変わるために目的を想起できなくなる。そのため、元の場所に戻れば思い出せることが多い。

想起の成功

何かを思い出すときは、その記憶を保持しているニューロンのネットワークを再活性化する必要がある。それがうまくいくと、私たちは事実や出来事を想起できる。

想起の失敗

想起に失敗する場合、記憶そのものは大脳皮質に残っているが、単にそれを取り出せなくなっている可能性がある（上記）。あるいは、ニューロンの結びつき自体が失われているのかもしれない（右記）。

記憶の干渉

私たちの脳では記憶が干渉しあうことがある。とくに、類似する情報を扱うときにそれが起こりやすい。新たに学習した情報が既存の知識の想起を妨害したり、古い情報が新しい情報に影響を与えたりする。たとえば、ある情報を想起しようとしたときに、間違った記憶が活性化してしまい、正しい情報の検索を阻害することがある。あるいは、既存の知識が新たな情報の固定化を妨げたり、うまく固定化できても、新しい記憶が元の記憶を上書きしてしまったりすることもある。

順向干渉

既存の記憶が新たな学習を妨げること。たとえば、スペイン語を勉強していて、子どものころに覚えたフランス語の知識が干渉することなどがこれにあたる。

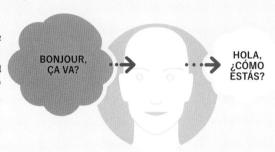

逆行干渉

新たに学習した情報が既存の記憶の想起を妨げること。たとえば、フランス語を話そうとしたのに、最近覚えたスペイン語の言葉が口をついて出てしまうことなど。

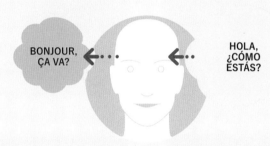

能動的忘却

忘却は自然と起こる受動的なプロセスのように思えるが、私たちは意図的に忘れることもできる。ある研究では、特定の言葉を忘れるよう指示された被験者の脳において、抑制に関与する前頭前野の活動が観察された。

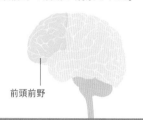

前頭前野

インターネットで**簡単に見つけられる**情報は**想起しにくくなる**ことがある──これを**グーグル効果**と言う

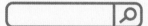

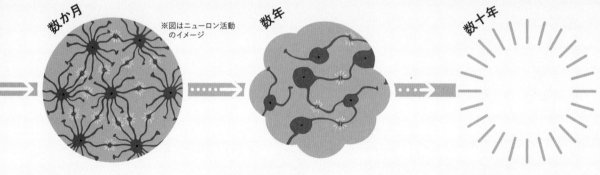

数か月　※図はニューロン活動のイメージ　数年　数十年

1　貯蔵
　　長期記憶はニューロンのネットワークとして大脳皮質に貯蔵され、数週間から数か月かけて形成・強化される。記憶は想起することで活性化され、シナプスが強固になり、後で検索しやすくなる。

2　記憶の減衰
　　想起されないままで数か月から数年が過ぎると、記憶は消えていく可能性がある。ニューロンの結びつきは再活性化しなければ、強化されない。そのため、自分の結婚式で何を食べたかなど、特別な出来事に関する具体的な内容なども忘れてしまうかもしれない。

3　記憶の消失
　　忘却に関するある説によれば、利用されないシナプスは弱まっていき、やがて保持していた記憶とともに消失する。記憶は活性化されない状態が長く続くほど、このプロセスにより失われる可能性が高まる。
※忘却のメカニズムもまだよくわかっていない。

記憶に関する
さまざまな問題

記憶に関する問題は年齢とともに増えていき、80歳以上では6人に1人が認知症を患っている。また、脳損傷、ストレス、その他の要因により健忘（物事を思い出せなくなること）が起こることもある。

健忘

健忘には大きく2つのタイプがあり、発症前の記憶を思い出せなくなるものを逆向性健忘、発症後に新たな記憶を形成できなくなるものを前向性健忘と言う。これらは、明らかな脳損傷が見られなくても、心的外傷を負った後などに起こる場合がある。薬物やアルコールは一時的な健忘の原因となりうる。もっとも、そうした物質を長期にわたって大量に摂取すれば、永続的な健忘症につながることもある。前向性と逆向性の健忘が同時に起こる症状は全健忘と呼ばれ、とりわけ、海馬に重大な障害がある場合などに起こる。

逆向性健忘
発症直前の記憶を想起できないケースが多いが、数週間、時には数十年前まで思い出せなくなる場合もある。一部の記憶は時とともに徐々に戻ってくる（古い記憶は戻りやすい）。

前向性健忘
前向性健忘では、新たな記憶を形成できなくなる。患者は自分が誰であるかは覚えており、発症以前の記憶も保持している。

一過性全健忘
突然、記憶が失われた（前向性および逆向性健忘の）状態になり、一般にそれが数時間続く。他に症状はなく、明らかな原因も見られない。

幼児期健忘
人は一般に2〜4歳ごろまでの状況や出来事についての記憶を想起できない。このことを幼児期健忘と言う。

解離性健忘
ストレスや心的外傷によって生じることがある。原因となった出来事の前後数日から数週間のことを思い出せなくなる。「解離性遁走」という珍しい症状では、自分が誰かも忘れてしまう。

加齢と記憶

年をとるにつれ、物忘れが増えたり、新たなことを学ぶのが難しくなったりするのは自然なことである。たとえば、何かに集中して、気を散らすものを無視することが以前よりも困難になる。また、上の階に上がってきたものの、何をしにきたのか忘れた、といった日常における物忘れが多くなるかもしれない。しかし、そうしたことは自分の家の中で迷子になったり、パートナーの名前を忘れたりする認知症（p.200）の症状とは異なる。

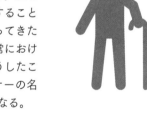

加齢とともに
海馬の**ニューロン新生**が
低下する

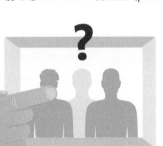

1 記憶に自信がなくなる
高齢になると、通常の物忘れを記憶力低下の兆候と思い、記憶に自信を持てなくなることが多い。これにより、生活の中であまり記憶に頼らなくなる人もいる。

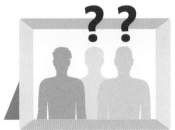

2 記憶力を使う機会が減る
脳の力は筋肉に似ており、使い続けることで向上する。物事を書き留めたり調べたりしてばかりで、自分の頭で覚える機会を持たないと、記憶力も弱まる可能性がある。

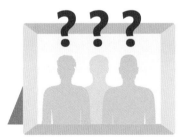

3 記憶力が落ちていく
記憶力を使わずにいると、認知能力低下の悪循環が起こることがある。こうした場合、記憶力がまだ十分に機能していることを高齢者に示して、それを使うように促すことが助けになりうる。

記憶にまつわる特異な症例

1953年、重度のてんかん発作に苦しんでいたアメリカの工場労働者ヘンリー・モレゾン（1926～2008）は、治療のために、両側の海馬を含む内側側頭葉の大きな部分を切除する手術を受けた。その結果、発作は軽減されたが、彼は手術前の数年間のことを思い出せなくなり、前向性健忘を患うようになった。一方で、作業記憶は保たれており、新しい技能を学ぶことはできた。

脳の両半球から
内側側頭葉の
大きな部分が
切除された

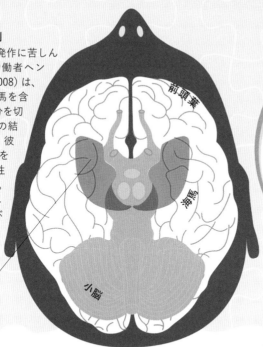

前頭葉

海馬

小脳

切除された部位
（下から見た図）

「シェルショック」とは何か？

シェルショック（戦争神経症）は第一次世界大戦中に生まれた病名。砲弾（shell）の爆発音によって起こる神経症だと考えられていた。実際には戦争で負った心的外傷によるPTSDの症状であることが分かっている。

記憶に関するその他の問題

記憶は短期的なストレスから、出産などのライフイベントまで、さまざまな物事の影響を受ける。また、記憶に関する変化は、脳の神経化学的な変化と関係している場合もある。たとえば、何かに悩んでいる人の体内ではコルチゾールが放出され、妊娠した女性は出産の前後でホルモン分泌が急激に増える。加えて、睡眠不足などの生活上の変化も関与することがある。

原因	内容
ストレス	適度のストレスに短期的にさらされると、記憶を形成しやすくなることがある反面、すでに学んだ内容を想起するのは普段よりも難しくなる。試験中に「頭が真っ白になった」という経験を持つ人が多いのはこのためかもしれない。
不安	不安症の人などが経験する長期的（慢性的）ストレスは、海馬をはじめ、記憶に関与する脳部位に障害を与え、記憶力の低下や異常を引き起こすことがある。
うつ病	うつ病は短期記憶に影響し、経験した物事に関する具体的内容の想起を困難にすることがある。健康な人は悪いことよりも良いことをよく思い出すが、うつ病患者にはその逆の傾向がある。
ベビーブレイン	妊娠中の女性は、さまざまな認知能力がわずかに低下することがある。もっとも、その変化は自分自身にしか分からない程度であることが多い。出産後には、睡眠不足のために記憶の問題が悪化するケースもある。

心的外傷後ストレス障害

記憶が貯蔵されるとき、それに伴う情動は通常、時間の経過とともに薄れていく。そのため、私たちは過去の出来事を追体験することなく想起できる。しかし、心的外傷後ストレス障害（post traumatic stress disorder: PTSD）の患者は記憶を情動と切り離すことができず、不意に浮かぶ記憶とともに襲ってくる恐怖感に苦しむ。そうした記憶は何かを見たり聞いたりすることなどによってよみがえるが、患者はそのきっかけを認識していないことが多い。

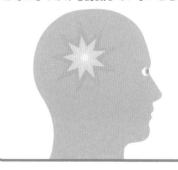

特殊な記憶能力

世の中には驚くべき記憶力を見せる子どももいるが、例外的な記憶力を持つ人の多くは、生まれつきその力を備えているわけではない。彼らは特別な技法で練習を重ねた人々であり、人によってはそれが脳の物理的変化につながっている。

訓練で並外れた記憶力を培う

ロンドンのタクシー運転手を対象としたある研究で、ナレッジ（the Knowledge）と呼ばれる、広大な道路網や道のりの目印に関する知識を学ぶ研修生の脳を調べた。その結果、道順を把握する能力の向上に伴って、海馬後部の体積が増大することが示された。こうした変化は、新たなニューロンの生成か、既存の樹状突起（p.20）の成長によって起きている可能性がある。一方で、このタクシー運転手たちは、ロンドンの道の目印と関係のない記憶テストでは、対照群（一般の人）よりも成績が低かった。このことは、ある分野の記憶力向上は別の部分を犠牲にして起こることを示唆している。

※海馬体積の変化との因果関係をめぐってはなお議論がある。

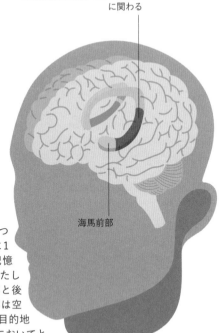

海馬後部は空間ナビゲーションに関わる

海馬前部

海馬の構成
私たちに備わった2つの海馬（脳の両側に1つずつ）は学習と記憶に不可欠な役割を果たしている。海馬は前部と後部に分けられ、後部は空間ナビゲーション（目的地への道のりの把握）においてとくに重要である。

サヴァン症候群

知的障害者の中には、特定の分野で驚異的能力を示す人がおり、その能力は記憶に関連していることが多い。このような症状をサヴァン症候群と言う。患者（サヴァンと呼ばれる）の多くは自閉症だが、重度の頭部外傷をきっかけとしてサヴァン症候群になる人もいる。サヴァンの能力は、ランダムな日付を指定されるとそれが何曜日かを計算できる、読んだ内容をすべて記憶している、一度しか見ていない光景を詳細に描くことができる、といったものである。こうした能力は1つの分野への極端な集中と興味によって培われるのではないかと考えられている。また、ある研究結果によれば、サヴァンは私たちの多くが自覚してない知覚情報を利用しており、周囲の世界を全体像にまとめ上げることなく、構成単位の集まりとして捉えているという。

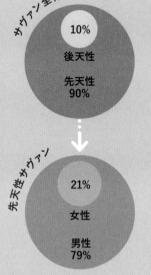

サヴァン全体

10%
後天性

先天性
90%

先天性サヴァン

21%
女性

男性
79%

遺伝の影響と性別の内訳
親や養育者から集められたある調査データによれば、サヴァンの大多数（90%）は生まれつきであり、そうした先天性サヴァンの大半が男性である。

フラッシュバルブ記憶

強い情動を喚起する知らせを聞いたときの自分の状況は記憶に残りやすく、その記憶は非常に詳細で鮮明に感じられる。この現象をフラッシュバルブ記憶と言う。ただし研究によれば、そうしたスナップ写真のような記憶にも、他のあらゆる記憶と同様に、誤りが含まれる可能性はある。

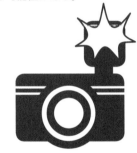

凡例
○ タクシー
運転手の海馬
● タクシー運転手の
海馬後部

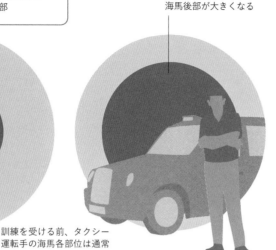

海馬後部が大きくなる

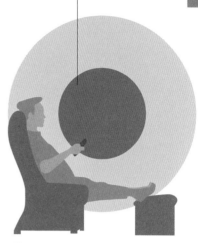

海馬後部の大きさが
元に戻る

訓練を受ける前、タクシー
運転手の海馬各部位は通常
の大きさ

1 初めは同じサイズ
調査開始時に脳スキャンで海馬の大きさを測定したところ、研修中のタクシー運転手と対照群の脳に違いは見られなかった。

2 訓練によって構造が変化
試験に合格したタクシー運転手は、対照群や不合格になった研修生よりも海馬後部が大きかった。一方で、彼らの海馬前部が他の被験者よりも小さいことを示した研究もある。

3 使わなければ元に戻る
引退したタクシー運転手の脳は、現役の運転手よりも対照群の脳に近い。このことは、覚えた知識（the Knowledge）を日常的に使わなくなると、海馬の変化が元に戻ることを示唆している。

「写真」記憶と直観像記憶

写真記憶と言えるような能力を持つ人はいない——読んだ本や見たものを、実際に目の前にあるのと同じように想起することは誰にもできない。それに最も近い能力は直観像記憶で、2～10％の子どもに備わっている。この「直観像保持者」は何かを目にした後、それが視野の中に「見えている」状態がしばらく続き、まばたきをする中で徐々に消えていく。

完全には想起できない
直観像は完璧ではない。直観像保持者は言葉のつづりを完全には覚えられなかったり、細部を創作し、目にした写真に実際には写っていなかったものを思い出したりすることがある。

すべてを記憶することはできる？

完全な記憶は存在しないが、優れた自伝的記憶力を持つ少数の人々は、人生のさまざまな出来事を詳細に想起する例外的な記憶力を備えている。

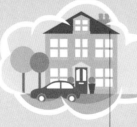

記憶
直観像所有者は、たとえばこの家の屋根のように、実際に見たものと異なる細部をありありと想起することがある

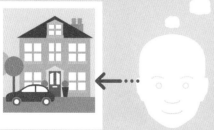

写真　　　　　直観像所有者

顔を認識・想起する能力が驚異的に高い人々はスーパーレコグナイザーと呼ばれる

知能

知能については数多くの理論があり、その進化、実体、そして高い知能のカギとなる要素に関して、さまざまな説明がなされている。

知能とは何か?

知能とは、周囲の環境から情報を得て、蓄積された知識の中に組み入れ、新たな状況や文脈に応用する能力である。ヒトの知能がどのように進化してきたかを説明するモデルは数多いが、そこに言語と社会生活が関与していることは間違いない。この2つの要素により、ヒトは世代を超えて知識を受け継ぐことができるようになった。ヒトという種に成功をもたらし、地球上のほぼあらゆる環境に適応・居住することを可能にしたのは、知能の進化なのである。

知能と関連があるとされる**ヒト遺伝子の種類は1,000を超える**

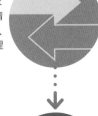

1 獲得
脳はさまざまな経験を通して情報を集め、理解し、それを保持して処理を行う。

2 処理
新たな情報は既存の知識や周囲の状況に照らして、注意深く分析される。

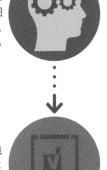

3 応用
獲得した知識は、記憶のとおりに再現するのではなく、新たな状況や問題に合わせて利用される。

知能の不可欠な要素である仮説検証に関わるネットワーク

前頭葉には知能に関わる大規模なネットワークがある

知能に関する諸説

高い知能のカギとなるのは、前頭前野、頭頂皮質、およびいくつかの小規模なニューロンネットワーク群における連絡の質であるとする研究がある(上記)。一方で、知能には脳全体の連絡の質が関わっているとする説(右記)もある。

知能の分類

知能は広い意味で語られることの多い言葉だが、いくつもの異なる種類の知能が存在すると説く理論もある。多重知能理論と呼ばれるこの考えでは、特定分野で知識を獲得・応用する能力としての知能を想定している。たとえば、数学の問題には苦労するが、音楽的知能が高く、一度聞いただけの曲を演奏できる人もいるかもしれない。この理論は知能の現実的な定義に寄与するものだと支持する意見がある一方、「多重知能」とは単に適性の言い換えにすぎないという批判もある。

博物的知能
動植物の特徴を認識し、自然界についての知識に基づいて洞察を導く。

音楽的知能
リズム、音の高さ、音質、メロディー、音色を鋭く捉え、その感覚を演奏や作曲に活かす。

論理・数学的知能
計算が速く、物事を数量化して捉えるのが得意。系統立てて問題を解決し、争点を注意深く検討する。

実存的知能
外的世界とその中での人間の役割を、観察・洞察・知識に基づいて説明する。

対人的知能
他者の気分、感情、動機づけを鋭敏に捉え、それを人間関係や集団活動の円滑化に活かす。

身体・運動的知能
体への意識、各部の協調、タイミング調節に優れており、それを活かして、スポーツなどの身体活動に熟達する。

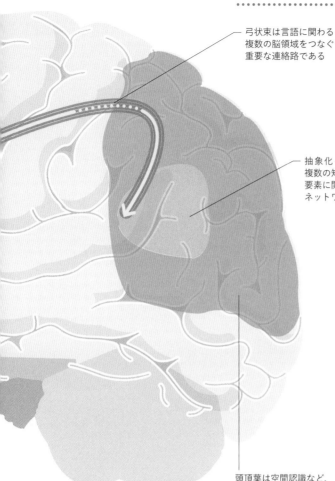

弓状束は言語に関わる
複数の脳領域をつなぐ
重要な連絡路である

抽象化をはじめ、
複数の知能の
要素に関わる
ネットワーク

頭頂葉は空間認識など、
知能に関わる多くの
機能を担う

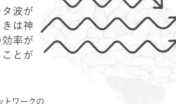

ガンマ波やベータ波は
神経オシレーション（脳波）
の一種

脳波
ガンマ波とベータ波が
同時に生じるときは神
経相互の連絡の効率が
よく、気が散ることが
少ない。

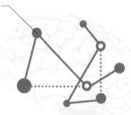

神経ネットワークの
研究者の中には、
知能には脳全体が
関与していると
考える者もいる

神経ネットワーク研究
知能は特定の領域では
なく、脳全体の連絡の
質によって決まる。

可塑性とは脳が
自らを再編成する力

可塑性
知能の高さには、脳内
で追加・代替の連絡経
路を形成する力（可塑
性）が関与している。

言語的知能
言葉の扱いに長けており、その
力を物語の創作、複雑な概念の
伝達、言語の習得に活かす。

内省的知能
自分を深く理解しており、そ
れを活かして新たな状況に対
する自分の反応や感情を予測
できる。

視覚・空間的知能
物事を3次元で捉えて空間的
問題を処理することや、距離
感の把握、細部の視認に優れ
ている。

知能は遺伝する

親から子へと受け継がれる
のは身体的特徴だけではな
い。実のところ、知能はヒ
トの行動に関わる特性の中
でも、とくに遺伝しやすい
ものであると考えられてい
る。推定では、大人の知能
差 の50〜85 ％ は遺 伝 に
よって説明できるとされる。

※知能の発達に関与する遺伝と環境の
相互作用もまた複雑であり、単純に遺
伝だけで知能が決定されるわけでは
なく、多くの議論がある。

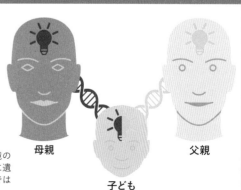

母親　　　子ども　　　父親

知能の計測

知能は1世紀以上前からさまざまな手段で計測されてきているが、その測り方、および測定結果の利用方法については、今日でも激しい議論が交わされている。

IQは標準化されており、グラフの中央の値が必ず100となる

正規分布
知能検査の測定値を度数分布図にプロットすると、結果は釣鐘曲線を描く正規分布となり、大多数の結果が平均値(中央)付近に左右対称に集まる。100人中68人のIQ値が85から115の間に収まり、上位と下位(左右両端)に向かって急激に下降する曲線を描く。

利用するテストによっては、同じ人のIQに20ポイント以上の違いが生じることがある

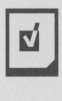

IQは時間が経っても変化しない?

子どものIQはいくぶん変化しやすい場合があり、時には比較的短期間で劇的に変わる。一方、大人になると計測値が安定する傾向がある。

度数

アメリカでは、2002年に連邦最高裁判所が知的障害者への死刑執行を違憲とした。いくつかの州はIQ70以下の被告に対する死刑を禁じている

IQ
知能指数(Intelligence quotient: IQ)とは、分析的思考や空間認識など、さまざまな面から知能を計測する標準検査によって算出される値である。IQを測る知能検査の種類は10以上あり、学生のクラス分けや、軍隊などの採用試験に利用されている。知能検査は統計的には信頼性があるものの、それぞれの検査がつくられた文化によって偏りが生じることが指摘されている。

0.1%	2.1%	13.6%	34.1%	34.1%

	55	70	85	100	115

分類	非常に低い	低い	やや低い	平均	やや高い

IQ

IQに代わる指標

知能はIQでしか測定できないわけではない。他にもいくつかの計測法があり、その多くは図形、錯視図、配列のパターンに関する認識や推論を中心とした、より視覚的なテストである。また、心理検査は組織の採用試験で適性評価に用いられることが多い。たとえば、介護職の採用の際に共感能力を評価したりする。IQテストで高成績の人は、他のテストでも良い結果がでる傾向がある。これはおそらく、一般知能因子（g）と呼ばれる認知能力全般の高さを示すものだろう。

一般知能
複数の分野にわたって発揮される知能の高さは、一般知能因子によって表される。

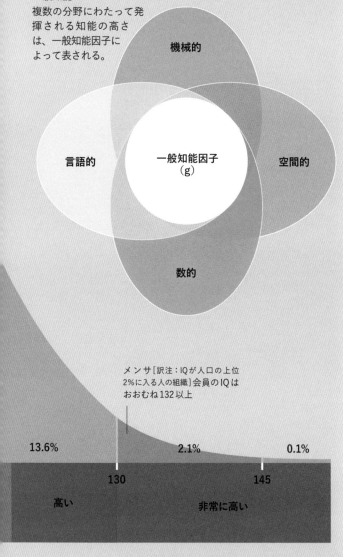

機械的

言語的

一般知能因子
（g）

空間的

数的

メンサ［訳注：IQが人口の上位2%に入る人の組織］会員のIQはおおむね132以上

13.6%　　2.1%　　0.1%

130　　145

高い　　非常に高い

IQの世界記録

飛び抜けて高いIQ（200超など）を持つ人がいるという話を聞くことは多いが、それが実証されるケースはまれである。アメリカ人のマリリン・ヴォス・サヴァントは、1986年から1989年までの間、IQ228というギネス世界記録を保持していた。その後、ギネスはテストの信頼性が十分ではないとして、このカテゴリーを認定対象から除外した。また、もはや検査で確かめられない人物のIQを測ろうという試みもなされている。
たとえば、アルベルト・アインシュタインのIQは160を超えていたと推定されている。

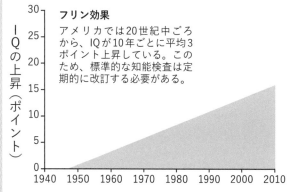

IQは右肩上がり？

研究データによれば、IQはさまざまな地域で上昇してきている。IQテストが10～20年に一度改訂される際、標準化のために新しいテストを受ける人々は、改訂前のテストも受ける。すると、常に古いテストの方が高得点となる。現代のアメリカの成人が1920年代のIQテストを受けたとしたら、その大多数は130を超える高成績を上げることになるのである。この傾向は世界中のデータが示しているが、上昇率が最も高いのは発展途上国においてである。もっとも、近年のデータの示すところでは、フリン効果と呼ばれるこのIQの上昇は横ばいに転じ始めている。

フリン効果
アメリカでは20世紀中ごろから、IQが10年ごとに平均3ポイント上昇している。このため、標準的な知能検査は定期的に改訂する必要がある。

IQの上昇（ポイント）

30
25
20
15
10
5
0

1940 1950 1960 1970 1980 1990 2000 2010

創造性

創造的なひらめきは誰もがときおり経験するものだが、創造性の高さには個人差がある。そして、優れた創造性をもたらす要因の1つとして、脳内の3つのネットワークの結びつきと協調がある。

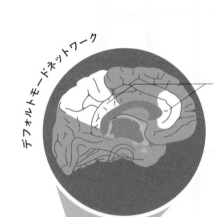

デフォルトモードネットワーク

あてもなく心がさまようときにこのネットワークがはたらく

創造性の科学

創造性（新しく、役立つアイデアを考え出す能力）は、デフォルトモードネットワーク、顕著性ネットワーク、中央実行ネットワークという、異なる3つの脳内ネットワークと関係している。これらは互いに結びついているが、通常、同時に活動することはない。だが、特定の課題に取り組む被験者の脳をfMRIで観察した研究では、それらのネットワークを適時すばやく切り替えられる人の方が、課題に対処する際に優れた創造性を見せた。実際、その相関性は高く、3つのネットワークの結びつきの強さから、その人の創造性が予測できると言われるほどである。

1　夢想
心がさまようときには、デフォルトモードネットワークが活動している。このネットワークには、自己や他者、過去や未来（私たちがあてもなく夢想するさまざまなこと）について考えるときにはたらく脳領域が含まれている。

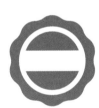

日本人発明家の**山崎舜平**※は、自身の名義で**10,000件の特許を**取得している

※工学博士。半導体や太陽電池など電子機器関連の発明が多い。
2016年9月8日時点でギネス世界記録に認定されている山崎氏の特許取得数は11,353件。

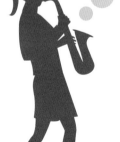

脳を創造的にするもの

創造性には遺伝も関与しているが、他にも重要な要素がある。一例として、神経伝達物質ノルアドレナリンの分泌が少ない方が創造性は高まる可能性がある。この物質は注意の方向を内面から外的な刺激へと転換させる。これは闘争－逃走反応の助けとなりうるが、創造的アイデアは一般にその人の中にあるものを素材として生まれてくる。また、創造性には確かな基礎知識が必要になることもある——たとえば、作曲家が最高傑作を生みだすのは、数十年間の曲作りを経てからのことが多い。

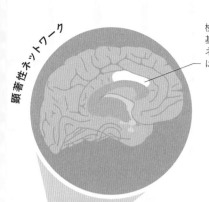

顕著性ネットワーク

検知した情報に
基づいて別の
ネットワークを
はたらかせる

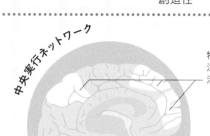

中央実行ネットワーク

特定の課題への
注意を維持する際に
活動する脳領域

2 切り替え
顕著性ネットワークは感覚情報を検知して、中央実行ネットワークをはたらかせるべきかどうかを判断する。たとえば、あてもなく夢想しているときに自分の名前が呼ばれたら、中央実行ネットワークへの切り替えを行う。

3 集中
中央実行ネットワークによって生じる意識的な脳のはたらきにより、思考が目の前の課題に向かい、集中が維持される。研究によれば、取り組んでいた課題が完了すると1秒とかからずに再びデフォルトモードネットワークがはたらきだす。

ジャズの脳活動

ジャズミュージシャンにfMRI装置に入った状態で楽器を演奏させ、覚えている曲を弾くときと、即興でジャズを演奏するときの脳活動を記録する実験が行われた。その結果、即興演奏中の方が、自己の行為の評価や抑制を担う脳領域の活動が弱くなった。

外側前頭前野が
活動する

外側前頭前野の
活動が弱まる

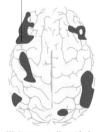

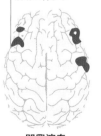

覚えている曲の演奏　　**即興演奏**

課題に取り組んでいないときにアイデアが湧いてきやすいのはなぜ？

脳は課題処理に向かうモードでないときの方が、情報の再構成や結びつけを効果的に行えるようになるため。

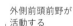

創造性を高める方法

運動することで筋肉がつき、心血管系の健康が改善するのと同じように、それを行うことで脳の諸領域の協調の仕方が変わり、創造性が発揮されやすくなるような活動がある。ここでは、そのいくつかを紹介しよう。

創造性を高めるためには、まずその障害を取り除かなければならない。ストレス、時間的制約、睡眠や運動の不足は、創造性の阻害要因としてよく知られている。人が創造性を発揮しやすいのは、十分な休養がとれていて、幸福で、思考を自由に遊ばせられるときである。多くの人は、朝シャワーを浴びているときや、職場に向かって歩いているときにいちばん良いアイデアが浮かぶと言う。アイデアが頭の中を最も自由に行き交うのは、脳が課題処理モードではなく、いわゆる安静状態にあるときなのだろう。

新たな結びつきを育てる

決まったやり方で物事を行っていると、規則正しい生活を送るのには役立つが、既存の神経路ばかりが強化される作用もある。これに対して、創造性を高める活動は新たな神経の結びつきを生み出す。たとえば、楽器の演奏を学ぶことで、さまざまな脳領域の連絡が形成・強化される。

決まったやり方を変えるだけでも創造性は養われるので、いつもの道よりも楽しく感じられるルートで通勤したり、普段なら選ばない色の服や小物を身につけてみたり、新しい料理に挑戦したりしてもよいだろう。また、できるだけ趣味や考えの合う、創造的な人を身の回りに集めよう。美術品などの展示スペースであれ、庭の物置小屋であれ、そこに何か新しい物を取り入れることも新たなアイデアにつながる。

解けない問題に挑戦することは、それまでになかった考え方を生み出す力になる。たとえば、ペーパークリップを使ってできることを、あなたはいくつ思いつけるだろうか？　何かで行き詰まったときには、心の中でその問題と少し距離をとろう。異なる国、時代、年齢層の人だったらそれにどう対処するか、想像してみるとよいだろう。

時には、つながりを断ってしまってもよい。行列に並んだり渋滞にはまったりしているとき、すぐにケータイでメールやSNSをチェックするのをやめる。そして、何もしないでアイデアが浮かぶのに任せてみよう。

この次にアイデアが浮かばなくて困ったときは、以下のうちのどれかを試してみてはいかがだろうか。

- 十分な休息、ストレス解消、運動。
- 新たな技能を身につける。創造的な人々と過ごす。
- 既成概念を取り払う。古い問題に対する新しい解決法を考えてみる。
- デジタル機器をチェックするのをやめて、脳にオフの時間を与える。

信念（ものの見方）

脳は説明のつかないことを観察し、評価・分類して、複雑な情報の本質をつかみ出すことができる。私たちはそこから自分の考えを形成し、（正しくても、そうでなくても）それに導かれて生きていく。

信念はどのように形成されるのか

信念は私たちが見聞きし体験すること、そして周囲の人や環境との関わりあいの中から生まれてくる。それは情動と深く絡みあっているため、自分の信じていることに異議を唱えられると、私たちは往々にして感情的になる。信念は証拠の有無にかかわらず、本人にとっては真実である。一度形成されると、それに合致しない情報を排除するフィルターとなり、場合によっては私たちが認知できる物事を制限する。ただし、信念は固定されたものではない――私たち1人ひとりが自分でそれを選び、変える力を持っているのである。

知識
身につけた知識は信念に影響し、すでに抱いている信念の再考を促す。

出来事
ポジティブな出来事もネガティブな出来事も、私たちのものの見方を方向づける。

未来像
将来の生活に関する展望は、信念と複雑に結びついている。

環境
私たちの信念の多くは、育った環境（どこで、誰に、どのように）に支えられている。

信念のさまざまな側面
私たちの信念は、生活のさまざまな面からもたらされる情報を処理することで形成されるが、同時に、そうした情報処理のあり方を方向づけるものでもある。

過去の成果
私たちがどのようなことを可能と考えるかは、過去の成功や失敗によって左右される。

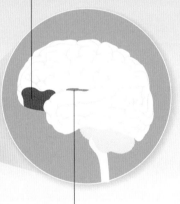

腹内側前頭前野は信念（物事の評価）に伴って活動する

島は不信感に反応する

1　規則性（悪事→稲妻）
ヒトの脳は規則性を見つけることに非常に長けており、ランダムに起こる現象にさえパターンを見出そうとする。たとえば稲妻は、そのメカニズムが解明される以前には、世界中の多くの文化において、悪事がなされるときに発生するものだと信じられていた。

2　脳領域
信念の形成には、情動に関与する脳領域が重要な役割を担っている。プラセボ（偽薬）効果などの医学データは、何かを信じることによって体に生化学反応が起こることを示唆している。このことから、信念の神経学的な基盤については盛んに研究が行われている。

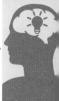

なぜ一部の人々は極端な信念を持つのか？

極端な信念を抱く人々は、ものの見方を切り替えることに困難を抱えている可能性がある。こうした思考のあり方は、認知的硬直性と呼ばれるが、本人の特性以外に環境の影響も無視できない。

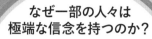

中核的信念は7歳前後までに形成される

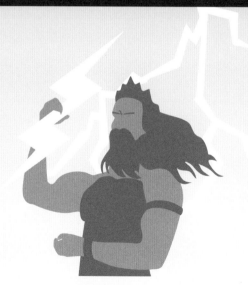

3　意思（神秘的な解釈）
ヒトの脳には、規則性を好む性質があるだけでなく、物事を無秩序と考えず、何者かの意思によるものと解釈したがる傾向がある。そのためかつての人々にとっては、稲妻は理由のない自然現象ではなく、悪事を罰するために神々の意思で下される鉄槌なのだと考える方が納得しやすかった。

信念の層構造

信念の最深層にある中核的信念は、行動（プロセス）を導く基本原理である。そして行動は結果を生み出す。生活を変えようとするとき、私たちは短期的に最も変化を起こしやすい結果の層に注目しがちである。だが、長く続く変化を生み出すには習慣を変える必要があり、そのためには、自分の中核的信念を注意深く見直さなければならないこともある。

中核的信念

中核的信念は、自分自身や周囲の世界に対する認識と深く絡みあっているため、最も固く守られており、柔軟さに欠ける。

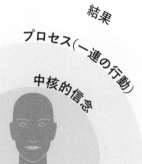

結果

プロセス（一連の行動）

中核的信念

3種類の信念の区別

信念には3つの種類がある。事実、好み、イデオロギーに関する信念である。2人の人が事実に関する信念を戦わせるとき、正しいのはいずれか1人だけだが、好みに関する信念（考え方）なら、2人とも間違っていないということがありうる。イデオロギーに関する信念は、事実・好みの両方の要素を持っている。就学前の子どもでも、これらの信念の種類を区別し、異なる意見を持つ2人がどちらも正しい場合があることを理解できる。

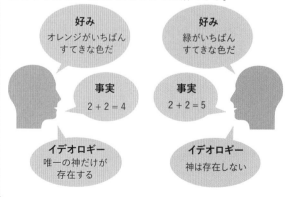

好み
オレンジがいちばんすてきな色だ

好み
緑がいちばんすてきな色だ

事実
2 + 2 = 4

事実
2 + 2 = 5

イデオロギー
唯一の神だけが存在する

イデオロギー
神は存在しない

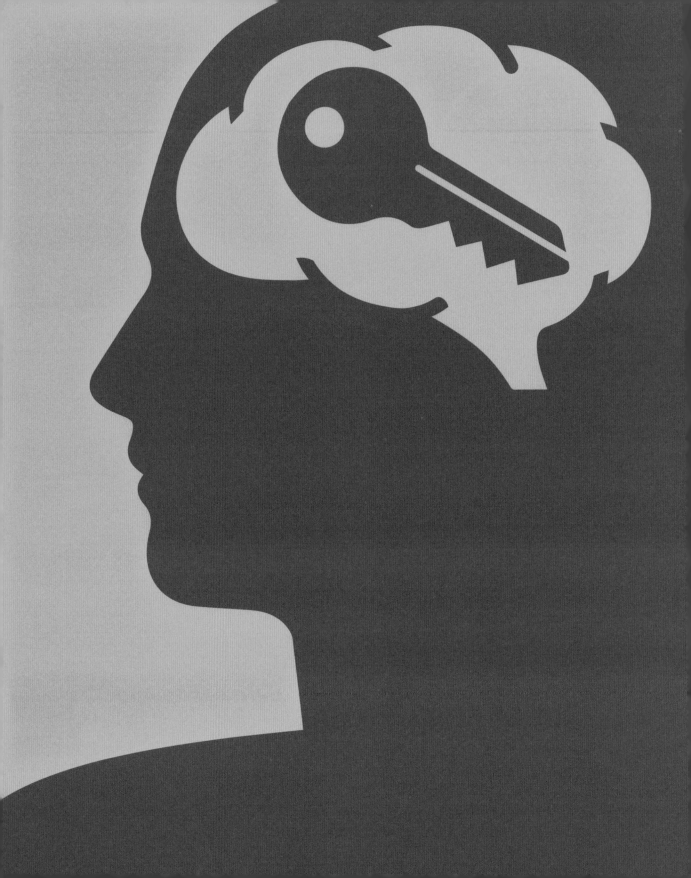

第5章

意識と
自己

意識とは何か？

意識とは外からの刺激（周囲の環境など）や、内側で起こること（思考、感情など）を認識するはたらきである。意識を生み出す脳活動を特定することはできるが、この現象がどのようにして脳という物質的な器官から生じるのかは、現在も解明されていない。

意識の生じる場所

私たちが何かを考えたり、感じたり、思いついたりするのはいずれも脳の活動であり、神経学的なはたらきの産物である。しかし、神経学的活動はそれ自体が意識（あるいは「心」）の源なのか、それとも単に意識と結びついた活動にすぎないのか、はっきりしない。意識に関する2つの理論には、この点に根本的な違いがある。一元論では心と脳を同一と考えるが、二元論は心を脳や体とは異なるものと見る。

一元論
一元論はあらゆる思考、感情、発想を、何らかの刺激によって生じる脳活動の産物と見る。そして、この脳活動そのものが、対象の意識的な知覚なのだと考える。つまり、脳は心であり、心は脳である、という考え方である。

一元論

二元論

光

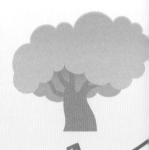

心はどこにある？
ものが見えるのは、脳が光刺激を知覚した結果である。しかし、そうした脳内の活動が直接意識を生み出しているのか、それとも、その活動は体の外にある心と結びついているだけなのか、ということについては結論が出ていない。

仮想現実

仮想現実（VR）や拡張現実（AR）はもはやSFの世界だけのものではない。コンピューターを使って外界の刺激（映像や音など）を再現し、現実に近い世界を脳に体験させる技術が登場してきている。

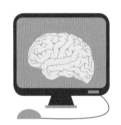

脳幹死

世界には、脳幹死を法的な死の定義としている地域がある（イギリスなど）。脳幹（p.36）が回復不能な損傷を受けると、生存に不可欠な自律神経機能を制御できなくなる。そうした機能は医療機器の補助によって保てる場合もあるが、患者が再び意識を取り戻すことはない。

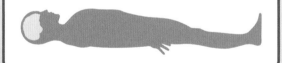

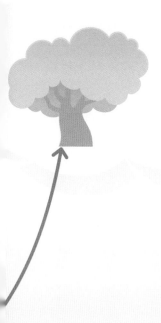

二元論

二元論では、心という非物質的存在が、脳という物質の外側にあり、両者は互いに影響しあっていると考える。刺激の結果として生じる脳活動は意識的な知覚に関与するが、心そのものはそれとは異なるとされる。

人工知能は意識を持ちうるか？

研究者によって見解が異なり、人工知能が意識を持つようにプログラムできる可能性はあるという見方もあれば、意識は機械が獲得しうるようなものではないという考えもある。

意識の必要条件

意識の神経学的基盤については現在も研究が行われており、物事を意識的に体験するのに必要とされる脳内の構造体やプロセスの特定が試みられている。意識のプロセスは1つひとつの分子や原子のレベルではなく、個々のニューロンのレベルで起こると考えられている。おそらく、意識が生じるためには、以下の4つの要素がなければならない。

高頻度のニューロンの発火

ベータ波

通常の意識状態はニューロンの発火頻度がやや高めのときに生じる。ベータ波（p.42）は、ニューロンが高頻度で発火しているときに起こる脳波で、警戒や論理的・分析的思考が生じていることを示すことがある。

同期したニューロン活動

意識の発生にはニューロンの同期した活動が必要と考えられる。複数のニューロン群が同じタイミングで発火することによって、個々の知覚（視覚、聴覚、嗅覚など）が束ねられて、1つのまとまった知覚となる。

全身麻酔を伴う医療処置の最中に、1,000件あたり1〜2人、意識を取り戻す患者がいる

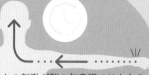

時間調整

何らかの刺激が脳の無意識のはたらきによって処理され、知覚として意識にのぼるまでには0.5秒ほどかかる。しかし、脳による調整がはたらくことで、私たちは物事を時間差なく経験していると感じる。

前頭葉のはたらき

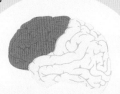

前頭葉は意識のさまざまな側面（物事を深く考えることや、意識レベルの調整など）に重要な役割を担っていると考えられる。

注意を向けるプロセス

注意機能は、私たちの意識（pp.162–163）の方向をコントロールして、特定の感覚情報（視覚や聴覚など）への集中を高めるとともに、それ以外の不要な情報を排除する。このプロセスでは、まず目や耳などの感覚器がはたらき、それによって前頭葉や頭頂葉など、脳のさまざまな領域が活動する。頭頂葉が空間情報を処理し、注意を空間内の特定の場所に向かわせるのに対して、前頭葉は対象に目を向けさせるはたらきをする。

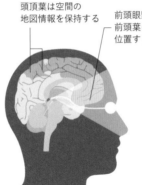

頭頂葉は空間の地図情報を保持する

前頭眼野は前頭葉に位置する

視神経

上丘は追跡システムのようにはたらき、対象の動きに従って頭や目の向きを調整する

注意に関わる脳領域
視覚刺激に注意を向ける際、要となるのは上丘と、前頭葉に位置する前頭眼野である。これらの領域が協働して対象に目を向けさせる。

注意

注意とは特定の情報に意識を向けたり、集中したりするプロセスである。行動および認知に関わる情報処理には、目や耳など、体のさまざまな器官のはたらきも必要とされるが、主要な役割を果たすのは脳である。

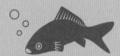

ある調査の示唆するところでは、人間の**平均的な注意持続時間はわずか8秒**

注意欠如・多動症／注意欠如・多動性障害

注意欠如・多動症（ADHD／p.216）は不注意や多動性などの症状を示す行動障害。正確な原因は解明されていないが、研究によれば、神経伝達物質のバランスの異常や遺伝的要因が関わっている可能性がある。しかし、ADHDに何らかの遺伝的原因があるにしても、それは複雑なものと考えられており、おそらく単一の遺伝子で説明できるようなものではない。

私たちの注意持続時間は短くなっている？

私たち1人ひとりの注意が長く続かなくなってきていることを示すデータはないが、最近の研究の示唆するところでは、集合的な注意持続時間（ある1つのニュースや、流行りの話題などに社会が注目する期間）は短くなっている。

持続性注意

持続性注意は特定の作業（読書など）に長時間集中し続ける能力である。脳イメージングを用いた研究によれば、前頭皮質および頭頂皮質の、とりわけ右半球の領域が持続性注意と深く関わっている。

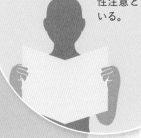

選択性注意

選択性注意は特定の対象物や音などに強く集中し、周囲の環境を意識から排除するはたらきである。車の音を無視して、電話の音に意識を向けることなどがこれにあたる。

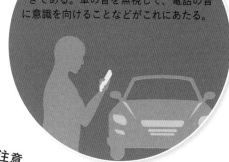

注意の種類

注意機能にはいくつかのタイプがあり、必要とされる注意の種類は状況によって異なる。持続性および選択性の注意は1つの刺激（情報）に対して完全に集中する必要があるときにはたらく。転導性および分配性の注意は、同時に複数の情報に気を配らなければならないときにはたらく。注意力は無限に使い続けられるものではなく、何かに集中するプロセスは疲労につながることもある。注意には大量のエネルギーが必要とされるのである。

転導性注意

転導性注意とは、大きく異なる認知的対応が必要な、複数の作業の間で注意をすばやく切り替える能力である。たとえば、ときどきレシピ本の内容を確認しながら料理をすることなど。

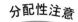

分配性注意

分配性注意は同時に2つ以上の活動を行うときにはたらく。たとえば、音楽を聴きながら自転車に乗ることなどがその例である。この種の注意機能はマルチタスキングと呼ばれることもある。

散漫になることの意味

脳は途切れなく注意を集中し続けることができない。集中と散漫、2つの状態を短い周期で切り替えているのである。散漫な状態の間は周囲の環境を調査し、注意を払うべき、より重要な物事がないことを確認する。こうした集中と散漫の周期は、新たな機会や脅威が現れたときにすばやく反応することを可能にしており、進化の中で生じたヒトの強みであると考えられている。

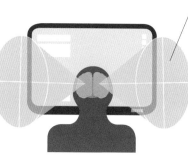

散漫な状態の間
脳は周囲の環境を
調査している

トラブルを察知
私たちが作業に集中していると思っているときでも、脳は周囲の環境を確認し、必要に応じて注意の方向を変えられるようにしている。

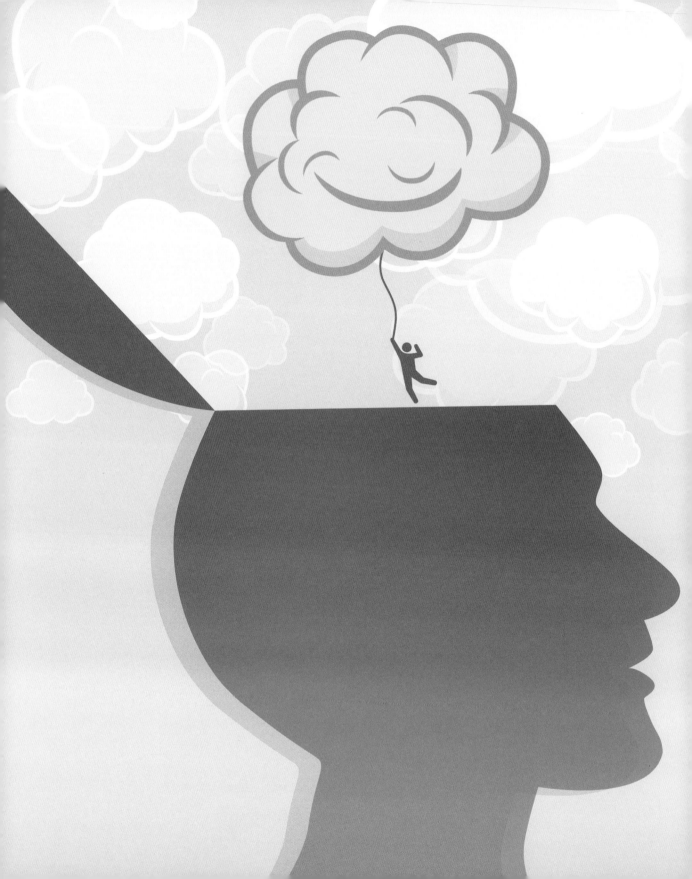

集中力を高める方法

注意を集中するには、脳に特定の情報だけを処理させる必要がある。気を散らすもので溢れたこの世界では、そうした力を身につけることが、的確に物事を学び、理解し、活動していくうえで決定的な意味を持つ。

注意力は限られた資源であり、気を散らすものを減らして特定の作業に集中するためには、その資源を慎重に利用する必要がある。注意を集中する能力は人によって異なる。私たちの注意力は、目の前の仕事にどの程度興味があるか、そして気を散らすものがいくつ現れるか、その両方に影響される。本当に興味のあることに取り組んでいれば、周囲で気を散らすことが起きても、気づきもしないかもしれない。何かに没頭しているときには注意を集中するのが容易になるからである。では、どうすれば集中力を高められるのだろうか。

気を散らすものへの
対応が何よりも大切

注意の集中とは、特定の物事に傾注しつつ、内外で生じる気を散らすものを意識から排除することである。あなたがこの本を読んでいるとき、望ましいのは書かれている言葉に意識を集中していることだ。しかし、脳は次々と集中を妨げるものにさらされる。外部に生じる障害としては、たとえば周囲でテレビがついていたり、会話している人がいたりするかもしれない。

また、集中を邪魔するものは私たちの内部にも生じる。お腹が空いて、夕食に食べるもののことを考えたくなるかもしれない。忘れていた大事な仕事を突然思い出すかもしれない。この種の思考は、意思決定、情動反応、長期記憶の検索に関与する内側前頭前野という脳領域のはたらきによって生じる。

これから先、気が散って集中できな

いことがあったなら、以下のどれかを試してみてはいかがだろうか。
- 集中の邪魔になるものを遠ざけておく。電子機器のスイッチをオフにして、静かな場所に移動する。
- どうしても単調になってしまう仕事に取り組んでいるときは、何のためにそれをしているのかを思い出すことが役立つかもしれない。
- その仕事を終えたときに感じるであろう達成感を想像することにより、やる気が高まる可能性がある。
- 集中を持続させる目標時間を少しずつ段階的に長くしていく。これにより集中力が向上しうる。

自由意志と無意識

私たちの日常的な活動（体の動きから情動に至るまで）の大部分は、意識的にコントロールされたものではない。動作や思考、行動の多くは脳内の無意識のはたらきによって生じているのである。

自由意志

自分の行動を何の制約も受けずに選ぶ力は自由意志と呼ばれる。そうした選択は自ら意識的に行っているように感じられるかもしれない。しかし研究の示唆するところでは、私たちは自分で思っているほど、意識的に行為を制御できていない可能性がある。ある実験結果によれば、脳は私たちが体を動かそうと意識的に決断するよりも0.3秒早く、運動計画を始めているのである。

無意識は問題解決の助けになる？

何かの問題で行き詰まったときには、心がとりとめもなくうつろうままにしてみると、脳が無意識の中から情報を集められるようになり、解決策が浮かんでくるかもしれない。

ベンジャミン・リベットの実験

ベンジャミン・リベットは、被験者に指を上げるよう指示し、その動作をしようと意識した瞬間を記録させながら、彼らの脳波と筋収縮を測定する実験を行った。

※リベットの実験結果の解釈をめぐってはさまざまな議論がある。

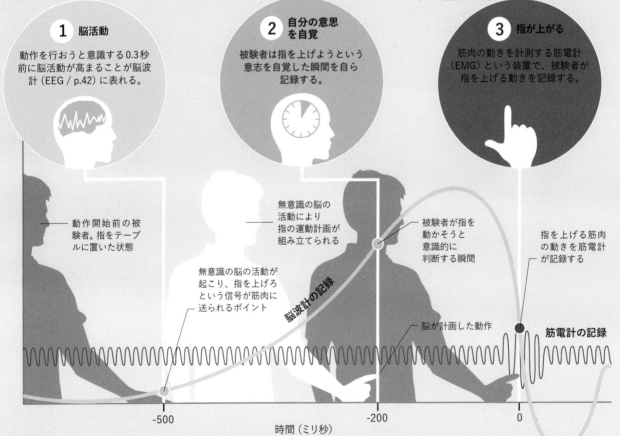

1 脳活動

動作を行おうと意識する0.3秒前に脳活動が高まることが脳波計（EEG / p.42）に表れる。

2 自分の意思を自覚

被験者は指を上げようという意志を自覚した瞬間を自ら記録する。

3 指が上がる

筋肉の動きを計測する筋電計（EMG）という装置で、被験者が指を上げる動きを記録する。

動作開始前の被験者。指をテーブルに置いた状態

無意識の脳の活動により指の運動計画が組み立てられる

被験者が指を動かそうと意識的に判断する瞬間

指を上げる筋肉の動きを筋電計が記録する

無意識の脳の活動が起こり、指を上げろという信号が筋肉に送られるポイント

脳波計の記録

脳が計画した動作

筋電計の記録

-500　-200　0

時間（ミリ秒）

意識レベルの違い

20世紀初頭、精神分析医ジークムント・フロイトは、心が3つの意識レベルに分かれているという考えを広めた。それらは、意識（私たちの自覚にのぼる精神的プロセス）、前意識（ふだんは自覚されないが、意識化することのできるプロセス）、無意識（意識化することができないプロセス。私たちの行動に影響する）の3つである。より最近の考え方では、意識には深い内省から熟睡状態まで、いくつかのレベルがあるとされる。

95%
の意思決定は意識的にではなく、**無意識的に行われているのだろうか**

内省
自らの思考、行為、感情を注意深く見つめ直すときの意識。自分のとった行動についてじっと考えているときなど。

通常の意識
主体感（自ら思考をコントロールし、それに従って行動しているという感覚）を持っているときの意識レベル。

無意識の知識
無自覚に何かを行う意識レベル。車を運転して帰宅するときなどのように、複雑な作業をしても、自分がどのようにそれを行ったのか覚えていない場合がある。

意識消失
眠っている状態。周囲のものを知覚せず、時間の経過などの物事を体験する自己意識もはたらいていない。

皮肉過程理論（シロクマ効果）

シロクマについては考えないでください。そんな指示を受けたなら、ついついシロクマのことを考えてしまうだろう。何らかの思考を意図的に抑制しようとすることには、かえってそれを頭に浮かびやすくする効果があるからだ。この現象を説明した皮肉過程理論によれば、望まない思考が起きていないかを無意識に監視する脳のはたらきによって、私たちは皮肉にもその思考に意識を向けてしまう。禁煙が難しく、嫌な記憶を忘れようとしても滅多にうまくいかないことの一因はここにある。忘れようとしているそのことを、無意識が思い出させてしまうのである。

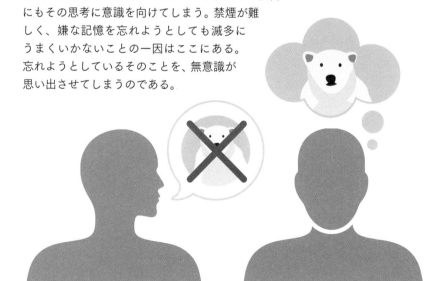

意思決定

2006年にオランダの研究者が行ったある実験で、被験者に複雑な意思決定を指示し、異なる3つの状況における判断を比較した。1つは熟慮する時間がほとんどない状況、2つ目は十分な時間がある状況、そして3つ目は、時間は十分だが、気を散らすものに邪魔されて、意識的に考えて判断することができない状況である。この中で最も良い決断をしたのは意識的判断を妨げられた被験者たちだった。この結果からすると、人は意識的にではなく無意識に決める方が、良い判断が下せることになる。もっとも、この実験でそれが当てはまったのは、複雑な判断を下す場合だけであった。

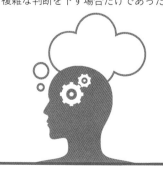

意識変容状態

意識変容状態とは、通常とは著しく異なるさまざまな意識（pp.162–163）の状態を指す。そのほとんどは一時的であり、いずれも正常な状態に戻りうるものである。

意識変容状態の種類
変容状態はその誘因に基づいて分類できる。これらは、いずれも何らかのかたちで通常の脳機能を妨げる。

物理的・生理的要因
物理的・生理的要因による意識変容は、高所や、重力の弱い宇宙空間などの極端な環境下で起こりうる。また、長期的な断食や、呼吸のコントロールによっても生じる。

心理的要因
心理的な意識変容は、ある種の文化的・宗教的慣習、たとえば踊りやドラム演奏に導かれたトランス状態、あるいは瞑想などによって生じる。感覚遮断や催眠による意識変容もこれにあたる。

疾患
病気や障害も、さまざまなレベルの意識変容につながる。原因となる疾患や症状に、統合失調症（p.211）をはじめとする精神病性障害、てんかん発作、昏睡などがある。

自然発生
うとうとと眠気を感じている状態、夢想にふけっている状態、臨死体験、眠りに落ちる直前の意識状態（入眠状態とよばれる）などは、自然発生の意識変容である。

薬理作用
アルコール、大麻、オピオイドなどの精神作用物質（気分を変化させる薬物）は脳の神経伝達物質のはたらきを阻害し、使用者の意識レベルを変化させる。

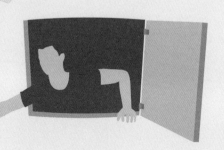

臨死体験も意識変容の一種？
これについては盛んに議論されているが、経験者の証言によれば、臨死体験には他の意識変容状態と共通する要素（時間を超越した感覚など）がある。

意識変容とは何か？
通常の意識状態にあるとき、私たちは外からの刺激（周囲の環境など）や、内側で起こること（思考など）を認識している。しかし、脳が生み出す意識的体験にはそれ以外にも、意識変容状態など、さまざまなものがある。意識変容状態に入るときには脳の活動パターンが変化する。こうした異変は、脳への血流・酸素供給の変化や、神経伝達物質のはたらきへの干渉など、さまざまなかたちで生じる。

意識変容状態を見極める基準

意識はきわめて鋭敏な状態から、何も認識できないレベルまでを含む連続的変化の中にあり、いわゆる「通常」の意識状態はその中間のどこかに位置する。これに対して、意識変容状態はこの連続体のどちら側にでも生じうるものであり、認識レベルは通常より高いことも低いこともある。こうした意識変容の有無は、さまざまな基準により特定できる。

実行プロセスの阻害
注意力を要するプロセス（パズルを解くことなど、認識能力を十分にはたらかせる必要のある作業）と、自動化されたプロセス（読書など、注意力をそれほど必要としない作業）、いずれの実行能力も阻害される。

自制能力の低下
行為や動作をうまくコントロールできなくなることがある。たとえば、酩酊状態では、まっすぐに歩けなくなる。また、感情を制御できなくなる場合もあり、突然泣き出したり、怒りが爆発したりすることも多い。

認識レベルの変化
意識変容状態では、自分の周囲（あるいは内部）で起きていることに対する認識力の水準が、通常の覚醒時の意識と比べて上下することがある（ふだんよりも下がることの方が多い）。

情動認識の低下
変容状態では、情動認識が弱まる（自分の情動を感じ取れなくなる）とともに、その情動をうまく制御できなくなることが多い。これによりいくぶん、愛情表現が強まったり、攻撃的になったり、不安になったりする場合もある。

知覚と認知のゆがみ
知覚に変容が起こることがある。記憶を貯蔵・検索するプロセスが通常よりも断片化し、不正確になったり、思考プロセスがまとまりを欠いた、筋の通らないものになったりする。

時間感覚のゆがみ
変容状態では、時間の感覚（pp.174-175）がゆがみ、その流れを遅く感じたり、速く感じたりすることがある。これは、時間の経過に対する認識が弱まるためであり、睡眠中に時間を感じないことと似ている。

382日間
固形物を食べない断食の最長記録

※スコットランド人、アンガス・バルビエーリが挑戦した断食の日数

意識変容をもたらす脳活動

変容状態では、至福感から恐怖感まで、さまざまな情動体験が生じることがある。それをもたらすのは、そうした体験に劣らず多彩な神経活動であり、そこには幅広い脳領域が関わっている。脳が通常と異なるはたらき方をすることによって、入ってくる情報がゆがめられ、幻聴・幻視、記憶の歪曲、妄想などが起こりうる。

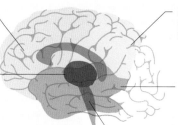

前頭葉の活動が減少することにより、推論や意思決定の能力が低下する

視床（大脳辺縁系と前頭皮質の連絡路）のはたらきが抑制されることがある

頭頂葉の活動が変容し、空間認識や時間の知覚がゆがめられる

側頭葉のはたらきの変化は、幻覚などの不可解な体験につながる

脳幹網様体（意識との関わりが深い部位）からの信号が減少することがある

意識変容はどこで生じるか
変容状態では、さまざまな脳領域の活動が増減し、周囲の物事に対する知覚をゆがめることがある。

睡眠と夢

私たちが眠っている間、脳は静かに休んでいるように感じられるかもしれない。しかし実際には、1日を通して得た情報を処理し貯蔵するために、忙しくはたらいている。

睡眠段階

眠っている間、私たちはいくつかの睡眠段階を周期的に繰り返している。まず浅い睡眠から深い睡眠へと移行し、その後、レム(Rapid-Eye-Movement:急速眼球運動)睡眠が現れる。各段階では、異なる脳波(大脳皮質のニューロン活動による電位変化、p.42)が生じており、睡眠が深くなるほど遅く(周波数が低く)、整った脳波となる。こうした睡眠周期は約1.5〜2時間ごとに繰り返されるが、時間の経過とともに、各段階の割合が変化する。眠りはじめは遅い脳波の睡眠が多いが、覚醒の経過が近づくにつれてレム睡眠が増えていく。

静かな夜のせわしない活動

睡眠には4つの異なる段階があり、各段階は一晩に何度も繰り返される。浅い睡眠は目覚めやすいが、深い睡眠に入ると、はるかに覚醒しにくくなる。

※脳波上は、レベル3はさらに2段階に分けられる。

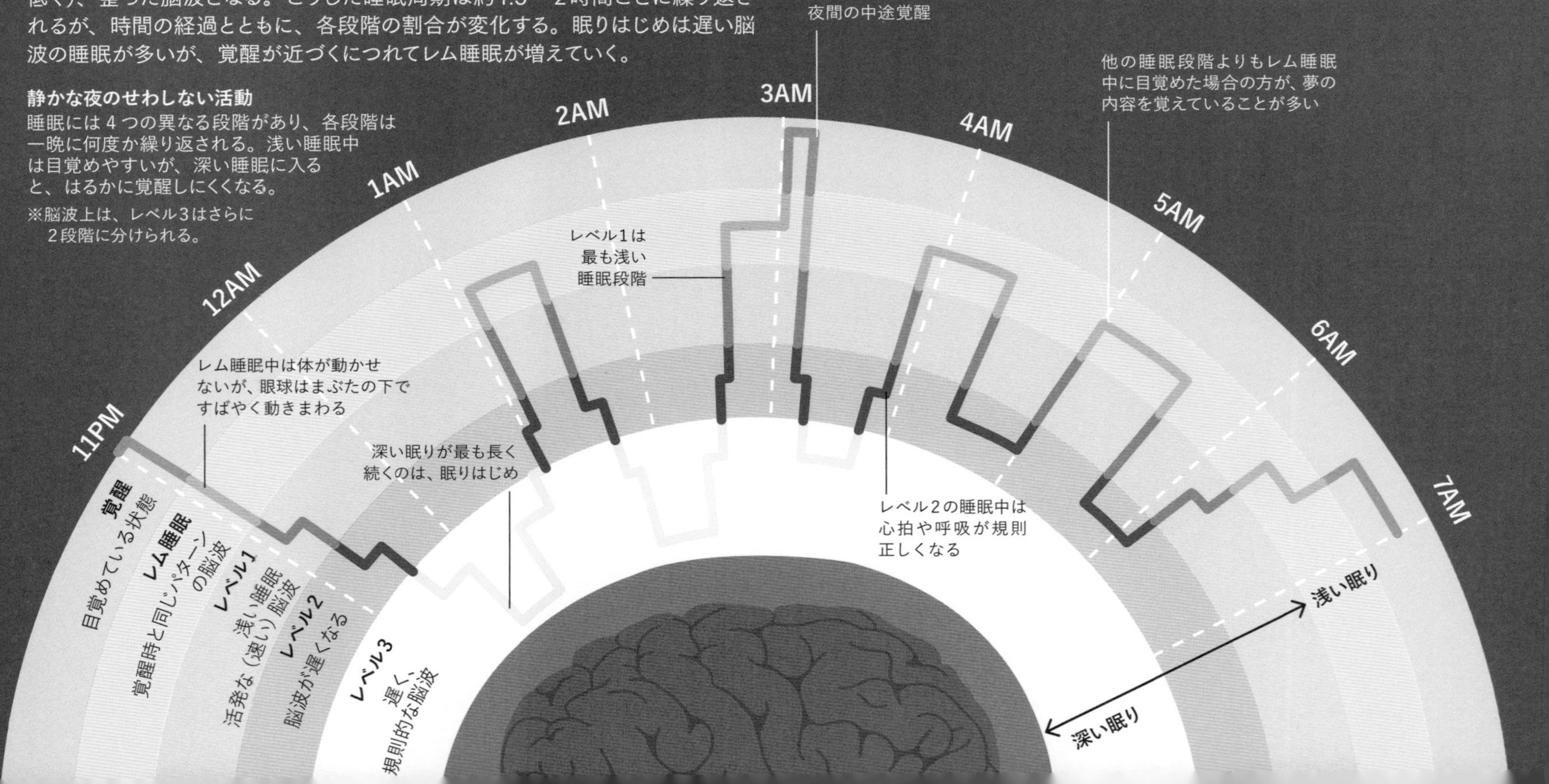

睡眠は一晩に
何時間必要?

成人の多くは一晩に7〜9時間の睡眠を必要とする。子ども(とくに赤ん坊)や10代の若者なら、もっと長く眠る必要がある。

他の睡眠段階よりもレム睡眠中に目覚めた場合の方が、夢の内容を覚えていることが多い

レベル2の睡眠中は心拍や呼吸が規則正しくなる

レベル1は最も浅い睡眠段階

夜間の中途覚醒

深い眠りが最も長く続くのは、眠りはじめ

レム睡眠中は体が動かせないが、眼球はまぶたの下ですばやく動きまわる

深い眠り
浅い眠り

レベル3
最も深い、遅い脳波の睡眠

レベル2(浅い)睡眠
軽い、遅い脳波の睡眠

レベル1
浅い、遅い脳波の睡眠

レム睡眠
脳が目覚めているときと同じくらい活動している

7AM
6AM
5AM
4AM
3AM
2AM
1AM
12AM
11PM

グリンファティック系

アストロサイトが血管周囲を取り囲んでいる

静脈

動脈

脳脊髄液の流れ

ニューロンは老廃物を生む

アストロサイト

ネーデルガードの研究チームは、アストロサイトが介在するグリンファティック系より睡眠中に脳内の老廃物が洗い流されるという仮説を提唱し、議論を呼んでいる（図は仮説のイメージ）。

脳の清掃作業

日中の脳活動は老廃物を生み出しており、それらは蓄積すると有害になることがある。マウスを使った近年の研究により、睡眠は脳がそうした老廃物を除去する機会となっていることが分かった。同様のことは人間の脳でも起きている可能性が高いと考えられる。睡眠不足が記憶、学習、感情のコントロールに悪影響を生じる理由は、このことからもある程度説明できるかもしれない。

眠らないで過ごした時間の世界最長記録は

264 時間

※1964年、アメリカの男子高校生による実験。

睡眠障害

夢遊病、寝言、金縛り（睡眠麻痺）などの問題は、脳が睡眠の状態をうまく切り替えられないときに起こる。それにより、脳の一部は覚醒しているが、他の部分は熟睡している状態が生じる。夢遊病では、脳の運動領域が覚醒して活動するが、意識や記憶に関する領域は眠っている。患者は深い眠りの中で車の運転のような複雑な作業をこなすことさえある。

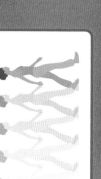

視床は大脳皮質へと信号を届ける

自己の認識を担う頭頂皮質が不活発になる

海馬が新たな記憶を大脳皮質に送る

視覚野が心象を生み出す

前頭前野の諸領域が不活発になるため、夢には合理性がない

扁桃体が情動を生み出す

脳幹網様体は睡眠と覚醒の状態を切り替える

凡例
活発
不活発

レム睡眠中の脳活動

レム睡眠中は、情動を担う領域や大脳皮質の大部分がとても活発にはたらく。これに対して、合理的な思考に関与する前頭葉は非常に弱くなる。

脳はなぜ夢を生み出すのか

夢を見る理由については科学的に解明されていないが、いくつかの仮説が存在する。たとえば、夢は日中に得た情報や経験した情動を処理し、長期記憶（pp.138-139）に貯蔵するのに役立っているという説がある。また、過酷な出来事への対応法を安全な環境で試し、実際にそれが起きた場合に備えるという見方もある。夢の多くが緊張や不安を伴うという見方もある。夢の多くがネガティブだったりするのはそのせいかもしれない。他方で、夢は心にとっての単なる「スクリーンセーバー」であり、実質的な目的など何もないという考え方もあり、さまざまな研究者がいる。

時間

時間の経過は、時計で客観的に（何時間、何分、何秒と）計ることもできるが、時の流れを把握する仕組みは脳にも備わっている。哺乳類にはマスタークロック（視交叉上核）があり、全身の組織や細胞の概日リズムが24時間程度になるように制御されている。

※脳の時間感覚には、基底核の他にも、大脳や小脳もそれぞれ関与していると考えられている。ドーパミン時計のはたらきについてもあくまで仮説の1つにすぎない。

脳が時間を把握するしくみ

私たちの時間認識は、記憶や注意に関わる神経ネットワークと結びついている。脳はこのネットワーク内のニューロン群の発火（「振動」と呼ばれる）を利用して時間の経過を把握するという仮説がある。単位時間あたりの振動数が多くなるほど、その時間は長く続くように感じられる。ニューロンの発火周期の早さに影響しうる要因として、臨死体験などの出来事、抑うつなどの精神状態、カフェインなどの中枢神経興奮薬、パーキンソン病などの疾患があり、いずれも時間の知覚をゆがめるというのである。

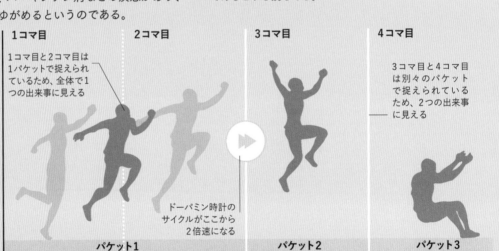

ドーパミンの流れ

前頭前野の前部

大脳基底核

黒質

ドーパミン時計

黒質、大脳基底核、前頭前野を巡るドーパミンのサイクル（振動）が形成する時計も、脳内にある時計の1つであるとする説もある。

時間の単位「パケット」
脳内の時計における1サイクルは、私たちが1つの出来事として認識する「1パケット」の時間を形成する。フレームレートの高いカメラほど被写体の連続的な動きを細かく捉えられるのと同じように、ニューロンの発火周期が短いほどパケットの数が多くなり、同じ時間内で多くの物事を捉えられるのかもしれない。

1コマ目

1コマ目と2コマ目は1パケットで捉えられているため、全体で1つの出来事に見える

2コマ目

3コマ目

4コマ目

3コマ目と4コマ目は別々のパケットで捉えられているため、2つの出来事に見える

ドーパミン時計のサイクルがここから2倍速になる

パケット1　　　　パケット2　　　パケット3

0.1　　　時間（秒）　　　　　　0.2　　　0.25　　　0.3

時間の錯覚

時間の感覚は距離によってゆがめられることがある。たとえば、3つの電球A、B、Cが10秒ずつ間をおいて次々と点灯していくとする。このとき、B－C間の距離が、A－B間よりも離れていたとしたら、Bが点灯してからCが点灯するまでの時間は、10秒よりも長かったという錯覚を引き起こす。

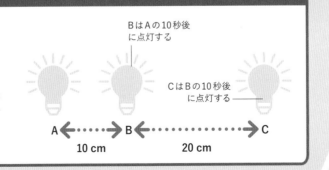

BはAの10秒後に点灯する

CはBの10秒後に点灯する

A　　　　　　B　　　　　　　　　C

10 cm　　　　20 cm

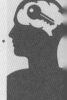

時間と年齢

時間の経過は、年をとるにつれて速くなるように感じられるかもしれない。たとえば旅行の時間などは、子どものころには永遠に続くかのように感じられるが、大人になるとあっという間に終わってしまう。その一因は、時間に対する私たちの認識が年齢とともに発達することにある。赤ん坊は瞬間に生きており（欲しいときにすぐミルクをもらえなければ泣く）、時間の経過を認識していない。幼児期になると、時間を意識するように教えられ、歯磨きなどの日課をこなすのにどのくらいかかるのかを覚えていく。そして私たちは6歳になるまでに、それまでに学んだ作業時間を新たな物事に当てはめて、時間を見積もれるようになる。

時間の認識に影響する要素

大人はいろいろな責任や予定を抱えているため、子どもよりも時間を強く意識する。物事を次々とこなしていくこうした生活は、時間の感覚を加速させることがある。一方、加齢とともに時間の流れを速く感じるようになる理由については、この他にも生物学的説明や比率説、知覚説といった理論がある。

薬物が時間の知覚に与える影響とは？

時間の処理に関わる主要な神経伝達物質はドーパミンである。メタンフェタミンなどの薬物は時間の知覚を加速する（時間が速く過ぎるように感じさせる）。これもドーパミン受容体を介する作用なのだろうか。

代謝

同じ24時間で、4歳の子どもの心臓は、大人の心臓よりも25％多く拍動する。また、その他の生物学的な基準、たとえば呼吸数などを比べても、子どもの方が多い。このことから、子どもは大人よりも多くの情報を取り入れており、そのために時間の流れを遅く感じる。

比率説（ジャネの法則）

年をとるにつれて、同じ期間が人生全体に占める割合は小さくなっていく。たとえば1年間は、10歳の子どもにとっては人生の10％だが、50歳の大人にとっては2％にすぎない。

知覚説

多くの情報を吸収・処理しているときほど、時間の流れは遅く感じられる。いろいろなことを初めて体験する子どもたちは、大人が気にかけないような細かなことに注意を払うため、時間が引き延ばされたように感じることがある。

脳内の神経路

年を重ねるにつれて、脳内の回路は複雑になり、信号伝達に長い時間がかかるようになっていく。その影響で、高齢者は同じ時間の中で捉えられる像（物事）が若者よりも少ないため、時間が速く過ぎていくように感じる。

睡眠中は時間の知覚が一時停止する

ＺｚＺ

パーソナリティとは何か？

パーソナリティ（人格）とは、自分のあり方を決定づけるものである。それは、私たちが人生の中で何を選び、物事にどう反応するかを左右する一連の行動特性であり、その評価・分類方法として、さまざまなシステムが開発されてきている。

パーソナリティを形づくる要素

DNAがパーソナリティに与える影響は受精の瞬間から始まる。それは特定の神経伝達物質が他の物質よりも多く産生されたり、あるホルモンに対する感受性が他の人よりも低かったり、といったかたちで現れる。こうしたことが私たちの根底の気質に作用し、ひいては最終的なパーソナリティにもある程度の影響を与える。ただし、私たちのあり方は遺伝的特徴だけでなく、経験や環境によっても形づくられる。

自分になっていく過程

成長に伴い、脳は定められたパターンに沿って成熟しつつ、経験によっても変化する。よく使われる神経路は強化され、神経伝達物質やホルモンに対する感受性が強まったり弱まったりする。こうして私たちのパーソナリティは変化していく。

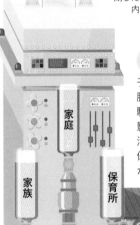

子ども

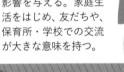

閉じたボディーランゲージは内気なパーソナリティの表れかもしれない

2 パーソナリティの発達
子ども時代を通して、脳は急速に変化し、体験がパーソナリティに影響を与える。家庭生活をはじめ、友だちや、保育所・学校での交流が大きな意味を持つ。

**一卵性双生児は
2人とも同じ
パーソナリティ？**

同じDNAを持つ一卵性双生児のパーソナリティは、そうでない双子と比べて、互いに似ている。それでも、経験の内容に違いがあるため、まったく同じにはならない。

1 乳児期からの気質
遺伝的特徴がパーソナリティ形成に影響するため、生まれたばかりの赤ん坊でも、振る舞いに個性が見られる。たとえば、大きな騒音などに対して、とても敏感な子どももいれば、ほとんど気づかない子どももいる。

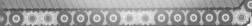

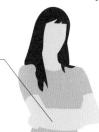

腕を組むのは自己防衛や
不安定さの表れ
かもしれない

服装や髪型も
パーソナリティを
表現する

大人

3 大人のパーソナリティ
パーソナリティの変化
には、学校や友だちなどの環
境要因だけでなく、20代の
前半まで続く脳の成熟も関
わっている。その後も、成人
期を通してパーソナリティ
は少しずつ変わっていく。

脳とパーソナリティの結びつき

研究者たちは、さまざまなパーソナリティのタイプと脳
構造の関係を特定しようとしているが、今のところ明快
な結論は得られていない。脳損傷（とりわけ前頭部へのダ
メージ）がパーソナリティに影響しうることは知られてお
り、ある種のパーソナリティ特性が脳の構造や活動の特
徴と関係することは研究によって示され
ている。しかし、ヒトの脳にも私たちの
行動にも多くの複雑な要素があり、その
関係が解明されるには至っていない。

パーソナリティの評価尺度

パーソナリティの評価方法として最も普及しているビッ
グファイブ（5因子）テストは、開放性、誠実性、外向
性、調和性、神経症傾向からなる5つのパーソナリティ
特性を測定する。各特性（性格傾向）の強さを点数化
し、その特性が最も表れやすい人をその尺度の一端
に、表れにくい人を反対側の端に位置づける。

点数が低い人の特徴　　　　　　　　　　　　　　　　　　　　　　　　　　　　　　　**点数が高い人の特徴**

点数が低い人の特徴		点数が高い人の特徴
実務的、融通が利かない、決まったやり方を好む、慣習に従う、目的意識が強い	**開放性**とは、新しい考えや行動、感情を重んじる傾向	好奇心旺盛、創造的、冒険的、気まぐれで何をするか分からない
衝動的、計画性がない、秩序だったことを嫌う、融通が利く、思うままに行動する	**誠実性**とは、規則を守る、勤勉に働く、といった特性	信頼できる、勤勉、計画的、頑固
物静か、内気、控えめ、1人でいることを好む	**外向性**は、社交的で、自分の考えや感情をはっきりと表現する傾向	社交的、考えをはっきりと伝えられる、気さく、話し好き、人間関係の主導権をとる
批判的、うたぐり深い、人に協力したがらない、侮蔑的、人を思いどおりに操る	**調和性**は、協力的、信頼できる、親切、といった特性	協力的、共感的、人を信じる、思いやりがある、礼儀正しい、親しみやすい、従順
心が穏やか、不安がない、情緒が安定している、リラックスしている	**神経症傾向**は、情緒の安定性や、ネガティブな情動を抱きやすい傾向に関する特性	不安、取り乱しやすい、不幸せ、ストレスを感じやすい、気分が安定しない

開放性

誠実性

外向性

調和性

神経症傾向

自己

自己とは、自分の現在のあり方、過去のあり方、将来なりたい姿が集約された概念である。自己に対する意識は、物質的存在としての自分、行為の主体としての自分、社会の一員としての自分といったさまざまな認識を通して形づくられている。

自己とは何か?

自己とは、自分はこのような存在であるという内的感覚であり、この世界で体験したことを自ら評価する中で培われていく。それは、物質的自己（触れられる存在としての自分）と、精神的自己（自伝的記憶としての自分）の2つの側面からなる。自己意識を生み出すのは、関連しあう複数の脳領域のはたらきである。物質的自己は、空間内での体の位置や姿勢を認識する領域によって生じており、精神的自己には、自分の精神状態を確認する領域や、記憶を想起する領域が関わっている。

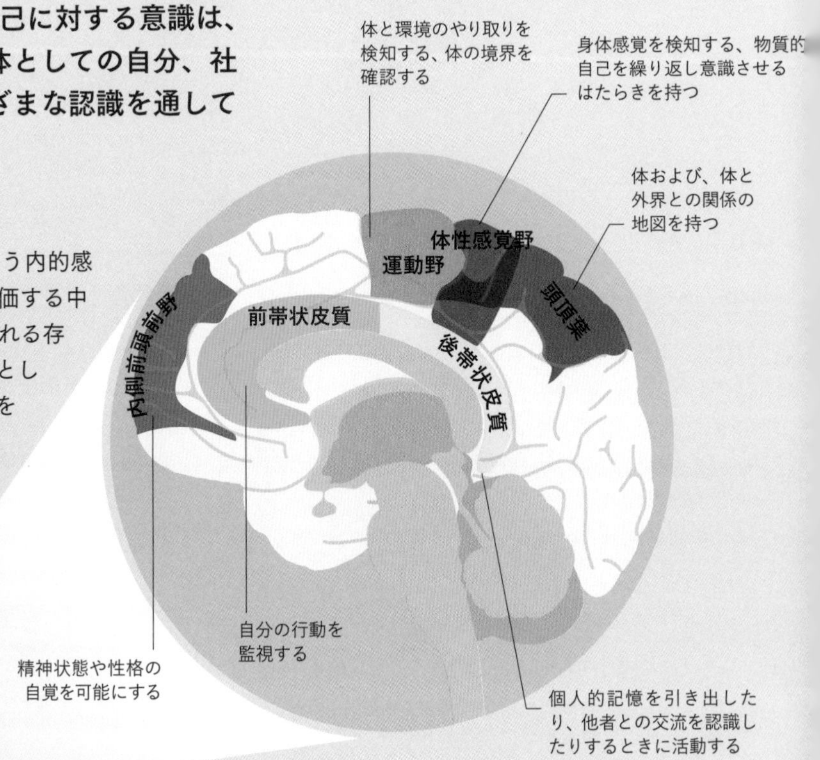

体と環境のやり取りを検知する、体の境界を確認する

身体感覚を検知する、物質的自己を繰り返し意識させるはたらきを持つ

体および、体と外界との関係の地図を持つ

体性感覚野
運動野
前帯状皮質
内側前頭前野
頭頂葉
後帯状皮質

精神状態や性格の自覚を可能にする

自分の行動を監視する

個人的記憶を引き出したり、他者との交流を認識したりするときに活動する

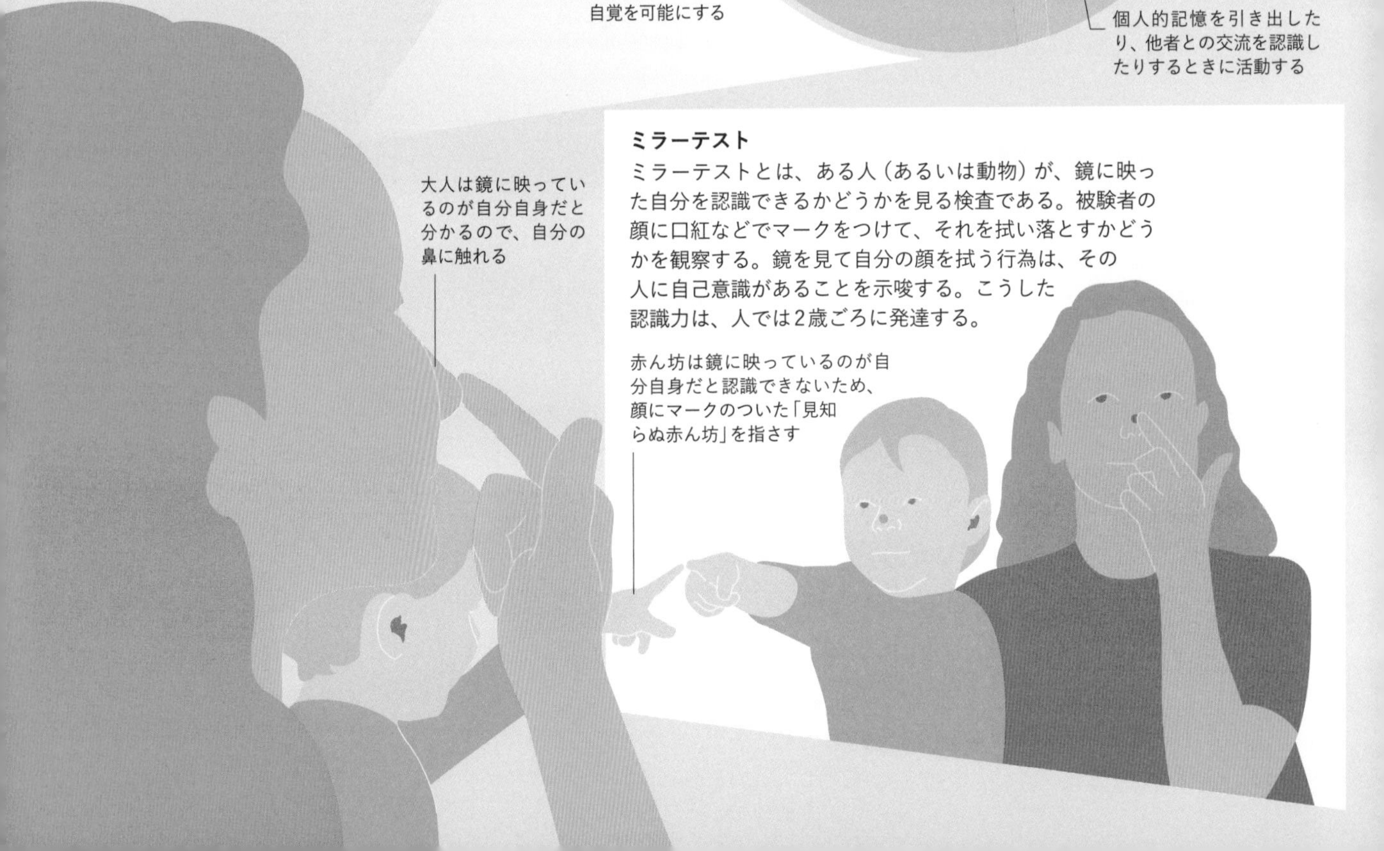

大人は鏡に映っているのが自分自身だと分かるので、自分の鼻に触れる

ミラーテスト

ミラーテストとは、ある人（あるいは動物）が、鏡に映った自分を認識できるかどうかを見る検査である。被験者の顔に口紅などでマークをつけて、それを拭い落とすかどうかを観察する。鏡を見て自分の顔を拭う行為は、その人に自己意識があることを示唆する。こうした認識力は、人では2歳ごろに発達する。

赤ん坊は鏡に映っているのが自分自身だと認識できないため、顔にマークのついた「見知らぬ赤ん坊」を指さす

現実自己と理想自己

私たちの認識する自分自身のあり方（現実自己）と、そうなりたいと願う自己像（理想自己）は必ずしも同じではない。そして私たちの現実自己の認識は、社会環境がもたらすさまざまな情報や意見によって変化していく。ある心理学派の考えによれば、現実自己と理想自己が近いときの方が、バランスのとれた幸せな生活を送ることができる。

理想と現実の一致
現実自己と理想自己の隔たりが小さい状態を「一致」と言う。

両者の重なりの小ささは、現実自己が自分のなりたい姿を反映していないことを示している

両者の重なる範囲が大きければ、現実自己は自分のなりたい姿に近い

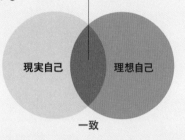

現実自己　理想自己

不一致

現実自己　理想自己

一致

自己とアイデンティティ

自己とは、自分自身に対する認識・評価を主観的に表す概念である。これに対して、アイデンティティには、その人の本質を明確に示し、他者と区別するような信念や特性が含まれる。

自己の発達

自己概念の始まりは、自分が他の物や人とは別個の存在なのだと認識できるようになることである。こうした基本的な自己意識は生後しばらくすると芽生えるが、自分の存在に対する複雑な観念が発達し始めるのは2歳ごろからである。

わたしって
好かれてる？

わたしは
3さい

ぼくは
いい子

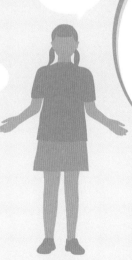

イヌは鏡に映った自分を認識する？

イヌはミラーテストで自分を認識しない。ただし、このテストは視覚が主要な感覚ではない動物には機能しない可能性があると考える研究者もいる。

2歳

3～4歳

6歳

自己描写
子どもは2歳ごろまでに自分のことを「ぼく」「わたし」と言い始める。自分のことを、周囲からこのように見られているだろうという視点で話すことも多い。

カテゴリー的な自己意識
幼い子どもは特性やカテゴリーによって自分を規定する。その多くは、年齢や髪の色などの具体的なものである。

仲間との比較による自己規定
就学年齢に達するころには、仲間（同年代の友だち）と自分を比較し始める。自己認識の多くは、自分への周囲の人の対応によって形成されている。

SNSは自己評価に悪影響を与えると利用者の60%が感じている

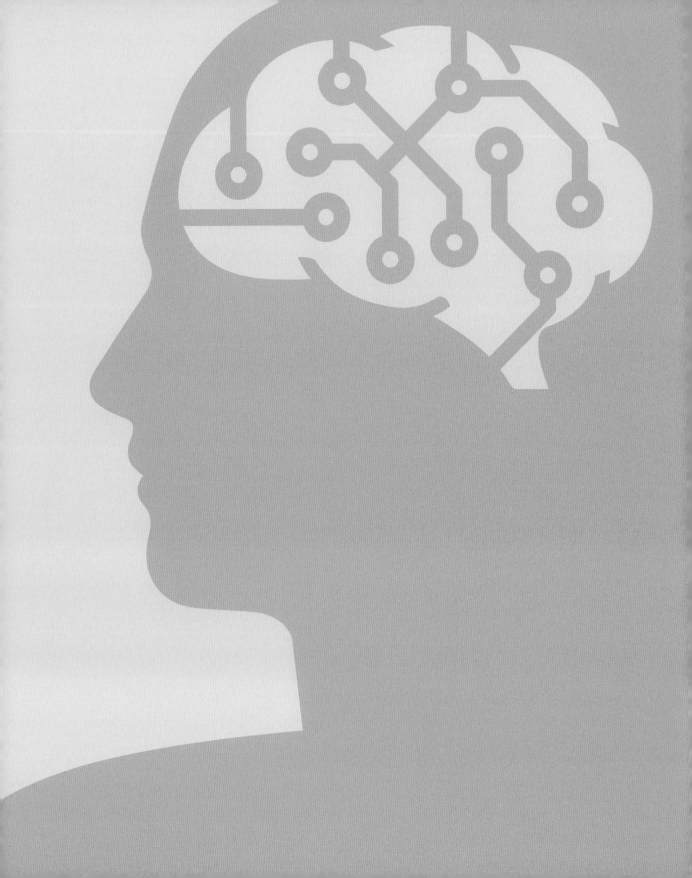

第6章

未来の
脳

人体を拡張する人工感覚器

最新の電子機器は、ヒトの目などの感覚器に近い機能を備えている。今後新たに開発されていくモデルは、障害などで失われた感覚機能を取り戻すだけでなく、私たちが知覚できる範囲を広げるものとなるかもしれない。

映像や音を伝える人工器官

人工内耳は1970年代に、人工網膜は2011年に登場し、それぞれ聴覚、視覚に重い障害を持つ人々の助けとなっている。マイクで音を、ビデオカメラで光を捉えて信号に変換し、処理装置へと送る。信号はここでデジタルな「地図情報」となり、インプラント（埋め込まれた人工器官）へと無線信号で届けられる。そしてインプラントがこの情報を神経信号にして、脳内の適切な感覚領域へと送る。

ESP（超感覚的知覚）

透視やテレパシーなど、既知の知覚能力では説明のつかないかたちで情報や感覚を捉えるという人々がいる。そうした現象は超感覚的知覚（extra-sensory perception: ESP）と呼ぶことができるが、その多くは、忘れていた記憶を不意に思い出したとか、偶然の一致だったとして説明できる。あるいは、今後の研究により、磁場やその他の現象を検知する能力がヒトに本来備わっていることが明らかになるかもしれない。

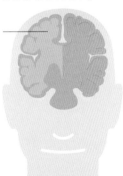

ESPと呼ばれる現象の際には、右半球の活動が高まることが脳スキャンで示されている

人工網膜

埋め込まれた人工網膜の微小電極アレイ

3　人工網膜
リレー（信号を中継する機器）が、体内装置のアンテナへと無線信号を伝える。この信号はアンテナからケーブルを伝って眼球内に埋め込まれた電極アレイへと送られる。

体性感覚野

電極が嗅球を刺激する

ビデオカメラ

聴覚野

カメラが画像を捉える

アンテナ

人工網膜

ケーブルが鼻腔に埋め込まれた電極へとつながっている

ケーブルが電極へと接続する

人工嗅覚
「人工鼻（Eノーズ）」と呼ばれる技術の中には、ヒトのタンパク質を模した人工タンパク質を受容体として利用するものがある。受容体が特定の物質に触れると、電気信号がケーブルを伝って電極に送られる。

視神経が網膜の神経節細胞からの信号を視覚野に運ぶ

リレーから体内のアンテナへと無線信号が送られる

空気中のにおい分子が鼻孔に入る

1　ビデオカメラ
眼鏡に取りつけられた1〜2個の小型カメラが光を捉えて画像を形成する。画像は電気信号に変換され、ケーブルで携帯型の画像処理装置（video processing unit: VPU）へと送られる。

2　画像処理装置（VPU）
VPUはスマートフォン程度の大きさの、身につけて使う機器だが、いずれは体に埋め込むようになる可能性もある。カメラから送られた画像信号はVPUにおいて光の点（ピクセル）の配列からなるデジタルな「地図」へと変換される。この情報はケーブルを伝って眼鏡に搭載されたリレー装置に送られる。

4 **人工網膜から脳へ**
　人工網膜の電極アレイは格子状に配列された微小電極の集まり。信号を受けると、障害のある光感受性細胞に代わって、網膜の深部にある神経節細胞を刺激する。神経信号はそこから脳の視覚野へと送られる。

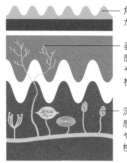

脳の皮膚感覚領域が人工皮膚からの信号を受ける

聴覚野が人工内耳からの信号を受ける

視覚野

カメラからVPUへ信号が送られる

身につけたVPUからケーブルを伝って信号が届く

人工皮膚

最新の人工皮膚には、半球状の電子センサーを備えたグラフェンシートを利用したものがある。温度や圧力などの物理変化はセンサーに伸展や圧迫を生じさせる。これにより電気信号が発生し、脳の体性感覚野へと伝えられるしくみである。

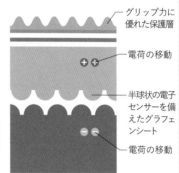

角質層（死んだ表皮細胞）

表層の微小な感覚器は痛みや軽い接触を検知する

深層の微小な感覚器は圧力や温度変化を検知する

指先の皮膚

グリップ力に優れた保護層

電荷の移動

半球状の電子センサーを備えたグラフェンシート

電荷の移動

電子皮膚

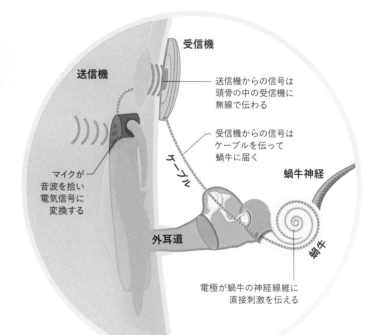

受信機

送信機

送信機からの信号は頭骨の中の受信機に無線で伝わる

受信機からの信号はケーブルを伝って蝸牛に届く

ケーブル

蝸牛神経

マイクが音波を拾い電気信号に変換する

外耳道

蝸牛

電極が蝸牛の神経線維に直接刺激を伝える

電子鼻（Eノーズ）は約97%の正確さでにおいを検知する

人工内耳（蝸牛インプラント）
人工内耳の多くは、内耳にある蝸牛の感覚細胞や、外耳、中耳のうち障害のある部分を迂回して信号を伝えるしくみになっている。そして、微細な電気信号を蝸牛の神経線維に直接伝えることによって音を知覚させる。

脳とつながる
テクノロジー

体の筋肉や腺をコントロールできるのは、最近までは脳だけだった。しかし、次世代の電気機器、機械装置、ロボットなど（その多くは失われた四肢を補うために開発された）は、脳の可能性を広げつつある。

バイオニック義肢

脳の運動野の活動を受けてモーターで動くバイオニック義肢はすでに存在しており、その性能は進化し続けている。こうした人工器官は運動神経を伝わる微細な電気信号の命令に反応する。また、感覚情報をフィードバックできるため、脳の制御系がリアルタイムで動作をきめ細かくコントロールし、健常な四肢などに近い動きを再現することが可能となっている。

1 運動野

脳の運動中枢が、健常な腕と手の多くの筋肉を協調して動かすための神経信号のパターンを組み立てる。

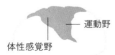

運動野

体性感覚野

脊髄から
腕の神経へと
信号が伝わる

2 信号伝達

運動神経の信号が脳から脊髄を経由して末梢神経を伝わり、腕と手に届く。

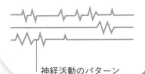

神経活動のパターン

3 マイクロ プロセッサー

マイクロチップが神経信号を、バイオニック義手の電子回路で処理可能なデジタル信号へと変換する。

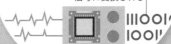

神経信号がデジタル信号に変換される

ケーブルがデジタル信号を手のサーボ機構に伝える

4 バイオニック義手

最大10個のサーボ機構（小型・軽量のモーター）が、センサー機能を持った関節部分で回転し、手と指の動きを生み出す。

手の機構がデジタル処理された信号を動きに変換する

正中神経、橈骨神経、尺骨神経

双方向の信号伝達

バイオニック義肢の動作は脳の運動野が統制する。そしてこの動作は、健常な四肢の場合と同じように、体性感覚野とのやりとりを通して常に調整しながら行われる。

6 精細な感覚情報 の把握

感覚情報は、脳の皮膚感覚中枢である体性感覚野で処理できるように、より自然な神経信号へと変換される。

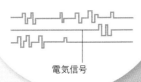

電気信号

バイオニック義手
への運動指令

5 感覚情報

手のモーター、関節、人工皮膚に備わった受容器（センサー）が感覚情報をフィードバックする。

IOIIIOOIOIOOIIO
OIIOOIIIOOIOIOI
OIIOOIOIOOIIIOI

バイオニック義手からのフィードバック信号はデジタル形式

バイオニック義手
からの感覚信号

深部脳刺激療法（DBS）

深部脳刺激療法（deep brain stimulation: DBS）は脳の特定箇所（下記）に電極を埋め込む治療法で、さまざまな疾患に利用されている。胸部に刺激発生装置とバッテリーを埋設し、ケーブルでつながった電極へとパルス電流を送る。パルスはリモコンで制御される。さらに、これを応用した適応型DBSの場合は、電極にセンサーがあり、脳の電気的活動に応じて自動的に刺激が調整される。

深部脳刺激療法の刺激発生装置に使われるバッテリーの寿命は最長で約9年

※充電型電池の場合は、10年以上もつ。

視床
淡蒼球
脳梁下帯状回
前頭眼窩野
脳弓
視床下核
尾状核

運動疾患
DBSはパーキンソン病における振戦（意図しない震え）や「すくみ」、ジストニアにおける筋収縮やけいれんといった運動の異常に対してよく利用される治療法となっている。

精神疾患
他の治療法（薬物療法など）で効果の出ていない重度の不安症、うつ病、強迫症などの精神疾患にもDBSが用いられることがある。

認知症
DBSは、記憶や認知に関与する神経ネットワークの特定部位を標的として、アルツハイマー病などの疾患にも利用できないか研究が行われている。

> **バイオニック義肢が最初につくられたのはいつ？**
> 1993年。エディンバラにあるマーガレット・ローズ病院の生体工学研究チームが、手術で腕を切断していたロバート・キャンベル・エアドのために最初のバイオニック義手を製作した。

迷走神経刺激療法（VNS）

迷走神経は脳神経（p.12）の1つで、脳と胸腹部臓器とを連絡している。迷走神経刺激療法（vagus nerve stimulation: VNS）では、心臓ペースメーカーと似た信号発生装置を胸部に埋め込み、それとケーブルで接続された電極を、頸部の左迷走神経に巻きつけるかたちで設置する。VNSで迷走神経の神経線維を刺激すると、信号が脳に送られ、そこからさまざまな神経路へと伝わっていく。主に、ある種のてんかんやうつ病の治療法として用いられている。

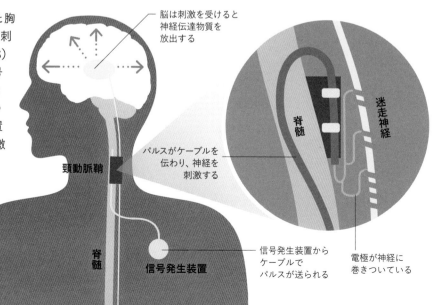

脳は刺激を受けると神経伝達物質を放出する

頸動脈鞘

脊髄

信号発生装置

脊髄

迷走神経

パルスがケーブルを伝わり、神経を刺激する

信号発生装置からケーブルでパルスが送られる

電極が神経に巻きついている

未知のはたらきを持つ脳領域

近年の研究により、よく知られた脳部位のいくつかには、予想外のはたらきがあることが明らかになってきている。とくに脳幹や視床などの、いわゆる「下位」の脳領域についてそれが言える。それらは、主に体の他の部分からのはたらきかけによって、自動的な機能だけをこなすと考えられていた領域である。

最新技術が明らかにする脳機能

最先端のスキャン技法により、大脳皮質の内側の領域を検査し、それらが意識的な思考や行動にどのように寄与しているかを調べることが可能になっている。そうした技術の例として、ニューロン活動が発生させる磁場を検知する脳磁図（MEG ／ p.43）、局所的な血流や酸素代謝の変化から脳活動を観察する近赤外線スペクトロスコピー（NIRS）および fMRI などがある。

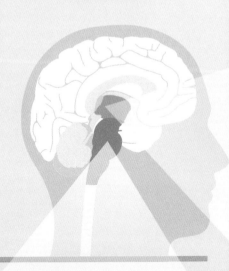

脳幹と情動

脳幹（pp.36-37）は日々の生命維持のための領域と思われがちだが、決してそれだけではなく、私たちの行動や反応、とりわけ情動に深く関わっている。さまざまな気分や感情の源を、脳幹付近にある特定の神経核（ニューロンの集まり）に見出すことさえできる。そして、そうした部位のはたらきを電極や薬物で操作することによって、うつ病、不安症、パニック発作などの問題が治療できる可能性もある。

背側縫線核
セロトニンの主要な産生部位。背側縫線核の損傷は、心配、不安、気分の落ち込みなどにつながる。

青斑核
ノルアドレナリンの主要な産生部位。青斑核の異常は激しい情動、ストレス、記憶力の悪化を引き起こすことがある。

脚橋被蓋核
特定のものに注意を向けること、意識の集中、身体的作業（手足を動かすなど）に関与する部位。

水道周囲灰白質
中脳水道を取り巻く細胞集団。痛みの抑制系において主要な役割を担う。

腹側被蓋野
動機づけ、学習、報酬に関して中心的な役割を担う神経核。この部位の異常は ADHD などの疾患の原因と考えられている。

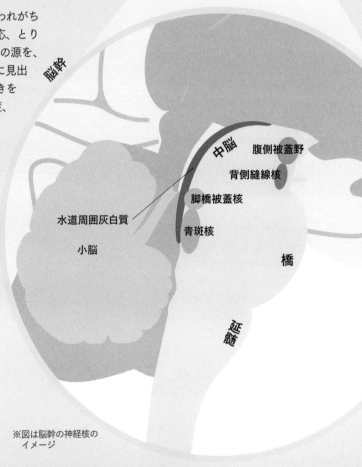

脳幹

中脳　腹側被蓋野

背側縫線核

脚橋被蓋核

水道周囲灰白質　青斑核

小脳

橋

延髄

※図は脳幹の神経核のイメージ

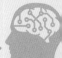

視床

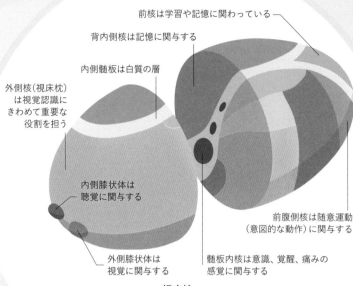

前核は学習や記憶に関わっている

背内側核は記憶に関与する

内側髄板は白質の層

外側核（視床枕）は視覚認識にきわめて重要な役割を担う

内側膝状体は聴覚に関与する

外側膝状体は視覚に関与する

前腹側核は随意運動（意図的な動作）に関与する

髄板内核は意識、覚醒、痛みの感覚に関与する

視床核

これまであまりよく知られていなかった核群の研究により、多くの意外な機能が明らかになってきている。たとえば視床枕核は、目にした光景の位置関係や、そこにある物に手を伸ばして接触する方法などを視覚中枢が把握するのを助けている。

脳の中継基地

視床が嗅覚を除くあらゆる感覚入力を中継していることはすでによく知られているが、そうした情報を大脳皮質の感覚領域に送る前に行っている複雑で選択的な処理については、最近新たな発見がなされている。また、視床は覚醒度の調整にも中心的な役割を担っており、海馬と連絡があることから、記憶にも深く関与している。視床に対する深部脳刺激療法（p.185）は振戦（意図しない震え）などの症状の治療に用いられている。

SCNは、体全体に作用を及ぼす神経核だが、たった20,000個のニューロンからなり、このOの文字よりも小さい

すべての脳部位はすでに発見されている？

まだ発見されていない。2018年、高性能の顕微鏡によって、脳と脊髄の連絡部分にある小さな領域が新たに発見され、索状体内核（endorestiform nucleus）と名づけられた。

視交叉上核（SCN）

視交叉上核（suprachiasmatic nucleus : SCN）は視床下部にある小さな神経核で、概日リズム（24時間周期の睡眠−覚醒サイクル）を生み出している。この体内時計によって、体温、食事、ホルモンレベルなど、体を正常に維持する重要な機能が保たれている。また、視交叉上核は多くの内臓のはたらきの調整も行っている。いずれは、極小の電極やレーザーを使って、こうした生体のリズムや活動パターンを調節できる日が来るかもしれない。

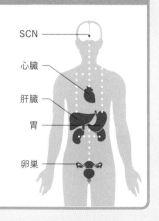

SCN

心臓

肝臓

胃

卵巣

人工知能

コンピューターは日々進化を続けている。究極の目標はチューリングテストに合格する（そのコンピューターと会話をした人が、応答内容からは人間か機械かを判別できない）マシンを開発することである。

脳を模したプログラム

ニューラルネットワークと呼ばれるモデルでは、コンピューターに脳と同じようなはたらき方をさせるために、階層構造になった人工ニューロンを利用する（右記）。この方式は人間の学習方法から着想を得ており、コンピューターが自ら状況に応じて反応を変えていくこうした技術を機械学習と言う。適応力と汎用性に優れた人間の脳の知能にさらに近づくための先進的な手法に、データを確認、修正、消去する、適応忘却と呼ばれる技術がある。たとえば、ネットワークの階層を進む中でほとんど使われないデータは、システムからのフィードバックによって特定され、消去されることがある。こうした冗長なデータの削減により、応答が速く無駄のないシステムを構築できる。また、特定の訓練データへの過剰適合を防ぐために、ニューロンをランダムに無視する方法をドロップアウトと言う。

世界はロボットに支配されるのか？

「AIが世界を乗っ取る」という筋書きはSF物語のようだが、仮説としては成り立つ。自律的に進化するマシンが人間を超えていくのを、友好的なコンピューターが防げるかどうかがカギとなるだろう。

ニューラルネットワークのしくみ

ニューラルネットワークでは、複数の段階を通してデータを分析・処理する。学習の精度を高めるために、特定のデータ項目の有用性を確率的に評価し、不要と判断されたものを除外することもある。

人工ニューロン

一般的なニューラルネットワーク

入力　　　　隠れ層　　　　出力

1 入力層
ネットワークに数字や値などが入力される。たとえば、画像認識のシステムであれば、入力されるのはデジタル画像の1つのピクセルの明るさなどになる。

2 隠れ層
隠れ層は、入力層から渡されたデータを処理する。各入力に異なる重みづけをして、出力を修正することによって、システムはだんだんと「学習」していく。

3 出力層
処理が終わるとデータが出力層に到達する。画像認識システムであれば「入力されたのは○○の画像」といった推測などが出力値となる。

学習の最適化

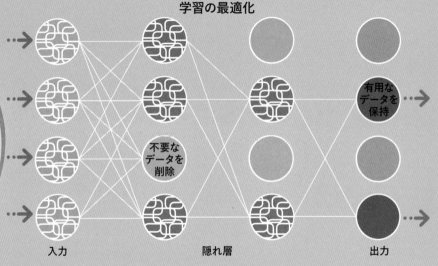

不要なデータを削除

有用なデータを保持

入力　　　　隠れ層　　　　出力

電子的な記憶回路

脳を模したデジタルな電子回路とは、記憶を貯蔵・想起する回路である。脳が何かを覚える場合、ニューロン間の特定の経路が繰り返し使われることで、その接合部（シナプス）が強化され「記憶回路」が形成される。電子回路では、現在開発が進んでいるメモリスタ（「記憶抵抗器」を意味するmemory resistorの略）という部品が同じような機能を担える可能性がある。

凡例

§ 抵抗大

⌇ 抵抗小

2019年、
プルリブスという
AIプログラムがポーカー
で5人のトッププレーヤー
を破った

脳内のニューロン群

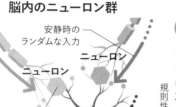

1 安静状態

あるニューロン群（右に描かれている細胞は3つだが、数千を超えることもある）を神経信号がランダムに流れている。信号の流れやすさはシナプスによって異なる。この信号伝達に全体的なパターンや明瞭な結果はない。

安静時のランダムな入力

ニューロン

ニューロン

ニューロン

不規則にやってくる信号をシナプスが伝える

規則性の伝わっていく

安静時の出力

2 記憶回路の形成

何らかの動作や物事が記憶されるときには、特定のパターンで何度も頻繁に信号が伝わる。繰り返し利用されるシナプスには、時間の経過とともに結びつきが強まる長期増強（LTP／pp.26–27, pp.136–37）という現象が起こる。

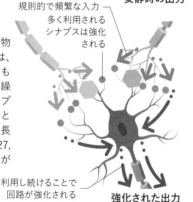

規則的で頻繁な入力
多く利用されるシナプスは強化される

利用し続けることで回路が強化される

強化された出力

1 安静状態

一群のメモリスタが同じ入力を受ける。入力があったときには、信号はそのまま次へと伝えられる。脳のニューロン群と同じく、そこに全体的なパターンは存在せず、回路が変化することはほとんどない。

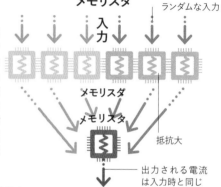

メモリスタ

安静時のランダムな入力

入力

メモリスタ

メモリスタ

抵抗大

出力される電流は入力時と同じ

安静時の出力

2 メモリスタの回路形成

特定のメモリスタに強い入力があると、その電気抵抗が変化する。これは、電子回路における長期増強にあたる。やがて、こうした信号伝達によってその回路は強化され、明確なパターンが生じる。

規則的な入力

入力

メモリスタ

入力の増強により抵抗が下がる

利用し続けることで回路が強化される

出力される電流は入力より大きい

強化された出力

電子的テレパシー

テレパシーとは、視覚などの感覚を使わずに、脳と脳で直接行うコミュニケーションだと考えられている。ブロックを操作するコンピューターゲームを用いた実験で、電子的にそれを実現した例がある。この実験では、ブロックの回転に関する指示を2人のプレーヤーの脳からEEG（脳波の読み取り）によってキャッチし、実際の操作を担当する3人目のプレーヤーに経頭蓋磁気刺激法（TMS）で伝えることに成功した。

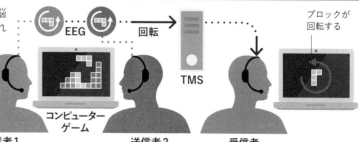

ブロックが回転する

EEG

回転

TMS

コンピューターゲーム

送信者1　　　送信者2　　　受信者

脳機能を拡張する技術

電極の埋め込み、磁場やラジオ波の照射、投薬などが脳疾患を治療する目的で用いられることがあるが、こうした技術はまた、正常な脳のはたらきを改善させることにも役立てられる可能性がある。

脳の高速化

コンピューターのクロック（すべての回路を同期させている周期的な信号）をスピードアップさせて、各部の動作速度と性能を高めることを「オーバークロック」と言う。脳もコンピューターと同様に微細な電気信号（神経インパルス）ではたらいていることを考えれば、オーバークロックが可能かもしれない。刺激を与える領域によって、注意のコントロールや集中力、情報処理能力、記憶力を高められる可能性がある。

脳をスピードアップさせることに危険はない？

これまでのエビデンスはtDCSが安全であることを示唆している。数千を超える健康な人々がtDCSを利用した実験に参加しているが、副作用は見つかっていない。

超小型ニューロボット

研究者たちは、投薬などに利用する、ほぼ分子サイズのロボットのようなインプラント（埋め込み器具）の開発を進めている。また、プログラムされた電気信号の伝達に特化した次世代のニューロボット（neurobot）も開発されており、ニューロンのはたらきや、その神経インパルスの処理を加速させるのに役立つかもしれない。

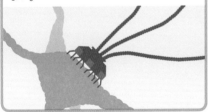

経頭蓋直流電気刺激法(tDCS)

経頭蓋直流電気刺激（transcranial direct current stimulation: tDCS）は、パッド型の電極を皮膚（対象の脳部位のすぐ外側とその他1か所）に取りつけ、一定の微弱な直流電流を脳に通電させる方法。tDCSによる治療は、うつ病の改善や痛みの緩和に用いられている。また、創造性から論理的判断に至るまで、さまざまな認知機能を改善する効果が研究されている。tDCSおよびTMSのはたらきを右図に示した（実際に両者が同時に使われることはない）。

ある実験では**海馬に埋め込まれた人工器具**を利用することで**記憶課題の成績が37%**も改善した

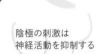

TMSコイル

被験者の頭部付近（直接触れない位置）で磁場をつくる

磁場

大脳皮質

陰極の刺激は神経活動を抑制する

陰極

ケーブルと脳や体を電流が循環する

陰極は抑制性

陰極刺激はニューロンの膜電位をマイナスの方向に変化させる。これにより、ニューロンの活動が抑制される。

コイルはプラスチック
などのカバーで
覆われている

活性化されたニューロン

大脳皮質内部

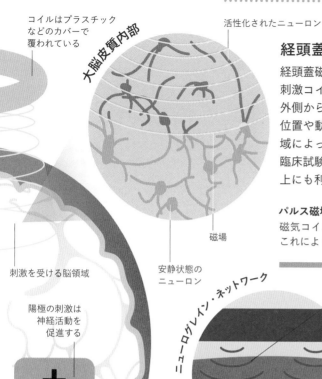

磁場

安静状態の
ニューロン

経頭蓋磁気刺激法（TMS）

経頭蓋磁気刺激法（transcranial magnetic stimulation: TMS）は、刺激コイルにパルス電流を流すことで磁場を形成し、頭蓋骨の外側から脳細胞やその信号伝達に影響を与える方法。コイルの位置や動き、パルスの強さやタイミングは、刺激を与える脳領域によって調整される。さまざまな脳疾患や行動障害に対する臨床試験が行われており、思考力をはじめとする認知機能の向上にも利用できる可能性がある。

パルス磁場

磁気コイルに電流を流すと、頭蓋骨を透過するパルス磁場が生じる。これにより、その付近のニューロンの電気的活動が促進される。

刺激を受ける脳領域

陽極の刺激は
神経活動を
促進する

＋

陽極

ニューログレイン・ネットワーク

ラジオ波で
電力を供給する

大脳皮質表面のニューログレイン
がニューロンとの連絡を形成する

皮膚パッチにより、
無線で送電・監視を行う

神経活動に
関与する網、鎖、
粒子状の機器を
埋め込む

人工海馬

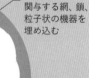

埋め込まれた
マイクロプロセッサー
とメモリーチップ

ニューログレイン

数万個の「ニューログレイン」（粒子状の小型機器）を脳に埋め込む方法が研究されている。その1つひとつが個々のニューロンと連結して、頭皮に取りつけられた電子パッチへとデータを送信する。

刺激装置から一定の
電流が伝わる

脳へのメモリー増設

電子機器の性能はメモリーの増設（多くの場合メモリーチップを増やすこと）によって改善できる。そして、脳も同じようにアップグレードできる可能性がある。データの受信・保存・送信を担う、微細な網、鎖、粒子の形の超小型機器を、大脳皮質の表面や内部に埋め込む方法が研究されている。それらが個々のニューロンと結びつき、思考や記憶を補助するという構想である。近い将来、チップによって長期記憶の想起など、海馬の記憶作業を改善することが可能となるかもしれない。

陽極は興奮性

陽極刺激はプラスの電流により、ニューロンの活動を促進する。電極を置く位置により、刺激を受ける脳領域が決まる。実験によれば、電流を止めた後も効果は持続しうる。

グローバルに
つながり合う脳

ワールドワイドウェブが一般の人に開かれるようになったのは1991年のことだ。そして現在、私たちの脳をクラウドと接続できるようにするシステムの登場が現実味を帯びてきている。

ブレイン・
クラウドインターフェース（B/CI）

ブレイン・クラウドインターフェース（brain/cloud interfaces: B/CI）を利用して、人間の脳をクラウドの巨大な電子ネットワークに接続する技術の開発が、現在急速に進められている。人々が人類の脳と電子機器に蓄積された膨大な知識にアクセスできる日がやってくるかもしれないが、その際に乗り越えなければならない課題も多い。たとえば、データ送信速度をコントロールしなければ、入ってくる情報が大きすぎて、私たちの意識はパンクしてしまうだろう。そしてまず何よりも、1人ひとりの脳をしっかりと保護することが不可欠である。

設計上の課題

B/CI の設計においては、カギとなるさまざまな要素を考慮する必要がある。たとえば、人間の脳自体への接続方法、脳の神経活動をローカルなコンピューターネットワークに無線送信する手法、そしてそのネットワークとクラウドがやり取りする方式の確立などである。

クラウドとは
何か？

クラウドの実態は、無数の電子機器や設備がつながり合った世界規模の広大なネットワーク。ユーザーはそれを通して、ソフトウェアやサービスを、自分のデバイスではなくインターネット上で利用できる。

クラウド上のサーバーファームを合わせると、いくつもの町の広さにも劣らない規模になる

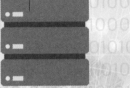

1 クラウド

クラウドには巨大なデータベース、サーバーファーム、超大型プロセッサー、スーパーコンピューターなどがつながっている。それらは連携して、クラウドに接続されたパソコンなどの無数のデバイスとやり取りし、リアルタイムでデータの送受信・保存・管理を行う。

データセンター

ブレイン・クラウドインターフェースの個人利用が主流になるにつれて、パソコンは廃れていくかもしれない

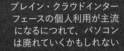

2 クラウドとの接続

パソコンやスマートデバイスは、機器同士での通信やインターネットとの接続が可能であり、クラウドの利用が一般化している。現在インターネットにつながっているスマートデバイスの数は世界人口の2倍を超えている。人間の脳も接続できるようになれば、クラウドはますます混み合った場所となるだろう。

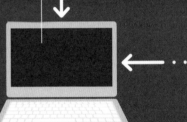

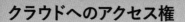

クラウドへのアクセス権

誰の脳をクラウドに接続させるべきかという判断には、多くの社会的・経済的な問題が関わる。将来はB/CIを利用することで、これまでよりも正確な医療診断を受けられるようになるかもしれない。だが、その技術を最初に使えるのは誰かという問題を考えることも必要になる。それはこの技術を必要としている人だろうか。その発展に最も貢献できる人だろうか。あるいは、使用料を払える人だろうか。

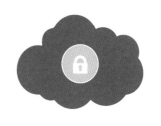

ニューロボット

← 格納式アームが
アンテナとなる

脳内ナノボット

クラウドとのデータ送受信を仲介する超小型ロボット。大脳皮質に直接埋め込むか、内蔵された超精密な位置調節システムを利用して、血管から脳に送りこむ。

インプラントは複数の
脳領域を結びつけるとともに、
クラウドインターフェース
と接続する

ニューラルレース

頭皮

埋め込まれた
ニューラルレース
が広がる

大脳皮質

大脳皮質のイントラネット

ニューラルレースは微細な網状の電極群であり、データの収集・伝播を行う領域を形成する。また、無線アンテナとしても機能する。

③ **神経インプラント**
B/CI実現の先駆となることを目指して、いくつかの方式で技術開発が進められている。たとえば、ニューラルレース、各種のナノボット、そしてニューラルダストと呼ばれる粒子状の超小型機器などがある。ニューラルダストは、顕微鏡サイズの体内埋め込み機器によって脳と無線通信する技術であり、超音波で電力供給を行う。

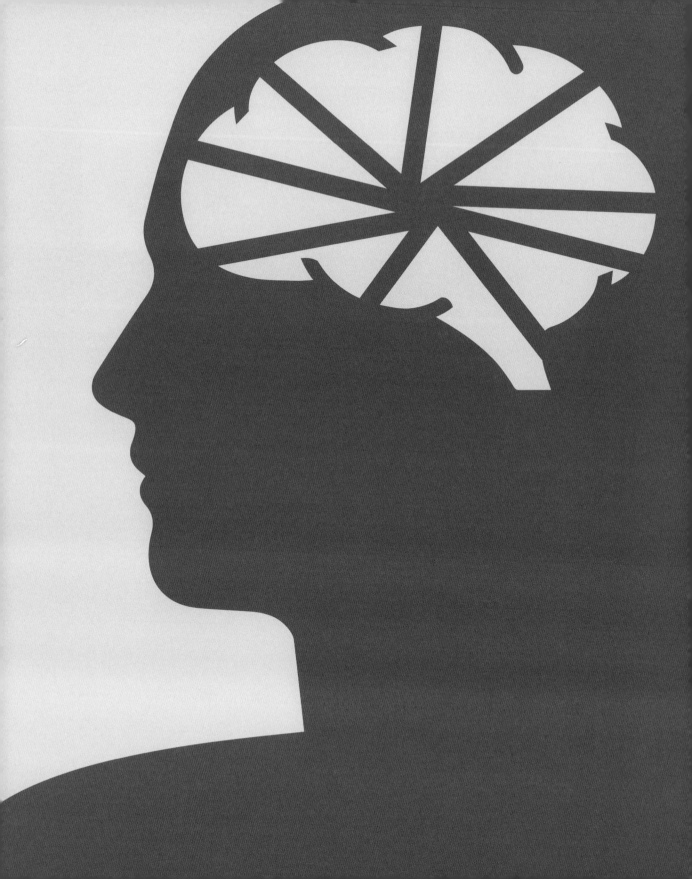

第7章

脳に関係する疾患・症状

頭痛・片頭痛

頭痛はさまざまなかたちで生じる。鈍痛、激しい痛み、ずきずきと脈打つような痛みが、徐々に、あるいは突然に起こり、1時間とせずに消えることもあれば、数日続くこともある。片頭痛では強い痛みが起こり、感覚過敏、吐き気、嘔吐などを伴うことが多い。

頭痛は多種多様な誘因を持つ症状であり、種類もさまざまである。おそらく最も一般的なタイプである緊張型頭痛では、前頭部あるいは頭のもっと広い範囲が延々と痛み続けることが多い。目の裏側の圧迫感や、頭の周りを締めつけられるような感じが伴うこともある。一般的な誘因は、ストレスによる首や頭皮の筋肉の緊張である。緊張により、その部分の痛覚受容器が刺激され、脳の感覚野に痛みの信号を送ることによって頭痛が起こると考えられている。また、その他の主な頭痛の種類として、比較的短時間に激しい痛みの発作が生じる群発頭痛がある。

ある。発作は通常、最大で4つの段階からなり、それぞれ症状の強さと期間が異なる（下記）。根底にある原因は分かっていないが、研究によれば、脳の神経活動の急激な高まりによって感覚野が刺激されることで、結果的に痛みが生じている可能性がある。片頭痛の誘因となるのは、精神的ショックやストレス、疲労や睡眠不足、食事を抜くこと、脱水、特定の食べ物（チーズやチョコレートなど）、ホルモンの変化（女性の多くでは、月経が片頭痛と関連している）、天候の変化や空気の悪い環境などである。

片頭痛

片頭痛は通常、片方の目やこめかみ、あるいは頭の片側に生じるが、痛む場所が1回の発作の中で変化することも

信号は視床下部や視床を経由して大脳皮質に送られる

大脳皮質に痛みの信号が届くことにより、痛覚が生じる

大脳皮質

視床

視床下部

髄膜からの痛みの信号が延髄に届く

延髄

片頭痛の神経路
片頭痛発作では、髄膜からの痛みの信号が延髄にある神経核に届き、そこから視床下部や視床を経由して、大脳皮質のさまざまな領域に送られる。

片頭痛は遺伝性の疾患か？

片頭痛は親から子へと遺伝することが多い。いくつかの特定の遺伝子が結びつくことにより片頭痛を患いやすくなるが、ストレスやホルモンなど、周囲の環境からくる要因も関与する。

片頭痛発作の経過

発作の初期段階である前駆症状では、不安、気分の変化、疲労または過剰なエネルギーなどが生じる。次に前兆の段階として、視覚の異常（きらきらとした光が見えるなど）、筋肉の凝り、ちくちくする感覚、しびれ、発話困難、協調運動不全といった症状が起こることがある。そして次の段階で、主症状の脈打つような激しい頭痛が生じ、この痛みは体を動かすことによって悪化する。この段階では他に、吐き気や嘔吐、強い光・大きな音を不快に感じる感覚過敏などの症状が伴う。そして多くの場合、疲労、集中困難、持続的な感覚過敏などの後発症状が続く。

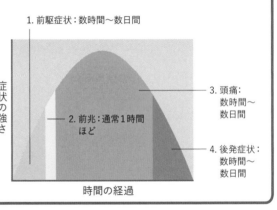

1. 前駆症状：数時間〜数日間

2. 前兆：通常1時間ほど

3. 頭痛：数時間〜数日間

4. 後発症状：数時間〜数日間

症状の強さ

時間の経過

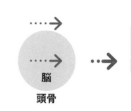

頭部外傷

軽く頭をぶつけたり、頭皮にけがをしたりしても、それだけで長期的な問題が起こることはない。しかし、脳に損傷が及ぶ頭部外傷は非常に深刻な問題を引き起こし、時には死につながることもある。

脳が直接損傷されるのは、頭皮と頭骨を貫通する傷を負ったときなどである。間接的な損傷は、頭骨を骨折しない程度の打撃を頭に受けたときなどに起こる。いずれの場合にも、頭部外傷によって血管が破裂し、脳出血につながることがある。軽傷の頭部損傷であれば通常、打ち身などの軽い症状が短期間出るだけである。場合によってはその後、脳振盪が起こり、精神錯乱、めまい、目がかすむ症状などが数日間続くこともある。また、時には脳振盪の後に健忘が起こる。繰り返しの脳振盪は、認知機能の障害、振戦（意図しない震え）、てんかんなどの、はっきりと見分けられる脳損傷につながりうる。

重度の頭部外傷は意識消失や昏睡を引き起こすことがあり、脳にも損傷が及ぶことが多い。致命的でない脳損傷は脱力、麻痺、記憶力や集中力の低下、知能障害などを引き起こし、時には人格変容につながることもある。そうした影響は長期に及ぶこともあれば、永続的になる場合もある。

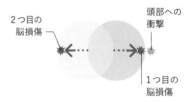

1　高速での移動中
自転車や車などに乗って高速で移動しているときには、頭骨と脳は同じ速度で動く。

2つ目の脳損傷　　頭部への衝撃　　1つ目の脳損傷

2　突然止まったとき
何かにぶつかると、脳は頭骨の前側に衝突した後、跳ね返って後ろ側にも当たり、さらなる損傷を負う（対側損傷）。

てんかん

てんかんは、脳の電気的活動の異常によって、けいれんなどの発作や意識変容が繰り返し生じる脳機能障害である。軽症の場合もあるが、生命に関わることもある。

てんかんの原因は分からない場合が多いが、脳腫瘍や脳膿瘍、頭部外傷、脳卒中、化学的不均衡など、脳に関する疾患や不調に関連づけられることもある。てんかんの発作（けいれんなど）は、脳内の異常な電気的活動が及ぶ範囲によって、全般発作と部分発作に分けられる。発作にはさまざまな種類がある。強直間代発作（大発作）では、体が硬直した後、四肢に制御できない運動が生じ、長ければ数分間続く。欠神発作（小発作）では、筋肉のけいれんなどは起こらないが、しばらく意識が消失する。

てんかん発作は約60種に分類されている

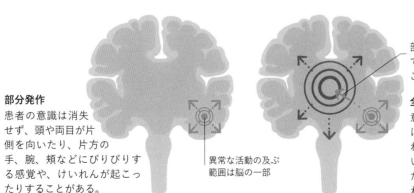

脳の大部分または全体が影響される

部分発作が広がって全般発作になることもある

部分発作
患者の意識は消失せず、頭や両目が片側を向いたり、片方の手、腕、頬などにぴりぴりする感覚や、けいれんが起こったりすることがある。

異常な活動の及ぶ範囲は脳の一部

全般発作
意識が減損または消失する。けいれんなどの発作は長く続かないが、間をおかずに再び起きたり、同じ日に数回繰り返されたりすることもある。

髄膜炎・脳炎

髄膜炎と脳炎は、主に感染によって生じる炎症性疾患である。いずれも、急な発熱、項部（首の後ろ）の硬直、光に対する感覚過敏、頭痛、傾眠、嘔吐、精神錯乱、けいれん発作などの症状を引き起こすことがある。

髄膜炎は髄膜の感染症などによって生じる。髄膜は脳と脊髄を保護する膜で、内部には神経系全体を循環する脳脊髄液が流れている。感染症により髄膜に炎症が起こると、その影響は全身に及ぶ。最もリスクが高いのは免疫系の発達しきっていない幼い子どもだが、あらゆる年齢層に発症の可能性がある。

　髄膜炎の主な原因は、細菌、ウイルス、真菌などの病原体が体に入り込むことであり、これらは敗血症を生じさせることもある。ただし、麻酔薬などの薬物も髄膜に炎症を起こしうる物質を含んでいるため、髄膜炎の原因となることがある。

脳炎

脳炎とは、脳そのものに生じる炎症である。免疫系が誤って脳を攻撃することや感染症によって生じる。脳炎はあらゆる年齢の人に起こりうる疾患であり、筋力低下、突発的な認知症、意識消失、けいれん発作などの重篤な症状や、死につながることもある。

感染部位

髄膜は外側の硬膜、中間のくも膜、内側の軟膜の3層からなる。髄膜炎では、これらの膜に炎症が起こり、脳機能が障害される。

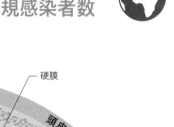

100万人
世界全体における
髄膜炎の毎年の
新規感染者数

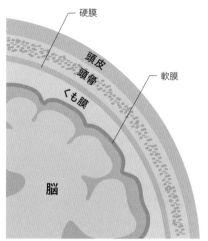

硬膜
頭皮
頭骨
くも膜
軟膜
脳

脳膿瘍

脳膿瘍は脳に膿がたまって腫れが生じる疾患であり、多くの場合、感染症や重い頭部外傷によって細菌や真菌が脳組織に入り込むことで起こる。

脳膿瘍の症状には、鎮痛薬で治らない局所的な頭痛、筋力低下や不明瞭な発話などの神経学的症状、精神状態の変化、高熱、けいれん発作、吐き気、項部硬直、視覚の異常などがあり、進行の速さは患者によって異なる。

　原因として多いのは、頭骨に生じた感染症（中耳炎や副鼻腔炎など）、体の他の部分の感染症（肺炎の原因菌が血流を通して広がるなど）、外傷（頭骨が割れるような重度の頭部外傷など）で

ある。

　脳膿瘍のアセスメントおよび診断は、血液検査や、CT または MRI を使った脳スキャンによって行われる。治療法としては薬物療法や手術が最も一般的である。

先天性心疾患

チアノーゼ性心疾患と呼ばれる先天性（生まれつき）の疾患群でも、まれに脳膿瘍が併発することがある。この疾患では、心臓や肺の血流異常のために、全身を巡る血液の酸素飽和度が低下する。血液中の酸素が欠乏することにより、患者は肌の色が青みを帯び（チアノーゼの語源は暗い青色）、身体活動が大幅に制限される。

一過性脳虚血発作（TIA）

一過性脳虚血発作（TIA）は、脳卒中（下記）と似た疾患であり、脳への血液供給が妨げられることによって起こる。脳卒中とは異なり、TIAの症状は短時間で消失する。

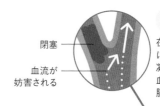

1 血管の一時的閉塞
頭部外傷、高所滞在、生活習慣の問題などによって、血液の成分が凝固して血栓ができると、血管がふさがれてTIAや脳卒中の原因となる。

閉塞

血流が妨害される

TIAは「ミニ脳卒中」とも呼ばれており、脳卒中の前触れと捉えることができる。TIAの症状は、脳卒中の初期症状と似ており、通常1時間以内に治まる。顔や腕や脚の突発的な脱力、麻痺、しびれ（多くの場合、体の片側のみ）、不明瞭な発話、会話を理解することの困難、片目の失明や複視（ものが二重に見えること）、めまい、体の平衡や協調運動の障害、原因不明の急激な頭痛などが生じる。そうした症状には、影響を受ける脳領域によって異なる傾向が表れる。

頸動脈は脳に血液を届ける

腋窩動脈

血流が正常に戻る

早期治療が重要

TIAは脳卒中の数時間から数日前に起こるケースが非常に多いため、発作後すぐに診療を受けることが肝要である。TIAを患った人のおよそ3人に1人は、その後脳卒中を発症する。そのうちの約半数が最初のTIAから1年以内の発症である。

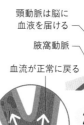

2 血栓の溶解・除去
治療の際は、血栓を薬物で溶解するか、手術で取り除くことにより閉塞を緩和し、血流を正常に戻す。

血栓が溶解する

脳卒中・頭蓋内出血

脳卒中は生命に関わる疾患であり、脳への血液供給が妨げられることによって生じる。虚血性疾患と出血性疾患の2つに大別され、いずれも脳にさまざまな問題を引き起こす。

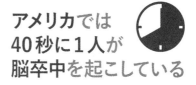

アメリカでは40秒に1人が脳卒中を起こしている

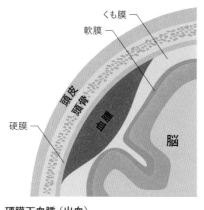

硬膜下血腫（出血）
脳を保護する3層の髄膜のうち、外側の硬膜と中間のくも膜との間で出血が起こる。血腫による脳への圧力が卒中の症状を引き起こす。

くも膜
軟膜
頭皮
頭骨
血腫
硬膜
脳

脳への血液供給が減少したり遮断されたりすると、脳組織は十分な酸素と栄養が得られなくなる。このような事態が生じると、脳細胞は数分のうちに死滅しはじめる。脳卒中には、血栓などによって血管が閉塞されて生じる虚血性疾患（脳梗塞）と、動脈の破裂などの結果として脳や周辺組織への出血が起こる出血性疾患（頭蓋内出血）がある。症状として、不明瞭な発話、顔や腕や脚の麻痺（下垂）やしびれ（多くの場合、体の片側のみ）、片目または両目の視覚障害、突発的な激しい頭痛、めまい、協調運動障害などが生じる。

頭蓋内出血

頭蓋内出血は、高血圧などのために血管の弱い部分（動脈瘤など）が破裂することによって生じる。このうち、くも膜下出血とは、脳を保護する3層の髄膜の、内側の2層の間で出血が起こることを指す。また、脳組織の中で出血（脳内出血）が起こることもあり、外傷、腫瘍、薬物使用などがその原因となる。

脳腫瘍

脳腫瘍は細胞の異常な増殖によって生じる。脳と頭骨の間の部分から脳実質の深部に至るまで、頭蓋内のあらゆる部分に発生しうる。良性腫瘍と悪性腫瘍があり、それぞれ治療法が異なる。

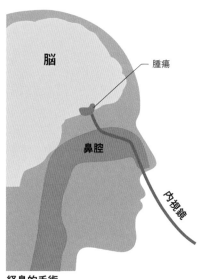

脳

腫瘍

鼻腔

内視鏡

経鼻的手術
ある種の脳腫瘍に対しては、鼻から内視鏡や器具を挿入して手術することが可能になっている。これは、頭蓋骨を開き、脳を露出させて行う開頭術よりもはるかに侵襲性の低い方法である。

脳腫瘍には、腫瘍の種類や発生する場所によって約130の分類がある。数年かけて大きくなるものもあれば、成長が速く、あっという間に進行していくものもある。この疾患はあらゆる年齢、人生のあらゆる段階で生じうるものであり、その兆候や症状は患者によってさまざまである。

発生部位の割合
成人に最も多く見られるいくつかの種類の脳腫瘍は、大脳（pp.28-29）に生じる。また、約24％は髄膜（脳と脊髄を保護する膜）で起こる。こうした腫瘍は一般に、早期発見によって治療が容易になる。さらに、約10％は脳中心部にある脳下垂体や松果体で発生する。
　子どもの脳腫瘍は割合が少し異なり、約60％が小脳か脳幹で発生している。大脳での発生は40％程度にとどまる。

認知症

認知症は、精神機能の低下を引き起こす一群の疾患の総称であり、とくに65歳以上の人に多く見られる。さまざまなタイプの認知症が存在する（右記）。

認知症は、脳への血流の減少、特殊なタンパク質の蓄積、その他のかたちでの脳へのダメージによって生じるが、いずれも進行性の疾患である。一般的な症状として、軽度の物忘れ（そこから感情鈍麻や抑うつにつながることもある）、人づきあいの減少、情動失禁（感情をコントロールできなくなること）などが起こる。
　進行すると、人に対する同情や共感がなくなったり、日々の活動をうまくこなせなくなったりする。認知症患者は頻繁にひどい混乱を起こし、親しい相手や自分のいる場所を認識できなくなる。また、幻覚や言語障害が起きたり、飲食や着替えなどの基本的な行動にも助けが必要になったりする。

診断
認知症を根治する方法はないが、早期の診断・治療により精神機能の低下を遅らせることができる。脳スキャンにより、最も委縮などの激しい脳部位を特定し、患者に合わせた治療を行う。たとえばアルツハイマー病では、大脳への影響が最も大きい。この領域には新たな記憶の形成を担う海馬などが含まれる。

認知症の原因
認知症はさまざまな疾患に伴って起こる。最も多く見られる原因に以下のような疾患がある。

アルツハイマー病
老人斑と呼ばれるタンパク質のかたまりが蓄積し、脳にダメージを与える変性疾患。

血管性認知症
脳卒中などにより脳への血流が障害されて、認知機能が低下する。

レビー小体型認知症
脳の神経細胞にレビー小体と呼ばれるタンパク質が蓄積し、思考、記憶、運動制御が障害される。

前頭側頭型認知症
脳の前頭葉・側頭葉に病変が生じ、行動や言語に異常が起こる。

パーキンソン病
パーキンソン病患者の多くは認知症を発症する。レビー小体が関係すると考えられている。

クロイツフェルト・ヤコブ病（CJD）
感染力を持つ異常プリオンタンパク質によって起こり、急速に進行する希少な致死性疾患。

パーキンソン病

パーキンソン病はアルツハイマー病（p.50）に次いで2番目に頻度の高い神経変性疾患。脳幹の最上部にある黒質の細胞が脱落し、ドーパミンの産生が減少することにより、運動や体の可動性に障害が生じる。

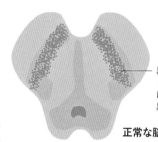

黒質のドーパミン細胞は色素のために黒く見える

正常な脳

パーキンソン病の症状の表れ方は緩やかで、はじめは片手に軽度の振戦（震え）が出るだけのこともある。他の症状に、筋肉の硬直、不明瞭な発話、全般的な動作の遅さなどがある。初期の段階では通常、体の片側だけが障害されるが、黒質の80％が脱落すると重度の障害が表れる。後期になると、生活のあらゆる作業において援助が必要になる。

パーキンソン病は主に60歳以上で発症し、女性よりも男性に多く見られる。

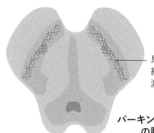

黒質のドーパミン細胞が顕著に減って色が薄くなる

パーキンソン病の脳

黒質の変性
パーキンソン病では、ドーパミンという神経伝達物質を産生する黒質の神経細胞が変性脱落する。脱落が進むにつれてドーパミンが減少し、運動制御が障害される。

パーキンソン病の治療のために手術が行われることはある？

深部脳刺激療法（DBS）では、手術で脳に埋め込んだ電極を利用してパーキンソン病の運動症状を緩和する（完治はしない）。

ハンチントン病

ハンチントン病は遺伝子変異によって生じる進行性の脳疾患。初期の兆候に、易怒性（すぐに怒る）、抑うつ、不随意運動、協調運動障害、意思決定や新たな学習の困難などがある。

ハンチントン病は成人期に発症するのが一般的で、30〜40代で表れることが多い。ヨーロッパ系の人々の有病率は10万人に3〜7人である。また、頻度は低いが小児期や青年期に発症することもあり、体の可動性が低下したり、精神的・情緒的変化が表れたりする。

こうした若年型ハンチントン病の症状として他に、動きの遅さ、不器用さ、転びやすさ、筋肉の固縮、不明瞭な発話、垂涎などがある。また、思考や推論の能力が障害され、学校での成績に悪影響を与える。ハンチントン病を患う子どもの30〜50%にはてんかん発作が表れる。若年型ハンチントン病は急速に進行する傾向がある。

舞踏運動
ハンチントン病患者の多くは、自分の意思で制御できないすばやく不規則な動きをするようになる。舞踏運動と呼ばれるこの動きは、病気の進行とともに顕著になる。歩行、発話、嚥下に困難が生じたり、人格の変化や思考力の低下が起きたりすることもある。成人期発症のハンチントン病患者は、発症後15〜20年で亡くなることが多い。

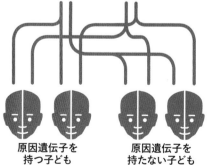

原因遺伝子を持つ親／原因遺伝子を持たない親

ハンチントン病の遺伝子を持つ／正常な遺伝子のみ

原因遺伝子を持つ子ども／原因遺伝子を持たない子ども

遺伝パターン
ハンチントン病は遺伝性疾患の一種である。両親のどちらかから原因遺伝子を受け継ぐことで発症する。

多発性硬化症（MS）

多発性硬化症（multiple sclerosis: MS）は脳および脊髄に病変を起こす疾患。神経を保護しているミエリン鞘を免疫系が誤って攻撃することによって生じると考えられている。

ミエリン鞘はタンパク質と脂質からなる被膜であり、中枢神経系のニューロンの軸索を覆って、脳や体を伝わる神経信号の効率と安定性を高める役割を担う。MSを発症すると、通常は感染症の病原体と戦う免疫系がミエリン鞘を誤って異物と捉え、マクロファージなどで攻撃して損傷・破壊すると考えられている。こうして生じる脱髄班と呼ばれる損傷によって、インパルスが神経線維（軸索）を正常に伝わらなくなる。その結果、神経信号は伝達が遅くなったり、劣化したり、まったく届けられなくなったりする。

MSはあらゆる年齢で発症しうるが、20～30代で表れることが多い。初期の症状には、めまい、視覚異常、筋力低下などがある。後期には、発話、体の可動性、認知機能が障害されることもある。進行型の多発性硬化症は身体障害につながる。

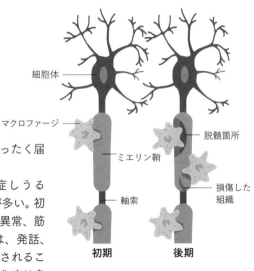

MSの進行とマクロファージの増加
初期の段階では、マクロファージなどが損傷された組織を取り除くとともに、修復も行う。しかし後期になると、マクロファージの数が増え、脱髄を加速させるようになるため、症状が重くなる。

運動ニューロン疾患（MND）

運動ニューロン疾患（motor neuron disease: MND）とは、運動ニューロン（全身の筋肉に運動の指令を伝える神経細胞）に病変を生じる一群の疾患の総称である。

MNDの発症には、遺伝、環境、生活スタイルなどの要因が関わると考えられている。重金属や農薬にさらされること、電撃傷や機械的損傷、兵役、過度の運動なども原因となる可能性があるとして研究されているが、明確な結論は得られていない。

ただし、遺伝性であることが分かっているMNDもある。球脊髄性筋萎縮症（ケネディ病）は遺伝子変異によって生じ、男性だけに発症する。この疾患では、顔面や喉の筋肉を制御するニューロンのある脳幹下部の球状部分などが障害される。

原因にかかわらず、多くのMNDでは、四肢や全身の筋力低下、筋委縮、けいれん、嚥下障害、進行性の発話障害などが表れる。診断にはMRI、筋生検、血液検査、尿検査などが利用される。

現時点ではMNDを根治する方法はないが、患者の生活の質をできる限り改善するために、症状をコントロールすることは可能である。

物理学者
スティーヴン・ホーキング
博士はMNDと診断されてから55年間生きた

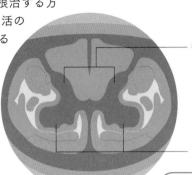

後角に入る神経は体からの感覚信号を脳に伝える

前角から伸びる神経は骨格筋を制御する

脊髄の神経走行とMND
MNDでは、脳からの運動指令を伝える下行路や、脊髄から末端へと信号を送る前角のニューロンなどが障害される。
※図は脊髄病変を模式化したもの。

凡例
● 上行路：感覚信号を脳に伝える
● 下行路：体幹や四肢に運動信号を伝える

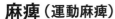

麻痺（運動麻痺）

麻痺とは、随意運動（自分の意思で制御する体の動き）の障害である。症状の出る体の部位によって、いくつかに分類される。麻痺は1つの筋肉や小規模な筋肉群だけに起こることもあるが、全身に生じ、運動機能が完全に失われることもある。また、間欠的に表れる場合もあれば、永続する場合もある。

麻痺は顔や手をはじめ、全身のあらゆる部位に生じうる。単麻痺は1本の腕または脚、片麻痺は体の片側、対麻痺は両脚、四肢麻痺は両腕・両脚が障害されるものを指す。また、筋肉の緊張が高まり硬直した状態になる（時にけいれんを起こす）ものを痙性麻痺、緊張が低下して緩んだ状態になるものを弛緩性麻痺と言う。

主な原因
麻痺の原因には、専門医のアセスメントを必要とするさまざまな疾患や、外傷が考えられる。脳卒中および一過性脳虚血発作（p.199）は、片側の顔面や腕の脱力（麻痺）、不明瞭な発話などにつながることがある。ベル麻痺と呼ばれる疾患では、顔の片側が突然脱力し、耳や顔に痛みが生じる。

頭部や脊髄に重傷を負うことも麻痺につながりうる。また、多発性硬化症や重症筋無力症（神経と骨格筋の接合部が障害される疾患）は、顔、腕、脚などに、寛解と再発を繰り返す麻痺を引き起こすことがある。脳腫瘍、ギラン・バレー症候群、脳性麻痺、二分脊椎なども麻痺の原因となる。マダニが媒介するライム病という疾患では、ダニにかまれてから数週間以上、時には数年たってから麻痺が起こることもある。

麻痺の原因として最も多いのは何か？
アメリカでは脳卒中が最も一般的な原因。次いで脊髄損傷と多発性硬化症が多い。

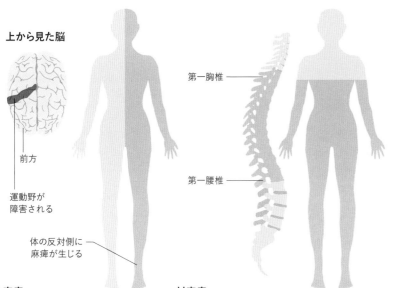

上から見た脳

前方

運動野が障害される

体の反対側に麻痺が生じる

第一胸椎

第一腰椎

片麻痺
片麻痺は体の片側に表れる。脳卒中や脳腫瘍で運動野が障害されて起こることが多い。また、脳への外傷によって生じることもある。

対麻痺
対麻痺では両脚と、場合によっては体幹の一部が動かせなくなる。脊髄損傷によって起こることが多いが、疾患（脊髄や脳の腫瘍、二分脊椎など）、および脳への外傷も原因となりうる。

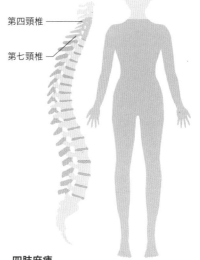

第四頸椎

第七頸椎

四肢麻痺
頸椎下部の損傷などによって、両腕・両脚および首から下の全身に生じる完全麻痺（まったく動かせない状態）や、不完全麻痺（少しは動かせる状態）。

ダウン症候群

ダウン症候群は、身体および精神の発達に影響する先天性疾患。細胞分裂時の異常によって、特定の染色体の数が過剰になることから生じる。乳児期から特有の顔貌と発達遅滞が表れる。

ダウン症候群は、21番染色体の数が通常より1本多く、計3本になることから、21トリソミーとも呼ばれる。マウスを使った実験で、この余分な染色体の存在が、海馬などにある記憶と学習に関わる脳回路のはたらきを阻害することが示されている。

　ダウン症候群の発生率は、母親の妊娠時の年齢が上がるほど高まる。ダウン症患者はみな、ある程度の知的能力障害を抱える。また、心疾患や聴覚・視覚の障害などの、特定の身体症状が生じる頻度が通常よりも高い。

健常者とダウン症患者の染色体
右の核型（全染色体を表した写真図）は正常な男性と、ダウン症候群の男性のもの。ダウン症患者には21番染色体が3本あることが分かる。

出産前スクリーニング

血液検査や超音波検査などの出産前スクリーニングは、胎内の子どもがダウン症にかかるリスクを調べるのに役立つ。リスクが高い場合には、診断検査として絨毛採取や羊水穿刺が行われることもある。これらの検査では、胎児の細胞や羊水を分析して染色体異常の有無を確認する。

正常な染色体　　　　21トリソミーの染色体

脳性麻痺（CP）

脳性麻痺（cerebral palsy: CP）は発育期の脳の障害により、運動、姿勢などに関する能力が損なわれる疾患の総称である。子どもに起こる運動障害として最も頻度が高く、先天性と後天性に大別される。

CPの大部分は先天性であり、出産前や出産中の脳損傷（難産のために低酸素状態になるなど）の結果として生じる。ただし、脳の感染症や重い頭部外傷などによって、生後28日を過ぎてから起こることもある（後天性脳性麻痺）。

　表れる症状の性質は脳損傷の箇所によって異なるが、損傷があるのは体の動きを制御する運動野であることが多い。症状や重症度は人によって大きく異なり、患児の成長にしたがってはっきりと表れてくる。CPの兆候は出生時には気づかれない程度であることが多い。

　CP患者は体の可動性、発話、知能などに障害が生じ、移動に車いすを必要としたり、日常生活にサポートが必要になったりすることがある。筋肉の弛緩や固縮、四肢の脱力、歩行困難などが生じることもある。疾患のタイプや治療法によって、患者は30〜70年生きる。

※日本では生後4週以内に生じた非進行性病変による症状のみを脳性麻痺とするのが一般的。

脳性麻痺の分類

CPは運動障害のタイプによって分類される。主な型は以下のとおり。

痙直型
体や四肢の筋肉が緊張してこわばり、それを緩めることができない。脚部の硬直のために、つま先立ちや、足が内側に向いた状態で歩くこともある。

アテトーゼ型
体の各部の動きをコントロールできず、意図せずに体の一部を急に動かしたり、よじるような動作をしたりする。

失調型
体の平衡や協調運動が障害される。手で文字を書くなどの精緻な運動制御における筋肉のコントロールができなくなることが多い。

混合型
脳の複数の運動制御中枢が損傷することにより、いくつかの型の症状が混合する。

水頭症

水頭症とは、脳の周囲を満たす液体（脳脊髄液）が頭蓋内に過剰にたまる疾患である。脳脊髄液の過剰産生や排出異常が原因であり、脳組織に損傷を与えることがある。小児でも大人でも起こりうる疾患であり、成人期に後天的に発症する症状として正常圧水頭症などがある。

後天性水頭症は、脳卒中、頭蓋内出血、脳腫瘍、髄膜炎などによって起こる。脳脊髄液の過剰産生や循環路の閉塞が生じ、脳室が拡大したり、正常な再吸収ができなくなったりする。

一方、子どもの水頭症は早産や脳内出血などによって生じ、二分脊椎と併発することもある。症状として、乳幼児では頭部の肥大、年長の子どもでは強い頭痛などが起こる。また、頭蓋内の圧力による脳損傷のために、歩行や発話といった能力の発達が損なわれることもある。

その他の原因と症状

正常圧水頭症は原因が分からないことが多いが、心疾患や高コレステロールなど、患者の基礎的な健康問題が関与している可能性がある。通常、主な症状は頭痛、吐き気、かすみ目、精神活動の低下などである。

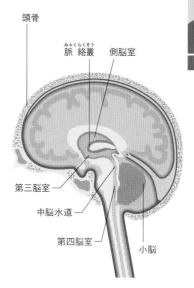

頭骨
脈絡叢
側脳室
第三脳室
中脳水道
第四脳室
小脳

脳を包む脳脊髄液
脳脊髄液は、脳室の内壁にある脈絡叢という器官で産生される。この液体が正常に再吸収されないと、脳が圧迫され、水頭症の症状が生じる。

ナルコレプシー

ナルコレプシーは慢性の希少な神経疾患。時と場所を選ばずに睡眠発作（突然の激しい眠気）が生じ、患者は正常な睡眠－覚醒サイクルを保つことができなくなる。

ナルコレプシーは思春期に発症することが多く、有病率に男女差はない。患者は日中に過剰な眠気を感じたり、突然眠り込んだりする。時には、起きて活動した内容が記憶に残らないといったことが起こる。

また、入眠時などに睡眠麻痺（意識はあるが動いたり話したりできない状態）や、恐ろしい幻覚が表れることもある。こうした症状の影響で睡眠不足になる患者も多い。

情動脱力発作

患者の約60％は、情動脱力発作を伴うナルコレプシー（タイプ1と呼ばれる）

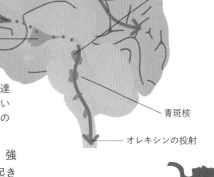

オレキシンの投射
縫線核
視床下部
青斑核
オレキシンの投射

オレキシン系のはたらき
ナルコレプシーの原因は、視床下部で産生されるオレキシンという神経伝達物質の異常な低下にあると考えられている。オレキシンは覚醒を司る脳内のニューロン群に信号を伝える。

に分類される。情動脱力発作とは、強い感情（笑い、怒り、痛みなど）が起きたときに、力が抜けて筋肉をコントロールできなくなる症状である。意識は失われないが、筋肉が弛緩して倒れ込んでしまう場合もあり、通常は話したり動いたりすることができなくなる。

情動脱力発作は笑いなどの情動反応をきっかけとして起こる

意識障害および類似の病態

昏睡はいくつかのタイプに分類できる。また、見かけ上は昏睡と似ていても意識レベルなどの異なる病態もある。

無酸素性脳症

脳への酸素供給が不足し、精神錯乱、動揺または傾眠、チアノーゼ（血中の酸素濃度の低下により、肌の色が青みを帯びる）などが生じ、意識消失や昏睡に至る。

治療のための薬物誘導

薬物により患者の意識レベルを低くしてつくり出す昏睡状態。脳卒中や脳損傷によって生じた腫脹を改善させるために行う。

閉じ込め症候群

意識は清明だが、脳損傷により全身がほぼ完全に麻痺した状態。ほとんどの場合、患者は目の動きだけで意思表示を行う。

植物状態

意味のある情動反応を示さず、物を目で追っても認識しない、声掛けにわずかに反応することはあるが、それ以上の意思疎通ができない状態。一般に回復の見込みは非常に低い。

昏睡

昏睡とは深い意識障害が続く状態である。外傷によって生じることもあれば、疾患の治療のために薬物によって誘導されることもある。昏睡状態の患者は刺激に反応せず、眠っているように見えるかもしれない。しかし、熟睡している人とは異なり、痛みを含むどのような刺激を与えても目覚めることがない。

昏睡の主な原因は、頭部外傷による脳損傷である。外傷は多くの場合、組織に腫れを生じさせる。それによって脳への圧迫が強まり、網様体賦活系（覚醒や意識レベルの維持を司る脳領域）が障害されて昏睡につながる。

その他の原因に、脳内出血、低酸素症、感染症、薬物の過剰摂取、化学的不均衡、有毒物質の蓄積などがある。また、さまざまな疾患に伴って昏睡が起こることもある。たとえば、糖尿病によって極端な高血糖や低血糖の状態が続くと、患者は一時的で回復可能な昏睡に陥る。昏睡の50％以上は頭部外傷か脳の循環不全に伴って生じる。

治療法

昏睡の治療法は原因によって異なるが、一般的には生命維持治療が含まれる。患者は集中治療室に収容され、状態が改善するまでは生命維持のための全面的ケアを必要とすることが多い。

うつ病

うつ病とは、単に気分が晴れないだけではなく、悲しみ、絶望感、興味の喪失が長く続く状態であり、睡眠障害、疲労感、食欲の増加や減退といった症状が伴う。

うつ病の表れ方や程度は人によってさまざまである。軽度から重度まで、症状に幅があり、重症の場合は「臨床的抑うつ」とも呼ばれる。常に気分が晴れず、すぐに泣きたくなり、通常の活動に興味が持てない、といった症状が表れることもあるが、日常の物事をこなすことすらできず、自殺を考えるような重症の患者もいる。

身体症状

うつ病は不安症と関連して起こるケースが多い。また、慢性的な疲労感、不眠や睡眠過剰、体重の大幅な増減、性欲減退、体の痛みなどの身体症状をもたらすこともある。

原因はさまざまだが、うつ病は単なる気分の問題ではない医学的疾患であり、患者の生活のあらゆる面に大きな影響を与えうる。10人に1人が、人生のどこかの段階で患うものであり、子どもや若者にも起こることがある。治療では、重症度に応じて薬物療法や心理療法などが行われる。

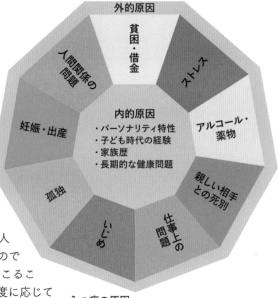

うつ病の原因

強いストレスを伴うライフイベントなどの外的な原因が、うつ病のきっかけとなることがある。同時に、家族歴などの内的な原因も発症に関わりを持つ。

双極性障害

双極性障害は過度の高揚と抑うつの状態を行き来する精神疾患で、以前は躁うつ病と呼ばれていた。患者の気分は極端から極端へと唐突に変動する。

双極性障害における気分変動は患者によって大きく異なり、いわゆる「正常」な気分になることもある。変動のパターンは常に同じではないが、気分の高揚、落ち込み、そしてそれらが混合したような状態を短い周期で繰り返したりする。

　治療では、気分変動の激しさや頻度を抑えることによって、できる限り通常の生活を送れるようにする。気分安定薬などによる薬物療法、変動のきっかけや兆候を患者に認識させること、認知行動療法などの心理療法、生活スタイルに関する助言などが用いられる。治療が効果を発揮すれば、症状は通常数か月で改善する。

双極性の気分変動

双極性障害の患者は、気分が高揚する躁病や軽躁病の時期、症状が落ち着き安定した状態、そして軽症うつや重度の抑うつ、といった変動を頻繁に経験する。

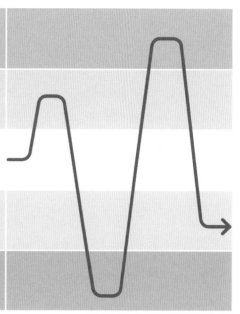

躁病 多幸感、早口、注意持続時間の低下、睡眠欲・食欲減少などの症状が表れ、精神病症状を伴うこともある。

軽躁病 軽度の躁病の症状が数日間続く。心の落ち着きを失い、社会的・金銭的トラブルを招くような行動をとることも多い。

安定した気分 躁病でも抑うつでもない「気分正常」と呼ばれる比較的安定した状態。

軽症うつ 悲しみ、絶望感、いら立ち、活力減退、集中困難、罪責感などの症状が表れる。

抑うつ 精神的苦痛に苛まれる。意欲や喜びの喪失、薬物・アルコールの乱用、自傷行為、自殺念慮などが起こることもある。

季節性感情障害（SAD）

季節性感情障害（seasonal affective disorder: SAD）は季節性の周期で起こるうつ病である。冬に症状が重くなることが多いため「冬季うつ病」とも呼ばれる。

SADの正確な原因は解明されていないが、寒い季節になると症状が表れる冬季SADについては、体に浴びる日光の減少が関係していると考えられている。日光の減少により、気分の調整を担う視床下部という脳部位のはたらきが抑制されるためである。一方で、暖かい季節になると症状が表れる夏季SADの患者もいる。他の原因としては、睡眠パターンを制御する「体内時計」の機能不全や、メラトニンの過剰産生などが考えられる。

　SADの症状には、抑うつ、日々の活動に喜びを感じなくなること、いら立ち、絶望感、罪責感、無価値感、活力の喪失などがある。患者が自分で行う対処法として、症状を記録する日誌の利用、運動、光療法、自助グループへの参加などがある。

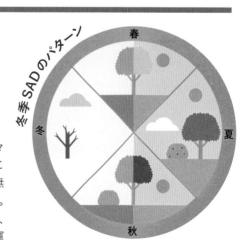

冬季SADのパターン

冬季 秋から冬への変わり目に症状が表れはじめ、活力が減退し、気分が落ち込む。

夏季 早春になると症状が緩和または解消される。活力が回復し、睡眠パターンが正常に戻る。

不安症

不安症とは、脅威や恐れを強く感じ、パニック発作を起こしたり、危険を過大に見積もったりする精神疾患の総称。さまざまな種類があるが、その多くは類似した症状を示す。

発生頻度の高い不安症として、全般不安症、パニック症、社交不安症、心的外傷後ストレス障害（PTSD）などがある。これらの疾患では、恐れの感情に加えて、コルチゾールやアドレナリンなどのストレスホルモンが過剰になることによる身体症状が生じる。手足の冷えや汗ばみ、しびれ、ちくちくと痛む感覚や、睡眠異常、震え、息切れ、動悸、吐き気、めまいなどが起こる。

　全般不安症は、さまざまな物事に過度の不安を感じる疾患である。パニック症では、ストレスに対して過剰な身体反応が起こる。社交不安症の患者は極端に否定的な自己イメージを抱え、常に周りから観察・批判されているように感じて思い悩む。PTSDは心に傷を残すような出来事を体験または目撃することで生じ、患者は危険にさらされているように感じて絶えず神経過敏になる。

不安症の誘因

不安症には、周囲からのストレスや遺伝的要因など、さまざまな物事が影響する。家族の中に不安症患者がいる場合には、その人の言動から無意識に不安を学習しているかもしれない。また、不安などの情動を制御する脳領域における変調が関与している可能性もある。

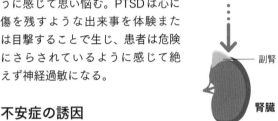

視床下部

脳下垂体前葉

1 ストレスを感じると、視床下部が脳下垂体を刺激して副腎皮質刺激ホルモン（ACTH）を分泌させる。

副腎

腎臓

2 ACTHは副腎にはたらきかけ、コルチゾールの分泌を促す。

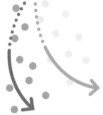

アドレナリン・コルチゾール

3 アドレナリンとコルチゾールにより、心拍数の増加、筋肉の緊張亢進などのさまざまな生理的反応が生じる。

代表的な恐怖症	
名称	**内容**
クモ恐怖症	クモに対する恐怖
航空恐怖症	飛行機などで飛ぶことへの恐怖
閉所恐怖症	閉ざされた場所から出られなくなる恐怖
道化恐怖症	ピエロに対する恐怖
不潔恐怖症	病原菌に侵されることへの恐怖
死恐怖症	死体や死そのものに対する恐怖
疾病恐怖症	特定の病気にかかることに対する恐怖
注射恐怖症	注射そのものや注射針などに対する恐怖

恐怖症

何らかの物、場所、状況、感情、動物が、患者をひどく消耗させるような圧倒的恐怖感を引き起こす症状を恐怖症と言う。恐怖症患者は恐れているものに対して非現実的なほど激しい恐怖感を抱き、過剰に反応する。

恐怖症は不安症の一種であり、特定の物事によって過剰な恐怖反応が起こる疾患である。恐れているものについて考えるだけでも不安を覚えるケースもあり、これを予期不安と言う。症状として、めまい、吐き気や嘔吐、発汗、動悸、息切れ、震えなどが起こる。

　恐怖症は限局性恐怖症（単一恐怖症）と、複雑な恐怖症の2種類に大別される。限局性恐怖症とは、特定の物、動物、状況、活動に強い恐れを抱くことである。たとえば、高所恐怖症、血液恐怖症などがある。また、動物に対する恐怖症としては、ヘビ恐怖症、クモ恐怖症などが一般的である。限局性恐怖症は子ども時代や青年期に発症することが多いが、症状は時間の経過とともに軽くなっていく傾向がある。

　一方の複雑な恐怖症は、より大きな障害を患者の生活にもたらす。例として、人との関わり合いを恐れる社交恐怖（社交不安症）などがある。

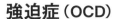

強迫症（OCD）

強迫症（obsessive compulsive disorder: OCD）は老若男女に起こる、発生頻度の高い精神疾患である。患者は執拗な侵入思考（本人の意思と無関係に起こる考えやイメージ）に悩まされ、それがもたらす不安から逃れるために、特定の行為を繰り返さざるを得なくなる。

OCDはあらゆる年齢で起こりうるが、多くは成人初期に発症する。原因は子ども時代や青年期に経験した、心に傷を残すような事件や状況に見つけられることが多く、特定の事柄に関する過度の恐れ、罪責感、責任意識などから症状が生じる。

　強迫症は強迫観念（obsession）と強迫行為（compulsion）からなる。強迫観念とは、侵入思考と呼ばれる、本人の望まない不快な思考、懸念、イメージ、衝動であり、それらが不安、嫌悪感、落ち着かない気持ちを引き起こす。強迫行為とは反復的な行動や心の中での作業であり、強迫観念によって生じ

る耐え難い不安から一時的に逃れるために行われる。こうした症状への対処に、薬物療法や認知行動療法などが用いられている。

遺伝的要因

患者のおよそ4人に1人は家族内にOCD患者がいる。また、双子に関する研究によって、この疾患が遺伝しうることが示されている。OCDは、報酬の感情に関わる前頭眼窩野や、間違いの検出に関与する前帯状皮質などの脳領域における連絡を阻害すると考えられている。

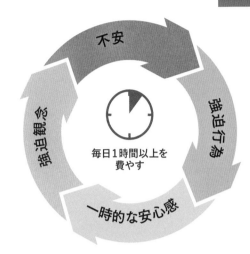

OCDは患者の時間を奪う

患者は侵入思考によって不安に駆られ、強迫行為をせずにはいられない衝動に襲われる。特定の物の数や状態を確認する、手を洗う、決まった思考プロセスを繰り返す、といった儀式的行為のために、毎日何時間も費やす患者もいる。

トゥレット症候群

トゥレット症候群とは、チックと呼ばれる不随意の発声や動作を行ってしまう複雑な神経疾患である。ほとんどの場合は子どものころ（通常2歳以降）に発症する。

トゥレット症候群の発症は一般に幼児期であり、15歳よりも前に表れる。発生頻度は女性よりも男性の方がはるかに高い。体の動作として表れる運動チックは、まばたき、目玉を上に向けること、しかめ面、肩すくめといった単純なものから、ジャンプ、回転、体をかがめることまでさまざまである。

　言葉や音を発する音声チックとして最もよく知られているのは、不適切な言葉を吐く「汚言」だが、実際にこれが表れるケースは少なく、患者の10人に1人程度にしか見られない。よく表れる音声チックはうなり声、せき、動物が鳴くような声などである。

チックは筋肉に負担をかけ、痛みの原因となることがある。また、患者がストレス、不安、疲労を抱えているときには表れやすくなる傾向がある。症状は変わりうるものであり、時間が経つにつれて改善し、患者によっては完全に解消されることもある。

チックが起こる前には、かゆみや、くしゃみが出そうな感じのような強い身体感覚が表れることが多い。こうした前兆をキャッチする練習をすることにより、学校のような社会的環境では症状をコントロールできるようになる患者もいる。トゥレット症候群の患者は強迫症や学習障害を併発することもある。

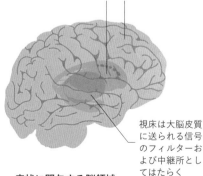

大脳基底核は日常的な動作の実行に関わる

前頭皮質は自制に関与する

視床は大脳皮質に送られる信号のフィルターおよび中継所としてはたらく

症状に関与する脳領域

チックの原因は、ドーパミンという神経伝達物質の過剰産生や、前頭皮質、大脳基底核、視床など、運動に関わる脳領域の機能不全にあると考えられている。

病気不安症

病気不安症は心気症と呼ばれることもある。患者は自分が病気なのではないか、または病気にかかるのではないかという心配で頭がいっぱいになる。身体症状がなかったとしても、通常の感覚を重い病気の兆候と見なし、不安のために絶えず体を気にして、自分を安心させる言葉を周囲の人や医師に求める。

変換症

変換症では、精神的ストレスが、麻痺、四肢のしびれ、視覚障害、異常運動などの神経症状を引き起こす。人生の初期、あるいはほとんどの期間にわたるトラウマ体験を持つ人々に多く見られる。治療や生活スタイルの変化によって回復に至ることが多い。

身体症状症

身体症状症（somatic symptom disorder: SSD）は、体の症状に過剰に心をとらわれる疾患である。その症状は実際に診断を受けた身体疾患に関するものである場合もあれば、そうでないこともある。それでも患者は自分が病気だと信じ、「身体症状」として苦痛を経験する。

SSDは不安症やうつ病との関連が深い。よくある体の症状は、痛み、脱力、疲労感などで、息切れを訴える患者も多い。

自分の訴える身体的問題に医学的な原因が見つからなかったとしても、患者は健康のことで過度に思い悩み、症状（複数のこともある）に意識を向け続ける。その症状に実際に診断がつけられた場合、疾患のことばかりを考えるようになり、通常の生活を送れなくなることも多い。

治療には抗うつ薬や、認知行動療法（CBT）などの心理療法が用いられる。

ミュンヒハウゼン症候群

ミュンヒハウゼン症候群は重い精神的苦痛から生じる精神疾患。意図的に身体または精神の症状をねつ造し、病人のふりをする作為症の一種である。

ミュンヒハウゼン症候群は希少な精神疾患である。人生初期に病気や精神的虐待などのトラウマ体験を持つ人、パーソナリティ障害の患者、権威的人物に対する憤りを抱いている人などに生じる傾向がある。この疾患は他者の気を引く行動が極端なかたちで表れたものであると考えられている。患者は往々にして、劇的な出来事を語り、嘘の症状を伝え、わざと傷を悪化させたり毒物を摂取したりして症状を重くする、さらには、検査結果に手を加えたり記録を改ざんしたりする。

近年新たに見られるようになったこの疾患の類型として、インターネットによるミュンヒハウゼン症候群がある。患者は特定の疾患に苦しむ人々がインターネット上で運営する自助グループに、自らもその病気であるふりをして参加する。

作為症患者の共通点

ミュンヒハウゼン症候群やその他の作為症に共通して見られる兆候のいくつかを下に示す。

長い病歴。さまざまな病院に頻繁に入院し、複数の医者にかかっていることが多い。

自分の訴える疾患に関する教科書的知識が豊富で、医療行為全般についてもよく知っている。

医学的検査、調査、あるいは手術さえ受けることをいとわない。

医療スタッフが患者の友人や家族に連絡するのを嫌がる。入院中にほとんど見舞い客が来ない。

手術痕が多い。繰り返し医療処置を受けてきた痕跡や記録がある。

明白な理由もなく症状が悪化する。通常の治療で期待される効果が表れない。

代理ミュンヒハウゼン症候群

代理ミュンヒハウゼン症候群も作為症の一種。患者は自分の管理下にいる人間の病気やけがをねつ造したり、実際につくり出したりする。身体的・精神的虐待の一種とも考えられている。親が幼い子どもに対して行うことが多いが、息子や娘が面倒を見ている高齢の親に対して行うなど、子ども以外でも患者の保護下にある立場の弱い人が犠牲になるケースがある。

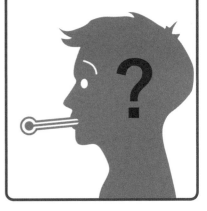

統合失調症

統合失調症は妄想や幻視、幻聴などの症状が表れる精神疾患。精神病（空想と現実を区別する能力が損なわれる精神疾患群）の一種である。

統合失調症は、時に診断の困難な疾患である。精神面・認知面から患者の振る舞いを確認し、2つ以上の該当する症状が、30日を超えて続いていれば統合失調症と診断される。該当の症状とは、まとまりのない言動、緊張病性の行動、妄想、幻覚、陰性症状（情動表出や発話がなくなるなど）といったものである。

統合失調症には、症状の異なる複数の型がある。たとえば妄想型は、他者の行動の動機に過度の猜疑心を持ち、誰かが自分を陥れようとしているなどと妄想する。緊張型は周囲の世界から心を閉ざし、麻痺しているように見えるほど動かなくなったりする。解体型は感情の平板化や不適切な反応を特徴とするもので、患者は日常の活動をこなせなくなる。

前頭葉の機能不全が幻覚につながる

側頭葉に異常が生じることがある

海馬のはたらきが阻害されていることが多い

脳の構造的異常

統合失調症患者の脳は、前頭葉、側頭葉などの領域に構造的な違いが見られ、灰白質の量も通常より少ない。そうした構造が感情調節、運動制御、感覚認識に影響を与えている。

統合失調症患者は人格が分裂している？

統合失調症（schizophrenia）の語源は、かつて考えのまとまりの障害が基本症状と考えられたことに由来している。患者は複数の分裂した人格を持つわけではない。

1.1%

世界の成人人口に占める**統合失調症患者**のおおよその割合

脳組織の減少によって脳室が拡大している

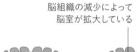
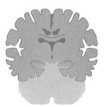

健全な脳　　統合失調症患者の脳

脳組織の減少

統合失調症患者の脳では、脳室（髄液で満たされた脳内の空洞部分）の周囲の組織が減少し、脳室が拡大していることがある。

統合失調症の原因

統合失調症の原因は長年研究されているが、いまだ解明されていない。遺伝、脳内の化学的作用、人生における体験、薬物、胎児期および出産期の外傷、あるいはそれらの組み合わせが関与していると考えられる。

遺伝
統合失調症患者の約80％には遺伝的素質が見られる。ただし、疾患の原因は遺伝だけではなく、環境要因や家族歴も関係していると考えられている。

脳構造の異常
MRIを利用した研究によれば、患者の脳では、前頭前野をはじめとする複数の領域で灰白質が減少している。この領域は効率的な計画立案などの複雑な認知的作業や、感情調節、意思決定に重要な役割を担っている。

脳内の化学的作用
神経伝達物質グルタミン酸およびドーパミンは統合失調症との関連が指摘されている。過剰なドーパミンは幻覚を引き起こす可能性がある。グルタミン酸の量が少なすぎれば精神病症状を引き起こし、多すぎれば脳細胞を害する恐れがある。

環境
胎児期のウイルス感染、出生時外傷、栄養不良は、統合失調症の素質を持つ人には発病の誘因となる可能性がある。また、著しいストレス、家族関係、意識変容をもたらす薬物も、統合失調症につながる環境要因である。

依存症

依存症は、報酬、動機づけ、および記憶を制御する脳のシステムが慢性的な機能不全を起こすことによって生じる。患者は特定の物質や行為を渇望し、しばしば結果を顧みずにそれを追い求める。

依存症患者は、快感を得るためにしきりに特定の物質を使用したり、同じ行為を繰り返したりする。依存症の心理的・社会的な兆候として、自制の欠如、強迫観念、危険を顧みない行為などがある。身体的症状として一般的なのは、食欲の増減、外見の変化、不眠、物質乱用によるけがや病気、依存対象に耐性がついて、同じ快感を得るのに必要な使用量が増えていくことなどである。また、依存対象から引き離されると、発汗、震え、嘔吐、行動の変化といった反応が生じる。

人工的快感

依存症は脳の構造およびはたらき方に影響を与える。ヒトは脳内でドーパミンなどの神経伝達物質が放出されたときに興奮や快感を覚え、その後、エンドルフィンなどのホルモンによって強い満足感を得る。エンドルフィンはコカインなどの薬物と同じようにはたらいてストレスや痛みを緩和する。

多くの人は、楽器の演奏や運動などの、創造的・身体的活動で十分な神経伝達物質が放出され、快感と満足が得られる。しかし、薬物、アルコールなどの物質やギャンブルなどのリスクを伴う行為により、もっと速く、はるかに強い快感を得ているうちに、通常の神経伝達の回路が阻害されて機能不全になる人もいる。

こうした人工的な刺激は脳内にドーパミンを溢れさせ、その後エンドルフィンの放出によって強い満足感をもたらす。そうして得られる高揚感は海馬で長期記憶として登録され、同じ行為を繰り返したいという衝動につながる。そしてこのような欲求が日常の活動よりも優先され、仕事や生活をこなす力が阻害されるようになると、その人は依存症であると見なされる。

依存症になるリスクを高める要因は完全に解明されてないが、研究によれば、遺伝的素質が関わっていると見られるケースがある。遺伝子は特定の物質に対する私たちの反応の仕方だけでなく、その物質を使用できなくなったときの反応をも左右するのである。アルコールなどの依存症になりやすい人が存在するのは、このためかもしれない。

依存症が疑われる人の診断には、検査と心理アセスメントが用いられる。そして患者が治療やリハビリを受ける際には専門家に紹介される。

依存症はどのくらい遺伝する?

双子や養子として育った人を対象とした研究によれば、依存症になりやすい性質のおよそ40〜60%は遺伝によるものである。

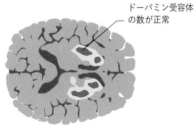

健全な脳

ドーパミン受容体の数が正常

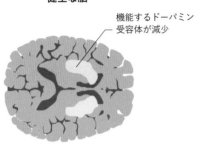

コカイン使用者の脳

機能するドーパミン受容体が減少

コカインの使用とドーパミン
コカインを使用していると、正常に機能するドーパミン受容体の数が減少する。このため、同じ快感を得るために必要なコカインの量がだんだんと増えていく。

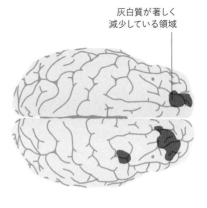

灰白質が著しく減少している領域

灰白質とメタンフェタミン
メタンフェタミンを使用すると、前頭皮質などで灰白質が減少し、認知機能の低下につながる。

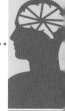

パーソナリティ障害（PD）

パーソナリティ障害（personality disorder: PD）は、不適切、強情、あるいは非常識な振る舞いを頻繁に見せたり、他者と心を通わせることに困難を抱えたりする精神疾患。反社会性PD、境界性PD、統合失調症型PDなど、複数のタイプがあり、医療的支援を受けずに自分なりに生活していける患者もいる。

PD患者は、社会的に良しとされる振る舞いとはかけ離れた言動のパターンを見せる。症状は青年期までに表れることが多く、人間関係、あるいは単に生活の中での他者との関わりをうまくこなしていくうえで、長期的な障害となることもある。

PDには多くのタイプがあるが、それらは3つのグループに大別される。猜疑性（疑り深さ）などを特徴とするA群、感情的・衝動的なB群、不安を特徴とするC群である（下表）。症状はタイプによって異なる。たとえば猜疑性PD患者は他者を疑う傾向が極端に強いため、相手が嘘をついている、自分に危害を加えようとしている、などと根拠もなく思い込む。B群の境界性PDは、思考の混乱、衝動的な行動、感情コントロールの困難などを特徴とする。

C群に含まれる回避性PDの患者は、自分に能力不足や欠陥があると感じ、批判や拒絶を過度に恐れる。そしてそのために、重度の社交不安の症状にも悩まされる。

PD患者の脳

PD患者の脳では、大脳辺縁系（恐れや敵意を司るきわめて原始的な領域）の一部である扁桃体に異常が見られることがある。恐れを過剰に感じる症状を持つPD患者は、概して扁桃体が通常よりも小さい。扁桃体はサイズが小さいほど、過剰に活動することが研究で示唆されている。また、同じく情動制御に関与する部位である海馬も、PD患者の脳では通常よりも小さくなっていることが多い。

治療には対話療法などが用いられる。この治療法はPD患者が自分の思考、感情、行動への理解を深めるうえで役立つことが多い。集団療法の一形態である治療共同体も助けになりうるが、これには真剣な参加が必要とされる。ケースによっては、うつ病や不安症への対処のために薬物療法が行われることもある。

75%
境界性PDと診断される患者全体に**占める女性の割合**

※最近の研究では男女差はないと報告されている。

パーソナリティ障害の分類　※DSM-5の分類

A群：猜疑的	B群：感情的・衝動的	C群：不安
A群のPD患者は、周囲には「奇妙」「風変わり」と映ることが多い。他者と関わる状況を恐れ、強い不信感を抱いて、相手と心を通わせることに困難を抱える。他者に対して冷たく無関心に見えたり、内向的であったりする。	感情を制御できないタイプのPD群。患者は他者をいじめたり、思い通りに操ったりすることが多く、自己中心的で、大げさな自己顕示に走りがちである。そのため、人間関係は劇的なものになるが長続きしにくい。	恐れを最も強く感じるグループ。患者は概して不安を抱え、他者に従順で、1人で生活していくことに困難を覚える。神経過敏、控えめ、極度の内気、あるいは完璧主義といった傾向を持つ。
猜疑性／妄想性PD	反社会性PD	回避性PD
シゾイド／スキゾイドPD	境界性PD	依存性PD
統合失調症型PD	演技性PD	強迫性PD
	自己愛性PD	

摂食障害

摂食障害とは、食べ物との異常な関わり方を伴う精神疾患の総称である。多くの場合、症状の核心には、体重や体型への過度のとらわれがあり、患者はその執着のために健康を害し、命を危険にさらすことさえある。

摂食障害は人生のどの段階でも起こりうるが、通常は青年期や成人初期に発症する。最も頻度が高い摂食障害は、神経性やせ症（拒食症）、神経性過食症、過食性障害の3つである（下表）。診断の際は心理的な検査に加えて、血液検査やBMI（体型指数）測定などの身体検査も行われる。

神経性やせ症の患者は必ず体重が減少しており、診断の際にBMIが非常に低いことが明記されるのがふつうである。神経性過食症と過食性障害の患者の場合はBMIが低い傾向はなく、わずかに肥満であることもある。摂食障害の症状には、体重や体型へのとらわれ、食事を伴う交友などの回避、極端な小食、過食の後の排出（意図的な嘔吐）、下剤の乱用、過度の運動などがある。また、胃の不調、年齢や身長に対して異常な体重、月経異常や無月経、歯の酸蝕や喪失、寒さに対する過敏、疲労、めまいなどが生じるケースもある。

疾患を生み出す要因

摂食障害の原因は完全には分かっていないが、患者の中には、摂食障害、うつ病、物質乱用、依存症の家族歴を持つ人が通常よりも多い。社会的風潮や周囲からの批判も、患者が食習慣、体型、体重を気にするようになる要因となっている可能性がある。バレーダンサー、俳優、スポーツ選手、モデルなど、スリムな体型であることが重要な職業では、他よりも摂食障害患者が多い傾向がある。また、患者は不安症、自尊心の低さ、完璧主義、性的虐待の体験などを抱えている場合もある。治療では、栄養指導、心理療法、対話療法、集団療法などが用いられる。

過食の悪循環の図

1. 過食
たいていの場合、人目を盗んで、大量の食べ物を一気に口にする。食べながら、朦朧とした意識状態に陥ることもある。

2. 不安が和らぐ
食べることでストレス、悲しみ、怒りが一時的に麻痺する。

3. 再び気分が落ち込む
過食に対する罪悪感や後ろめたさから、自己嫌悪も生じてくる。

4. 不安が高まる
食べることは一時的にしか精神的苦痛を和らげてくれない。憂うつ感が芽生える。

5. 食べることを考える
心の苦痛が強まるにつれて、食べることしか考えられなくなってくる。

6. 食べずにいられない
衝動が抑えられなくなる。多くの場合、過食のための特別な食べ物を買う。

過食の悪循環
過食性障害の患者は精神的苦痛を抱えながら、心の中にあるその原因と建設的に向き合わずに、食べ物で苦痛を麻痺させる。そして破壊的な悪循環に陥る。

摂食障害の種類	
疾患名	**内容**
神経性やせ症／神経性無食欲症／拒食症	主に若い女性が患う。体重を低く保つことに執着し、食事をほとんどとらなかったり、過剰に運動したりする。
神経性過食症／神経性大食症	過食の後に、吐いたり下剤で排泄したりする。体重は標準的であることが多いが、患者は非常に否定的な自己イメージを抱く。
過食性障害	頻繁に過食する。事前に計画して、人の見ていないところで一気に食べることが多い。食べた後、強い罪悪感や後ろめたさを覚える。

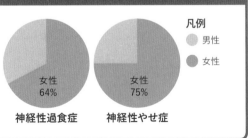

女性だけではない摂食障害

アメリカをはじめとする多くの国において、摂食障害と診断されている人の数は、男性よりも女性の方が多い。しかし、男性は女性と比べて援助を求めない傾向があるため、実際の有病率はもっと高い可能性がある。

凡例
男性
女性

女性 64%
神経性過食症

女性 75%
神経性やせ症

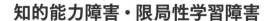

知的能力障害・限局性学習障害

知的能力障害とは、認知的能力に関する欠陥を示す障害であり、患者の知能指数（IQ）に影響する。限局性学習障害はIQには関係しないが、情報を処理するうえでの困難をもたらす。いずれの障害も、知識や新たな技能の習得および意思疎通に影響を与える。

知的能力障害は、外傷や遺伝的異常など、何らかの理由で脳の発達が妨げられることによって生じる。症状は、軽度、中等度、重度、最重度に分けられ、重度や最重度の患者は独立した生活を送ることに困難が生じる可能性がある。

原因としては、ダウン症候群などにおける遺伝子変異、胎児期の頭部外傷、母体疾患、出産中・出産前の脳への酸素供給不足、子ども時代の疾患や外傷による脳損傷などが挙げられる。特定できる原因が見つからないケースもある。知的能力障害は患者ごとにみな異なっており、多種多様な症状が生じうる。

たとえば、問題なく話したり、身の回りのことを行ったりはできるが、新たな物事を学ぶのに人より時間がかかる患者もいれば、意思疎通がまったくできない患者もいる。また、体の可動性の障害、心疾患、てんかんなどを併発し、期待される寿命が平均よりも短い患者もいる。

複数の関連する障害を併発するケースもある。たとえば、認知機能に障害を持つ脳性麻痺（p.204）患者が統合運動障害を併発したり、自閉スペクトラム症患者が重度の発達遅延であったりする。

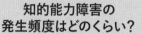

知的能力障害の発生頻度はどのくらい?

何らかの知的能力障害を持つ人の割合は推定で世界人口の1～3%。

の区別が難しいケースもある。しかし一般に、限局性学習障害は知能や適性ではなく、脳の情報処理に影響する。そのため、たとえば読み書きや語のつづりに困難が生じる読字障害の患者が、精緻な運動技能や協調運動の障害である統合運動障害を併発するといったことも多い。

限局性学習障害

知的能力障害には限局性学習障害と

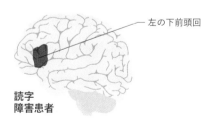

健常者

左の
側頭頭頂接合部

左の
下側頭皮質

左の下前頭回

**読字
障害患者**

読字障害の脳
読書中に活性化する脳領域は、健常者と読字障害患者とで大きく異なる。読字障害患者の場合、左脳で活性化するのは下前頭回だけだが、同時に右半球の活動も高まる。読字障害患者の多くが創造性に富んでいるのはそのためかもしれない。

代表的な限局性学習障害・神経発達障害	
疾患名	**症状**
読字障害	読み書きの習得に困難があり、書き言葉の判読やつづりに関する能力が低い。加えて、日付などの順序の把握や、思考の整理に困難が伴うこともある。
計算障害	数字の処理、算数の概念（合計など）の理解、数学の計算に困難を抱える。読字障害など、他の学習障害と併発することも多い。
失音楽症	失音楽症（amusia）の文字通りの意味は「音楽の欠如」。俗に音痴とも呼ばれる。聴覚に問題がないにもかかわらず、音の調子やリズムを認識・再現できない。
統合運動障害／発達性協調運動障害	細かい調整などを要する動作が正確にできない。子ども時代に気づかれて「不器用」だと言われることが多い。物の配置など、空間的位置関係の認識に困難が生じることもある。
特異的言語発達障害	発達遅延や聴覚障害がないにもかかわらず、言語習得が遅れる。遺伝性が高く、親から子へと伝わることが多い。

注意欠如・多動症（ADHD）

注意欠如・多動症（attention deficit hyperactivity disorder：ADHD）は、不注意、多動性、衝動性を特徴とする疾患。通常は幼児期に発症するが、6〜12歳ごろに症状が強まり、成人になっても持続することがある。

食べ物を変えると
ADHD は改善する？

特定の物を食べた後に
ADHD の子どもが急激に
活動的になると報告する親がいる。
しかし、ADHD が食事や栄養の
問題で生じていることを示す
明白なエビデンス
はない。

ADHDの主な症状として、言動が軽率、集中に困難を抱える、短気、秩序を乱す、優先順位付けが苦手、複数のことを同時にこなせない、過剰に活動的で落ち着きがない、といった傾向がある。注意欠如症（ADD）の症状もこれと似ているが、ADD患者の場合、主な問題は集中困難であり、多動性はそれほど強くない。

ADHDの症状は年齢とともに改善することもあるが、子ども時代にADHDと診断された患者の多くが人生を通して困難に直面している可能性がある。そうした困難は、慣習や規則に従うことを求められる仕事の場で表面化することが多い。このような場合、ADHD患者は通常期待されるようなはたらきができないかもしれない。また、患者は睡眠障害や不安症といった別の障害を併発することもある。

ADHDの原因

ADHDは遺伝によって伝わると考えられるため、研究者たちはこの発達障害に何らかの遺伝的原因を想定している。仮に遺伝的欠陥が原因だとすれば、それは複雑なものであり、複数の遺伝子が関わっている可能性が高い。また、妊娠中に母親がタバコやアルコールを摂取することによる胎児期の障害との関わりも指摘されている。早産や、幼児期における鉛などの有害物質への接触も原因である可能性がある。

ADHD患者は限局性学習障害（p.215）を併発することが多いが、それは知能や能力の水準には必ずしも影響しない。研究によれば、ADHD患者の脳には生物学的・構造的な違いがある。たとえば、脳のサイズが通常よりも小さく、血流も少ないという報告もある。

また、ドーパミンなどの神経伝達物質のはたらきが、通常よりも弱い可能性がある。

ADHD と診断される
人の割合（有病率）は
男性の方が
女性よりも
3倍高い

注意欠如・多動症の症状		
多動性 多動性とは異常なほど活動的であることを示す言葉である。患者は非常に落ち着きがなく、勉強や仕事をしていてもすぐに気が散ってしまい、数秒〜数分しかじっとしていられないことが多い。	**不注意** 不注意もADHDの主な症状の1つ。特定の物事に注意を向けられない、他者の求めていることに気づけない、何かに気をとられて目の前のことに注意を持続できない、といった傾向。	**衝動性** 衝動性とは、計画性がなく、すぐ先の結果も将来への影響も考えずに行動する傾向である。そうした衝動的な行動は感情を揺さぶる状況や身体活動などに伴って表れ、無意識的なものに見えることもある。
じっと座っていられない	うまく集中できない	すぐに人の話を遮る
始終そわそわしている	不器用	順番を待てない
人よりも大声で話す	気が散りやすい	しゃべりすぎる
危険にほとんど気づかない	順序立てることが苦手	考えずに動く
	物忘れが多い	

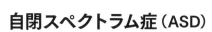

自閉スペクトラム症（ASD）

自閉スペクトラム症（autism spectrum disorders: ASD）とは、コミュニケーションおよび行動上の困難を特徴とする一群の発達障害の総称である。「スペクトラム（連続体）」という言葉は、この疾患にさまざまな症状および重症度の病態が含まれることを表している。

ASD患者は他者とのやり取りや意思疎通に困難を抱える。また、興味の範囲が限られていたり、同じ行為を繰り返したりする傾向がある。光、音、温度などに過敏または鈍感であることも多い。こうしたことから、患者は自分の内面に引きこもりがちになる。

　ASDはどのような知能レベルの人にも起こりうる疾患で、多くは生後2年以内に診断を受ける。そしてこの疾患は生涯続く。身体症状として、同じ場所を行ったり来たりする、体を揺らす、手をひらひらと動かす、といった反復的動作を見せることがある。

自閉スペクトラム症の症状	
症状	内容
対人コミュニケーション	言語・非言語の両面で、対人コミュニケーションに困難が生じる。たとえば、人と関わる場面で、他者の言動の意味や、適切な振る舞い方を読み取ることができない。また、対話相手に無愛想で不適切な態度をとる。言語発達における障害がこうした困難につながる場合もある。
反復的な行動	手をひらひらと動かす、体を揺らす、といった反復的な行動が多く見られる。皮膚を繰り返し噛んだり、むしったりして自分を傷つけることもある。他に、体を回転させるなどの複雑な動作や、物を数えたり、そろえたり、といった儀式的な行為を見せることもある。
限られた範囲への関心	「白か黒か」といった極端な考え方をする傾向があり、特定の物事に強い関心や執着を示す。たとえば、物をくるくると回すこと、人の誕生日の情報をたくさん集めること、飛行機の経路を調べることなど。
感覚過敏	ある種の感覚処理に関する問題は、ASDの診断と関係していることが多い（常にではない）。患者は特定の感覚が過敏だったり、逆に鈍感だったりする。嗅覚、味覚、視覚、聴覚、皮膚感覚、平衡感覚、目の動き、身体意識などに困難が伴うことがある。

コミュニケーション上の困難

ASDの子どもは言語障害を併発することがあり、言葉を発するようになるまでに通常より長くかかる場合もある。話し方はとても平板だったり、非常に早口だったり、抑揚が一本調子だったりする。ASDの子どもの約40％はまったく言葉を発しない。25〜30％は幼年期にいくらか言葉を習得するが、その後また話せなくなる。

　高機能自閉症と呼ばれる知能の高いASD患者は学問の世界で成功することもあるが、実生活や対人関係の技能（他者との関わりの中で適切な振る舞い方を読みとる力など）には困難を覚える。多くの患者は周りにぶっきらぼうな印象を与え、嘘がつけず、生活の特定の一面（清潔さなど）に過度にとらわれることもある。対人関係が不器用な患者はたいてい社交不安の症状も抱える。その他の症状として、音、におい、皮膚感覚、光への過敏性や、食べ物に関する極端な好き嫌いなどがある。

　知的能力障害のASD患者は、別の方面で適性を持つこともあり、見たものを写真のように記憶する能力や、高い計算能力を示したりする。一方で、意味の通る話し方ができず、自傷行為が見られ、毎日のケアを必要とするような、非常に深刻なケースもある。

顔認識における脳活動の比較
ASD患者は顔の認識処理に困難を抱える。健常者の脳では、側頭葉の紡錘状回が活動して顔を認識している。ASD患者の脳ではこれに対応する活動が見られない。

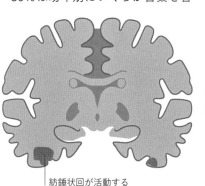

紡錘状回が活動する

健常者の脳

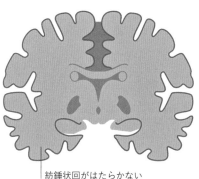

紡錘状回がはたらかない

ASD患者の脳

索引

謝辞

本書の制作にご協力いただいた以下の皆様に、DK社よりお礼申し上げます。
編集協力：Janet Mohun and Claire Gell、校正：Joy Evatt、索引作成：Helen Peters、デザイン補助：Katy Smith、原書のシニアDTPデザイナー：Harish Aggarwal、同ジャケット編集コーディネーター：Priyanka Sharma、同ジャケット編集管理：Saloni Singh

また、図版の使用を快諾してくださった以下の方々にもお礼申し上げます。
（記号の説明：a- 上、b- 下、c- 中央、f- 遠方、l- 左、r- 右、t- 最上）
46 Data from the American Academy of Sleep Medicine: (bl). 50 PNAS: Based on Fig. 1 from "A snapshot of the age distribution of psychological well-being in the United States", Arthur A. Stone at al., Proceedings of the National Academy of Sciences Jun 2010, 107 (22) 9985-9990; DOI: 10.1073/pnas.1003744107 (bl). 51 APA: (Excluding explanatory annotation): Based on Fig. 2 - Longitudinal estimates of age changes in factor scores on six primary mental abilities at the; latent construct level. From "The Course of Adult Intellectual Development" by K. W. Schaie 1994, American Psychologist, 49, pp. 304-313 © 1994 by the American Psychological Association (br). 59 PNAS: Based on Fig. 2A from "Sex differences in structural connectome", Madhura Ingalhalikar et al., Proceedings of the National Academy of Sciences Jan 2014, 111 (2) 823-828; DOI: 10.1073/pnas.1316909110 (crb). 103 PLoS Biology: Based on Fig. 4 from "Grasping the Intentions of Others with One' s Own Mirror Neuron System", Iacoboni M, Molnar-Szakacs I, Gallese V, Buccino G, Mazziotta JC, Rizzolatti G, Feb 2005 PLoS Biol 3(3):e79. doi:10.1371 / journal.pbio.0030079 (crb). 155 PLoS ONE: Based on Fig. 3A from "Neural Substrates of Interactive Musical Improvisation: An fMRI Study of 'Trading Fours' in Jazz", Gabriel F. Donnay, Summer K. Rankin, Monica Lopez-Gonzalez, Patpong Jiradejvong, Charles J. Limb, Feb 2014 PLoS ONE 9(2): e88665. https://doi.org/10.1371/journal.pone.0088665 (bc).

より詳細な情報：www.dkimages.com